U0382258

国家社科基金项目"社会变迁中的农村赤脚医生群体研究"（项目编号：12BZS060）成果

社会变迁中的
农村赤脚医生群体研究

李德成　陈慧　著

中国社会科学出版社

图书在版编目（CIP）数据

社会变迁中的农村赤脚医生群体研究/李德成，陈慧著 . —北京：中国社会科学
出版社，2022.1

ISBN 978 – 7 – 5203 – 9833 – 6

Ⅰ. ①社…　Ⅱ. ①李…②陈…　Ⅲ. ①乡村医生—研究—中国　Ⅳ. ①R192.3

中国版本图书馆 CIP 数据核字（2022）第 037796 号

出　版　人	赵剑英	
责任编辑	吴丽平	
责任校对	王　龙	
责任印制	李寡寡	

出　　　版	中国社会科学出版社	
社　　　址	北京鼓楼西大街甲 158 号	
邮　　　编	100720	
网　　　址	http://www.csspw.cn	
发　行　部	010 – 84083685	
门　市　部	010 – 84029450	
经　　　销	新华书店及其他书店	

印　　　刷	北京君升印刷有限公司	
装　　　订	廊坊市广阳区广增装订厂	
版　　　次	2022 年 1 月第 1 版	
印　　　次	2022 年 1 月第 1 次印刷	

开　　　本	710 × 1000 1/16	
印　　　张	16.75	
字　　　数	265 千字	
定　　　价	98.00 元	

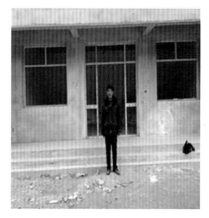

赤脚医生张文忠

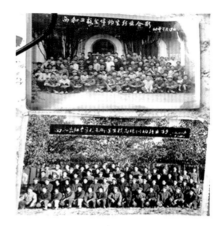

合影

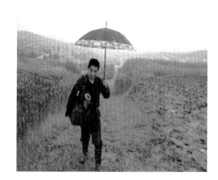

赤脚医生王鹏斌

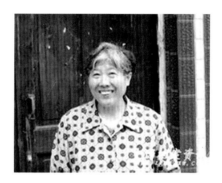

赤脚医生第一人王桂珍

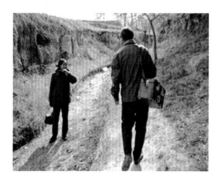

赤脚医生行医途中

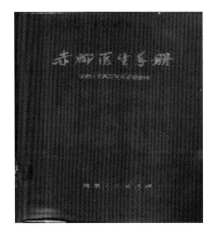

赤脚医生教材（1）

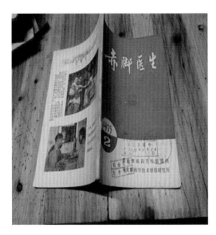

赤脚医生教材（2）

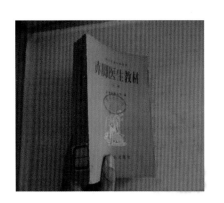

赤脚医生教材（3）

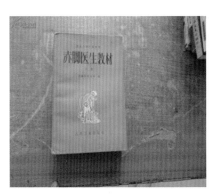

赤脚医生教材（4）

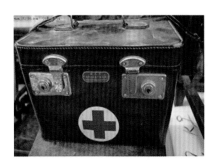

赤脚医生出诊时所背药箱

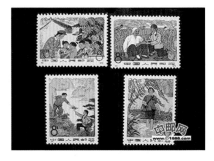

赤脚医生纪念邮票

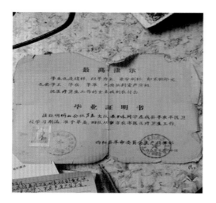

赤脚医生证件（1）

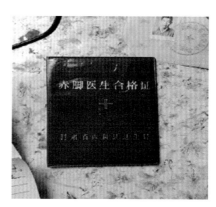

赤脚医生证件（2）

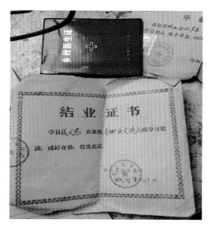

赤脚医生证件（3）

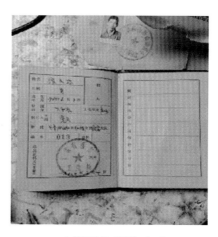

赤脚医生证件（4）

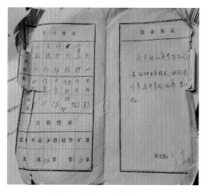

赤脚医生证件（5）

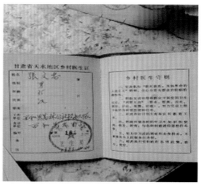

赤脚医生证件（6）

目　　录

绪　　论

一　选题缘起与研究意义

（一）选题缘起

像我们这些出生在 20 世纪六七十年代的农村人，都经历过赤脚医生时代，对赤脚医生有很深刻的印象。那时，经常看到身背药箱，出现在田间地头的赤脚医生，都是羡慕和尊敬的。对当时的"流行歌曲"《赤脚医生向阳花》也能哼上两句。合作医疗和赤脚医生虽然只是些感性的认识，却感觉医生就在身边，有点小伤小病能够及时地找医生解决，而且花钱很少。随着合作医疗制度的撤销，医生还是那些人，但感觉那熟悉的赤脚医生"身影"已离我们远去。随着年龄的增大，这些悄然的变化，让笔者对医生的这种转变产生了一些想法和兴趣，开始对其变化进行了解，并进而进行研究。笔者认识到，赤脚医生是随着合作医疗产生而出现，而合作医疗是农村医疗服务体系的重要一环。他们是广大农村最基层的医疗卫生服务人员。当时的赤脚医生虽学历不高，且大多为青年男女，而他们那朝气蓬勃、服务热情的精神，不仅保障了农村居民基本的医疗卫生需求，还为当时的医疗卫生防疫工作做出了很大的贡献。

人们每谈及中国农村的医疗卫生制度史，普遍认为是发展得最好的时期，即 20 世纪 60 年代后期至 80 年代初。那个时候，赤脚医生作为合作医疗的执行者，其为农民防病治病、宣传卫生知识的身影遍布广大乡村，在很大程度上改变了当时农村"缺医少药"的面貌，改善了农民的生存状况。农村三级医疗保健网、合作医疗制度和赤脚医生曾是中国农村医疗服务的"三大法宝"，惠及过多数村民，世界卫生组织和世界银行给予高度评价，被誉为"以最小投入获得了最大健康收益"的"中国模式"。① 但进入20世纪80年代中期后，由于政治、经济和社会环境的变迁，合作医疗制度迅速衰落，原来的赤脚医生脱离了合作医疗站，成为个体医生，其原有的卫生防疫等公共卫生服务工作逐渐不再参与，农村三级医疗卫生保健网络出现了严重的问题。同时，在农村医疗卫生服务市场化以后，农村公共卫生体系弱化，给农村卫生安全带来了极大隐患。农村医疗保障问题出现的漏洞，给农民的健康造成极大的负面影响，严重地阻碍了农村地区的整体发展并引起了党中央的高度重视。党和政府积极寻求解决农民医疗保障的办法和途径，而农村医疗保障问题的解决离不开恢复和重建农村合作医疗制度。所以，从20世纪90年代中期开始，就进行农村新型合作医疗的试点工作，21世纪初得到推广；现在，新型合作医疗制度已覆盖全国，但与原来的合作医疗制度比有很大的差别，乡村医生参与其中者只是少数。乡村医生与赤脚医生的身份、地位、医疗行为也有很大不同。

　　赤脚医生及合作医疗其孕育于中国的乡土文化中，成长与集体化时期的计划经济体制下，曾一度红遍全国。虽然赤脚医生只能治疗一些小伤小病，但他们为新中国农村医疗卫生防疫事业和农村居民基本医疗卫生保健做出了极大贡献。如今随着赤脚医生"消失"，乡村医生出现，虽为村民的基本医疗服务做出了较大贡献，但也存在诸多的缺陷和不足，如很多农村医疗卫生人员中，队伍结构老化，学历层次低，大专以上学历比例很小，很多甚至没有正规学历。相当一部分人多年来没有参加过系统培训，继续教育与培训也没有适应形势的变化，乡村医生对新技术、新治疗手段掌握不够。偏低的素质严重影响了对村民的医疗服务水平。这些都制约着对农村居民基本健康权的保护。世界卫生组织（WHO）认为："健康不仅是没有疾病或不受伤害，而且还是生理、心理和社会幸福的完好状态。"② 今天，人们更深刻地认识到，健康是一项最基本的权利，健康权也是人的最基本的人权。因此，对赤脚医生制度及相关问题的研

---

①　世界银行：《1993年世界发展报告：投资于健康》，中国财政经济出版社1993年版，第210—211页。

②　[美]威廉·科克汉姆：《医学社会学》，杨辉等译，华夏出版社2001年版，第2页。

究就显得很有必要。

合作医疗和赤脚医生是中国医疗卫生史上重要的一页，在世界医疗卫生史中也占有重要的地位。20 世纪 60 年代末到 80 年代初，由于中国农民的卫生保健需要、城乡有别的保障体制、国家经济的落后衍生出了"新生事物"——赤脚医生，使中国为数众多的农民有了一种最基本的医疗保障，也是一种初等的却是很宝贵的保障。因此，赤脚医生在中国医疗卫生服务史上是值得研究的。另外，在国家百废待兴、经济十分落后的情况下，大范围短期培训出如此数目庞大的医疗卫生队伍，以如此低的费用覆盖了如此多的人口，在世界卫生史上可谓空前绝后。因此，"国际卫生组织和卫生行业的人士对中国农村的合作医疗及赤脚医生现象大为赞叹、感慨！并被视为'发展中国家解决卫生经费的唯一范例'"，[①]"还被誉为成功的'卫生革命'"。[②] 所以说，赤脚医生制度在世界医疗卫生服务宝库中应当占有一席之地。对赤脚医生进行一番认真的研究，对当今农村医疗卫生的发展，特别是卫生防疫体系的完善与发展有益。

（二）研究意义

中华人民共和国成立的 70 年间，国家的社会、政治、经济都发生了巨大的变化，赤脚医生群体也随着社会变迁经历了生命中的辉煌与平淡。回望这段历史，我们可以发现，其命运起伏与国家政策以及农民的医疗状况息息相关。国家重视、支持农村医疗卫生事业的发展，农村医疗卫生事业则勃兴、农民健康则能得到保障。反之，则会出现问题。众所周知，农民医疗问题已成为"三农"问题的重中之重。虽然中国现在城镇人口逐渐超越农村人口，且交通条件、医疗卫生条件得到很大改善，但农村人口仍占很大比重，特别是一些偏远的农村，看病就医的条件还很不理想，要解决困扰农民的医疗问题，除实行新型合作医疗制度解决农民大病负担外，还必须加强最基层的乡村医生队伍的建设。只有他们的生活得到保障，并能形成制度化、系统化的思想政治教育和专业培训，使其具有良好的医德和较高的医疗技术，农民才能真正获益。2009 年 4

---

① 陈佳贵：《中国社会保障发展报告》，社会科学文献出版社 2001 年版，第 280 页。
② 世界银行：《中国：卫生模式转变中的长远问题与对策》，中国财政经济出版社 1994 年版，第 17 页。

月,《中共中央国务院关于深化医药卫生体制改革的意见》(以下简称《意见》),该《意见》把基本医疗卫生制度作为公共产品向全民提供,实现人人享有基本医疗卫生服务,这是我国医疗卫生事业发展从理念到体制的重大变革,是贯彻落实科学发展观的基础。当前国家正在为如何逐步解决城镇居民基本医疗保险、新型农村合作医疗制度之间的衔接问题寻找一些可资借鉴之路,以促进基本公共卫生服务逐步均等化,使全体城乡居民都能享受基本公共卫生服务。因此,对惠及亿万农村居民医疗卫生服务的赤脚医生制度和乡村医生体系进行一番认真的研究,更具有重要的现实意义。

赤脚医生的出现使中国为数众多的农民有了一种最基本的医疗保障。在当时国家经济十分落后的情况下,能于大范围短期培训出如此数目庞大的医疗卫生队伍,并以如此低的费用覆盖了如此多的人口,值得进行深入研究。

当前,中国在全面建设小康社会,对如何确定专业职业群体所应该拥有的权利和应负的责任,如何构建融洽的医政关系、医患关系成为全社会关注的焦点。而建立一个公平高效的医疗卫生保障体系仍是我国追求的目标,这些思考都能从对集体化时期赤脚医生群体的研究和考察中得到历史经验和借鉴。

二　国内外研究现状

赤脚医生是指人民公社时期,生产大队中不脱产的初级卫生人员。他们是受过一定培训,具有简单医疗卫生常识和技能、仍持农村户口的基层卫生工作者。一般是就地取材,从行医世家子弟和回乡知识青年以及略懂病理医术者且阶级成分较好的人中挑选,集中到县医院或卫生学校、乡卫生院等机构进行短期培训,然后回到所在生产大队,一面参加农业生产劳动,一面为社员防病治病,并进行卫生防疫和计划生育等工作。属于半农半医的职业,是农村合作医疗制度的执行者、承担者。对方便农民就医,改善农村医疗条件、开展防疫工作、提高农民健康,起到积极作用。由于他们生活在农民中本身也是农民,所以被亲切地称为"赤脚医生"。1985年后,改称为"乡村医生"。

赤脚医生可以说是合作医疗系统里面的一个子系统,合作医疗是一种制度，而赤脚医生则是该项制度的忠实执行者。据介绍，赤脚医生与合作医疗制度类似于联合国世界卫生组织（WHO）提倡的"适宜技术"（ARI、DRT）。这些宝贵经验，已被 WHO 吸收、总结进了著名的"阿拉木图宣言"。1994 年 9 月 10—25 日，美国基督医学协会的 90 位志愿医护人员在四川宜宾地区乡村诊所进行义诊。这次行动被称为"赤脚医生"计划，目的是在提供医疗服务的同时，为农村诊所培训医护助理（赤脚医生）。

　　"赤脚医生"这个名词比"合作医疗"这个词要晚得多，正式出现的时间应该是在 1968 年，以前叫作"半医半农"，其最早出现于《从"赤脚医生"的成长看医学教育革命的方向——上海市的调查报告》这篇文章里。这是一篇关于上海川沙县江镇公社培养赤脚医生情况的调查报告。文章一开头就写道："'赤脚医生'是上海郊区贫下中农对半医半农卫生员的亲热的称呼。"① 1968 年 9 月 14 日，毛泽东主席亲自批准发表了这个报告后，"赤脚医生"这个名词迅速红遍大江南北，从此，"赤脚医生"成为半农半医的乡村医生的特定称谓。上海川沙县江镇公社的王桂珍则被看作"赤脚医生"第一人。1968 年 12 月 5 日，《人民日报》在头版头条的位置上，以"深受贫下中农欢迎的合作医疗制度"为题，刊登了一篇报道，将湖北省长阳县乐园公社实行合作医疗的情况以及北京郊区黄村、良乡人民公社贫下中农、干部、医务工作者的座谈意见在报上发表，以征求意见，展开讨论。

　　上海川沙县江镇公社培养赤脚医生和湖北省长阳县乐园公社合作医疗的两篇报道的发表，对赤脚医生和合作医疗的发展起了重要的促进作用。此后，有关赤脚医生的宣传和报道在文件、书籍、报纸、杂志、广播里大量出现，赤脚医生先进人物（如王桂珍、覃祥官等）的事迹还多次搬上银幕。电影《春苗》就是以赤脚医生第一人王桂珍为原型拍摄的，电影《红雨》主题歌《赤脚医生向阳花》中"一根银针治百病，一颗红心暖千家"至今仍给人留下了深刻印象。到了 1969 年，赤脚医生遍布各

---

① 《从"赤脚医生"的成长看医学教育革命的方向——上海市的调查报告》，《红旗》1968年第 3 期。

地。广大人民群众也都习惯以"赤脚医生"来称呼和泛指农村基层医疗卫生服务人员。

20 世纪 70 年代,"赤脚医生"模式曾引起第三世界国家的卫生官员的极大兴趣。联合国妇女儿童基金会在 1980—1981 年年报中称:中国的"赤脚医生"模式为落后的农村地区提供了初级护理,为不发达国家提高医疗卫生水平提供了样板。据统计,到 1975 年年底,我国农村的"赤脚医生"数量已经有 150 多万人,生产队的卫生员、接生员 390 多万人。[①] 随着农村集体合作医疗的解体,1985 年 1 月 25 日,《人民日报》发表《不再使用"赤脚医生"名称,巩固发展乡村医生队伍》一文,到此"赤脚医生"的历史也就结束了。这以后,中国百万"赤脚医生"大军转行的转行,退休的退休,也有的仍继续以"赤脚医生"的名义行医。

从赤脚医生的出现到 20 世纪 80 年代初期,对赤脚医生的研究主要是在意识形态领域的政治宣传和经验介绍,特别是在介绍先进人物的主要事迹方面报道很多,如他们如何"为人民服务"?如何进行两条路线的斗争?如何当好一名赤脚医生?另外,对赤脚医生的选拔、教育和培训方面以及赤脚医生与病人的关系方面也有较多的介绍。但这些也是与政治宣传紧密联系,缺乏对人物的多维视角分析,更没有将一个人的命运和时代的命运连在一起的;而且主要是对赤脚医生个体的一些报道,对赤脚医生这个群体的研究更是缺乏。当然,这些宣传和报道同样为后来的研究者留下一些宝贵的资料。1970 年 6 月,人民卫生出版社出版了《赤脚医生培训教材》,各省市卫生部门"革委会"发行了大量"赤脚医生"培训手册。

"从 80 年代到 90 年代初期,对合作医疗和赤脚医生这段重要的历史的研究,在国内可谓是凤毛麟角,国外的报道、文献、书籍甚至电影资料则引人注目,但却相当不完整。"[②] 20 世纪 90 年代以后,国内对赤脚医

---

① 《卫生部关于全国赤脚医生工作会议的报告(摘录)》(卫党字〔1976〕第 17 号),卫生部基层卫生与妇幼保健司编《农村卫生文件汇编(1951—2000)》(内部资料),第 420 页。

② 张开宁等编:《从赤脚医生到乡村医生》,云南人民出版社 2002 年版,第 5 页。

生的研究和报道有所出现，进入 21 世纪以后，随着中央政府对农村卫生工作的重视以及新型合作医疗试点工作的兴起，有学者开始将研究的目光投向了"赤脚医生"队伍。

最早对"赤脚医生"进行系统研究的是以云南张开宁先生为首的一批学者，他们做了大量艰苦细致的工作，采访了四五十位当年的"赤脚医生"及众多的赤脚医生家属和群众，出版了《从"赤脚医生"到乡村医生》一书，留下了一批宝贵的口述史资料。另外，杨念群则从政治学和医疗社会史的角度，对赤脚医生进行了较深入的研究，其《再造"病人"——中西医冲突下的政治空间（1932—1985）》一书，对赤脚医生的作用、产生和存在的原因等方面进行了有力的分析，形成了独到的见解。另外，张自宽发表了大量研究合作医疗的论文，张先生可以说是最早研究合作医疗且是唯一坚持不懈地进行研究的学者，他从 20 世纪 60 年代初就开始研究农村合作医疗，其《论合作医疗》一书，收集了其 60—90 年代对合作医疗研究的部分成果，对后来的研究者影响很大，其研究中亦涉及赤脚医生问题。还有，方小平通过对浙江省富阳县的合作医疗和赤脚医生的个案研究，对富阳县的合作医疗和赤脚医生的发展历史进行了细致的分析和梳理。① 综合这些学者的研究，主要有以下几个方面。

首先，对赤脚医生产生的背景和赤脚医生对农村医疗保障所起的作用，几位学者做了较为深刻的分析。张开宁认为："在新中国建立后几十年的时间内，由于有了农村广大赤脚医生在那个特定的环境中、以特殊方式的工作和努力，才使得农村医疗卫生条件有了改善，使亿万农民的健康得到了保障。"他指出："即使是一个发展水平较高的社会，其医疗卫生人员也应该是由多种层次上的人员所构成，而不是也不可能是任何场合任何地区所配备的都是高精尖人才。在我国当时特殊的经济条件下，最适合广大农村的，就是这样一支在医学专业技术上不一定特别精深，但培养成本较低能医治处理农村中的常见病、多发病，能在农村最基层的土壤里扎得下根，能融入农村文化中，农村的经济条件养得起的医疗

---

① 方小平：《赤脚医生与合作医疗制度——浙江省富阳县个案研究》，《二十一世纪》（香港）2003 年第 10 期。

卫生队伍。"① 张自宽先生认为:"他们(赤脚医生)的医学技术水平虽然很低,但在宣传卫生知识,开展爱国卫生运动,推行计划免疫,新法接生,推行合作医疗制度、处治小伤小病等方面都起到很大的作用。"②

温益群则认为赤脚医生出现的社会背景和所起的作用主要有五个方面。一是强烈的社会需求。合作医疗以及合作医疗的实践者赤脚医生,在有限的社会条件下缓解了广大农村缺医少药的问题。二是理智的选择。中国放弃了对"最优"的追求,选择了具有可行性的"最佳"的追求。三是外来的帮助。山城里大医院的医生、解放军医务人员组成的巡回医疗队,到农村送医送药的同时,为农村赤脚医生的培养做出了贡献。四是中草药的作用。发展中国家在卫生资源上就地取材的做法值得倡导。五是媒体宣传和社会表彰。赤脚医生按照社会要求来塑造、表现和发展自身的行为。③

杨念群则从政治学和社会史的角度对赤脚医生现象做了较深刻的理论分析,他认为"赤脚医生"的出现,主要是接续了乡土中国植根于民间亲情网络以整合医疗资源的传统。他指出:"赤脚医生的大量出现,不仅与合作医疗的组织形式互为表里……赤脚医生具有了极为鲜明的阶级身份标志,在筛选过程中,他们只能来源于经阶级成分划分的'贫下中农'阶层……这样一种感情也决定着对医疗对象的选择,只能是与其阶级属性相一致的人群。他们的阶级属性也决定了其在治疗过程中一定会具有'大公无私'的品格。"④ 所以,"赤脚医生制度的实行恰恰就是现代卫生行政与民间亲情关系网络相结合的最好例证"。"赤脚医生体系固然是现代国家推行卫生行政制度中的一个环节……可'赤脚医生'确实接续了乡土中国植根于民间亲情网络以整合医疗资源的传统。"⑤ 继而他总结道:"赤脚医生之所以风靡一时的理由十分复杂,绝不仅仅是'文化

---

① 张开宁等编:《从赤脚医生到乡村医生》,云南人民出版社 2002 年版,第 8 页。

② 张自宽:《农村基层卫生人员的前进方向——纪念邓小平同志关于赤脚医生谈话 30 周年》,《中国农村卫生事业管理》2005 年第 7 期。

③ 温益群:《赤脚医生产生和存在的社会文化因素》,《云南民族大学学报》(哲学社会科学版) 2005 年第 2 期。

④ 杨念群:《再造"病人"——中西医冲突下的空间政治 (1832—1985)》,中国人民大学出版社 2006 年版,第 381 页。

⑤ 杨念群:《防疫行为与空间政治》,《读书》2003 年第 7 期。

大革命'政治运动的表现形式这么简单，而是相对较为优厚的报酬、较为严密的监控机制和乡土亲情网络共同编织出了一幅赤脚医生成长的图景。生活在这幅图景中的赤脚医生，对这些复杂制约因素的回报过程，如不分昼夜的出诊、极度耐心的诊疗态度和因陋就简的技术简约风格，既是赤脚医生大多出自本乡本土的成长环境而萌生的天然情感回应。"①

其次，对赤脚医生良好的医德、在行医过程中与农民良好的医患关系，以及这种富含"温情"的医患关系产生和存在的原因，学者们提出了自己的看法。张开宁认为："乡村中蕴涵着为农村医疗卫生事业发展积极奉献的因素。""在中国传统文化的影响下，赤脚医生也和绝大多数的人一样以道德完善为人生追求，以博得好名声为心理满足。当年通过各种媒体的宣传，使社会在给予赤脚医生应有的荣誉和地位的同时，明确地表达了对赤脚医生的角色要求和行为规范；促使了赤脚医生按照社会对自己的要求来塑造、表现和发展自身的行为，以使自己的表现和社会期望相符合。"另外，"赤脚医生和他们的治疗对象之间，除医患关系之外，还有其他一些在共同生活的社区中所形成的人际关系，病人和医生之间在心理上很容易取得较为平等的认同"。②

杨念群通过对中西医卫生行政机制的对比和"赤脚医生"的培训机制入手，揭示了产生这一现象的原因。他指出：赤脚医生"其培训的基本人员完全从最底层的村庄选拔……但是选拔程序还是使其身份角色与乡土亲情关系网络重新建立起了相当密切的联系。尽管'赤脚医生'的名称源起于'文革'时期，可我认为，在其政治角色遮蔽之下所建立起的这种联系，使得中国在乡村推行现代卫生行政时有了一种可靠的依托和支撑。'赤脚医生'不但完全是从本村本乡中选拔出来，而且其训练内容更是中西医兼有，即形成所谓不中不西，亦中亦西的模糊身份。'赤脚医生'由于在乡以上的城市中培训后再返回本村本乡，这样就比较容易形成乡情关系网络与公共医疗体制之间的互动，如此一来，既把宋以后已被'道德化'的基层社会所形成的教化传统以一种特定方式承继了下

---

① 杨念群：《再造"病人"——中西医冲突下的空间政治（1832—1985）》，中国人民大学出版社 2006 年版，第 404 页。

② 张开宁等编：《从赤脚医生到乡村医生》，云南人民出版社 2002 年版，第 9—10 页。

来，同时又吸收了近代在城市中已反复实践过的西医卫生行政制度的优势"。① 故而"赤脚医生获得特殊待遇、地位和相应的尊敬，表明乡间民众对医生这个传统脚色和身份仍维系着一种习惯性认同。他往往以乡土的人情网络为基础。不过，这种人情的'认同'因为没有了往日的情景而表现得相当含蓄。赤脚医生表现出的脚色形象也与过去乡间的郎中和'巫医'不同，他（她）们毕竟是在一种被制度化的政治氛围中加以定位和安排的。贫农协会的监控虽然是一种政治运动的产物，但也部分地承载着一般民众对赤脚医生行为的道德期待。在制度安排与人情网络的双重规训下，赤脚医生对自己的道德约束自然会随之加强"。②

温益群则认为，农民群众对赤脚医生给予了政治上的信任和文化上的崇敬，并对其便捷、经济的行医方式有着极大的需要。农民群众和赤脚医生之间有一种较为平等的医患关系，是由于"天生自然的社会支持系统：家人和当地干部群众的帮助"。③

再次，因为赤脚医生是合作医疗的执行者，对赤脚医生在合作医疗的运作过程中，如何使合作医疗更好地运转，学者们也提出了自己的看法。张开宁认为："当年赤脚医生普遍使用中草药为农村群众治病，对于巩固和发展农村合作医疗制度具有重要的作用。中草药方便易得，经济廉价，在农村广大的农民群众中有使用传统和习惯。它的使用，一方面是减轻了农民群众的经济负担，使农民群众治疗一般的疾病可以少花钱甚至不花钱；另一方面是大大减少合作医疗基金的支出。"④

杨念群从赤脚医生制度与农村卫生防疫的关系，揭示了赤脚医生对合作医疗和农民医疗保健的影响。他指出：尤其重要的是，"赤脚医生"在基层民间防疫过程中扮演着关键的角色。西方卫生行政制度传入中国后，主要是作为城市建设的附属配套工程加以推广的，因为它需要大量的专门人才，其职业化的程度需耗费时日训练才能达到要求，旷日持久

① 杨念群：《防疫行为与空间政治》，《读书》2003 年第 7 期。

② 杨念群：《再造"病人"——中西医冲突下的空间政治（1832—1985）》，中国人民大学出版社 2006 年版，第 388 页。

③ 温益群：《赤脚医生产生和存在的社会文化因素》，《云南民族大学学报》（哲学社会科学版）2005 年第 2 期。

④ 张开宁等编：《从赤脚医生到乡村医生》，云南人民出版社 2002 年版，第 6 页。

的教育周期和严格的器械检验标准使之不可能成为农村医疗的主导模式。事实证明，医疗行政人才在民国初至 1949 年后的相当长一段时间只是不定期地以医疗救护队的形式巡访农村，根本无法在广大农村形成相对制度化的诊治和防疫网络。尤其是在农村发生大疫时，医疗队的巡回救治活动颇有远水救不了近火之忧。直到"赤脚医生"制度建立后，上层医疗行政的指令如种痘、打防疫针和发放避疫药品等才得以真正实施，而且令行禁止，快速异常。① 1985 年人民公社解体，"赤脚医生"在更名为"乡村医生"后被纳入市场经济轨道。其结果是失去了政治与乡情双重动力制约的基层医疗体制，被置于市场利益驱动的复杂格局之中。这种变化很快影响到乡村民众身患疾病后的诊疗状况，原来属于"赤脚医生"职责范围内的防疫监督之责遭到严重削弱，在面临疫病的威胁时，一些地区已无法组织起有效的防疫动员网络。"赤脚医生"体制的瓦解使基层社会医疗系统面临相当尴尬的转型困境。

最后，21 世纪以来对赤脚医生研究在口述史方面出现了一些成果。张开宁、温益群、梁苹在其合编著作《从赤脚医生到乡村医生》中，通过对赤脚医生口述材料的直接获取体现其资料的真实性，开启了国内对赤脚医生进行系统学术研究的先河。周祥新主编的《赤脚医生》资料采集区域在湖南株洲，口述资料采集是以当事人写回忆书信的方式完成的。② 严格地说这本书并不属于口述史方面的著作。吕兆丰等人以北京为口述资料的主要采集地区，整理后编写的《碧流琼沙——赤脚医生时期口述史》，他们的采集方式也比较符合口述史方面的规范。③ 通过口述访谈或者田野调查所取得的成果，是研究赤脚医生制度的第一手资料，为研究提供了新的视角。左银凤所写的《农村赤脚医生研究（1968—1983）——以安徽省枞阳县为个案》的硕士学位论文，大量篇幅也是作者自己对赤脚医生进行访谈所得口述资料的运用。④

---

① 杨念群：《防疫行为与空间政治》，《读书》2003 年第 7 期。
② 周祥新主编：《赤脚医生》，湖南人民出版社 2010 年版。
③ 吕兆丰、钱福华、王晓燕主编：《碧流琼沙——赤脚医生时期口述史》，北京燕山出版社 2010 年版。
④ 左银凤：《农村赤脚医生研究（1968—1983）——以安徽省枞阳县为个案》，硕士学位论文，安徽大学，2013 年。

这一时期还出现了一些对赤脚医生研究有关的硕博论文。黄莹的硕士学位论文《乡村医生的演变与基层农村医疗卫生服务的研究》，从卫生医学角度对乡村医生的演变进行研究。[1] 庞新华的硕士学位论文《山东省农村合作医疗制度的历史考察》，从农村合作医疗体制下对赤脚医生进行的研究，对合作医疗和赤脚医生的发展做了阐述与分析。[2] 刘影的硕士学位论文《文化大革命时期的福建赤脚医生研究》，研究政治背景下的福建赤脚医生群体。[3] 王胜的博士学位论文《集体化时期农村医疗卫生制度研究——以河北省深泽县为个案》，从区域角度对赤脚医生和农村医疗做的研究。[4] 张娜娜的硕士学位论文《医学与政治：计划经济时期的赤脚医生制度研究》，运用政治学理论，探讨了赤脚医生制度与乡土社会、现代民族国家的关系。[5] 张满的硕士学位论文《我国农村"赤脚医生"制度研究——以江苏省为例》，从政治学的角度探讨了赤脚医生产生和发展的原因以及赤脚医生制度与政治发展的关系。[6] 李卫东的硕士学位论文《乡村医生队伍建设研究——以烟台市牟平区为例》，对当今乡村医生队伍的建设发展提出了自己的一些看法。[7] 刘炫麟、周洋等对当今乡村医生的培训和队伍建设等问题进行了研究，并提出了乡村医生培训等可借鉴原赤脚医生的一些经验。[8]

这一时期还出现了赤脚医生的专题纪录片。中央电视台 2005 年 10 月

---

[1] 黄莹：《乡村医生的演变与基层农村医疗卫生服务的研究》，硕士学位论文，昆明医学院，2003 年。

[2] 庞新华：《山东省农村合作医疗制度的历史考察》，硕士学位论文，山东大学，2005 年。

[3] 刘影：《文化大革命时期的福建赤脚医生研究》，硕士学位论文，福建师范大学，2007 年。

[4] 王胜：《集体化时期农村医疗卫生制度研究——以河北省深泽县为个案》，博士学位论文，首都师范大学，2009 年。

[5] 张娜娜：《医学与政治：计划经济时期的赤脚医生制度研究》，硕士学位论文，南京大学，2013 年。

[6] 张满：《我国农村"赤脚医生"制度研究——以江苏省为例》，硕士学位论文，南京大学，2014 年。

[7] 李卫东：《乡村医生队伍建设研究——以烟台市牟平区为例》，硕士学位论文，山东大学，2014 年。

[8] 刘炫麟、韩君滢、戚森杰：《乡村医生的培训现状、问题与对策研究》，《卫生软科学》2015 年第 4 期；周洋、陶晶晶、陈珺等：《医改背景下乡村医生队伍建设的成效、困境及出路》，《卫生事业管理》2016 年第 9 期。

开始录制《见证·亲历》，其中《赤脚医生》（五集）纪录片。赤脚医生从亲身经历的角度叙述了当时中国农村的医疗卫生状况。这些亲身经历者是曾经在上海、湖北、河南、云南、宁夏农村工作过的十几位赤脚医生。其中，赤脚医生的先进代表人物：黄钮祥、覃祥官、王桂珍的光辉事迹有较大篇幅的播放，为观看者展现了当时赤脚医生的医疗行为和赤脚医生制度的发展历史。[①] 该纪录片的内容被编写进《燃情岁月》，该书的第八部分，描写了那段历史时期的基层卫生工作者的光辉事迹。[②]

此外，还有一些其他的相关研究。1972 年美国斯坦福大学的学者拍摄的《中国农村的"赤脚医生"》纪录片，影片记录了赤脚医生一根银针一把草药、就地取材、土法上马炮制针对农村多发病、常见病药物的真实情景。给研究者提供了直观可靠的素材，在国际上引起了强烈反响，让世界人民认识了中国的赤脚医生，开启了赤脚医生研究热潮。

20 世纪 80 年代初期，中国农村政治、经济的改革直接导致了基层医疗政策的急剧变动，外国学者也开始注意到赤脚医生制度的变化，这一时期的文章多以个案分析为主：《中国的赤脚医生：从政治创新到职业化》[③]《中国合作医疗、农村的赤脚医生制度衰落相关的因素》[④]《从赤脚医生到乡村医生的过渡：社会主义中国农村卫生保障变化的虎泉村个案研究》[⑤]。整体来看，外国学者对赤脚医生制度的态度是赞扬的，与此同时，他们也指出中国的基层医疗保障领域不能完全采取市场自由化。

依据 Sydney D. White 的梳理，西方学者对赤脚医生的研究大致可以

① 中央电视台《见证·亲历》栏目组编：《赤脚医生》纪录片，2005 年。

② 中央电视台《见证·亲历》栏目组编：《见证亲历第 3 辑——燃情岁月》，中国书店 2008 年版。

③ Marilynn M. Rosenthal, Jay R. Greiner, "The Barefoot Doctors of China: From Political Creation to Professionalization", *Human Organization*, Volume 41, Issue 4, 1982, p. 330.

④ Zhu NS, Ling ZH, Shen J, Lane JM, Hu SL, "Factors Associated with the Decline of the Cooperative MedicalSystem and Barefoot Doctors in Rural China", *Bulletin of the World Health Organization*, 1989, No. 4.

⑤ Sydney D. White, "From Barefoot Doctor to Village Doctor in Tiger Springs Village: A Gale Study of Rural Health Care Transformations in Socialist China", *Human Organization*, Vol. 57, No. 4, 1998, pp. 480 – 490.

分为三个阶段。"20 世纪 70 年代为第一个阶段，这些研究大部分是赞美中国合作医疗这一新体系的普遍实施，特别是赤脚医生培训的创新路径。20 世纪 80 年代初到中期为第二个阶段，大量研究成果指出，政治经济改革威胁到合作医疗制度。其变化的趋势是偏向城市，集中化、专业化、等级化、高技术、日益不平等，费用昂贵到农民无法承受，不再重视中医。第三个阶段是 20 世纪 80 年代末以来，中外学者依照早期学者们的话题，对后毛泽东时代农村健康保健的变化进行探讨。作者指出，以往的研究主要是根据中国的宣传材料和报纸杂志，从一开始就倾向于只关注卫生保健政策和其意义，而没有研究政策是如何落实并与地方达成一致的。"①

虽然多数的学者缺乏深入的田野调查与系统而全面的研究，他们不是把赤脚医生理想化，就是批评赤脚医生的不足之处，但还有相当多的论著值得我们去参考。除 Sydney D. White 对云南丽江虎泉村的研究外，高默宝对高家村的研究也涉及赤脚医生的问题。② Taylor Kim 对当代中国医学的发展研究较多，其剑桥大学硕士论文写的就是赤脚医生史。③ AnElissa Lucas 对"中国改革开放前后的农村卫生模式变迁进行了深入分析，认为赤脚医生模式实质上是民国时期农村卫生改革的延续，把它看作一个对农业国家医疗发展更有效的组织模式是被过高估计了"。④ 以往的研究多是从卫生史、制度史、卫生政策的视角来探讨赤脚医生与合作医疗体系的成败得失，而较少关注赤脚医生对农村医学变迁的影响与作用。而澳大利亚悉尼科技大学方小平的《赤脚医生与现代医学在中国》，从医学社会史的视角，把赤脚医生放在中国 20 世纪以来中西医之争的历史背景下来阐释在合作医疗制度中赤脚医生的关键作用。具体而言，通过科学化、制度化和职业化，赤脚医生使西方医学占据农村医疗的主导

---

① Sydney D. White, "From Barefoot Doctor to Village Doctor in Tiger Springs Village: A Gale Study of Rural Health Care Transformations in Socialist China", *Human Organization*, Vol. 57, No. 4, 1998, pp. 480 – 490.

② Mobo C. F. Gao, *Cao Village: Rural Life is Modern China*, Hawaii University Press, 1999.

③ Taylor Kim, "The History of the Barefoot Doctor", Cambridge: M. A thesis, 1994; *Medicine of Revolution: Chinese Medicine in Early Communist China*, 1945 – 1963, Cambridge, 2000.

④ AnEliasa Lucas, "Changing Medical Models in China: Organizational Options or Obstacles?" *The China Quarterly*, No. 83 (Sep., 1980), pp. 461 – 489.

地位，从而导致以往的主流医学中医边缘化。他认为："赤脚医生促成了农民医疗行为向西医的转变，并且赤脚医生在农村三级医疗体系中所起作用，是使农村三级医疗体系逐渐演化为'哑铃型结构'，这也是造成1978年后农村医疗卫生遭遇危机的原因之一。赤脚医生的发展……在经历深刻社会变革的乡村医生身上得到体现与加强。因此，他并不认同20世纪80年代初期农村卫生医疗恶化的负面评价，相反，这些变革强化了赤脚医生的职业化地位，并保证了农村医疗与公共卫生服务提供惊人的连续性，尽管农村在卫生保健可得性方面仍面临严重挑战。"[①]

综上所述，学术界对合作医疗和赤脚医生这一问题的研究，做了卓有成效的工作，但还不可能满足农村医疗保障问题日益成为一个社会热点和医疗卫生体制改革与创新的需要；也不能对当代的乡村医生在新型合作医疗中应处的地位和所起的作用产生的理论需要。因为"三农"问题是我们无论如何也不能回避的一个社会现实。毛泽东指出："所谓国民卫生，离开了三亿六千万农民，岂非大半成了空话。"[②] 面对当今中国的几亿农民的健康权问题，面对如何在当今中国建立一套行之有效的、城乡一体化的医疗保障制度问题，这样的研究还远远不够。特别是对赤脚医生作为一个特殊的职业群体的研究，以及该群体在中国社会变迁过程中与政府和农村居民的互动关系研究不够。

三　内容框架与研究方法

（一）研究内容框架

本书的研究框架由绪论、正文六章和结语组成。

绪论部分阐述了缘起以及目的和意义。总结了国内外对赤脚医生研究的现状等。

第一章　赤脚医生的发展历史。20世纪六七十年代，赤脚医生在全国的大量出现，既是当时国家为缓解农村缺医少药的需要，也是构建中国农村医疗卫生体系的产物，又受城乡二元社会结构的影响；在外来

---

① Xiaoping Fang, *Barefoot Doctors and Western Medicine in China*, New York：University of Rochester Press, 2012, pp. 2 – 3.

② 《毛泽东选集》（第3卷），人民出版社1991年版，第1078页。

的技术支援下，受村落文化中乡土亲情网络的影响与政治运动相互作用共同催生了这一医疗服务群体，是各种因素共同作用下的结果。当时国家选择了有异于西方的医疗模式，发展了具有中国特色的公共卫生体系。

第二章　赤脚医生培养的路径创新。在集体化时期，赤脚医生的选拔对象都是要求出身好、热爱农村、愿意全心全意为贫下中农服务的贫下中农子女。培训方式创新，基本上是就地培训，采取一段时间的集训后，再分期复训和轮训，打破了传统的西医主宰模式。对赤脚医生的管理是通过制度约束和"道德约束"来实现的。赤脚医生的报酬大多采用"工分计酬"形式。由于他们掌握了一门实用技术且能热情为农民服务，并得到社会的普遍认同。

第三章　赤脚医生的医疗行为。赤脚医生工作内容非常广泛，医患关系普遍较为和谐融洽。赤脚医生的工作除了要宣传国家的卫生政策外，还要开展以除害灭病为中心的爱国卫生运动，并进行预防性的工作等。计划生育、妇幼保健和接生工作也是其重要内容，以及为农村一般病人提供了基本的医疗服务。在集体化时期，由于对赤脚医生的医德教育，对其医疗行为又存在一种约束监督机制，加上医生与病人之间生活在共同的社区，同为农村居民，地位较为平等，在制度和人情的双重约束下，医患之间的关系和谐融洽。

第四章　赤脚医生的家庭社会生活。赤脚医生由于有一定的文化，有一门好的技艺傍身，社会地位在当时的农村较高，他们寻找对象有较好的选择，多数人娶妻嫁人都能使自己较为满意，有一个较好的婚姻状态。当其对医疗卫生问题更加熟悉时，就更能够获得群众的接受、信任和支持，使其在当地能获得较高的社会地位，得到农村社会的普遍认同。这些都给其家庭社会生活带来正面的影响，使赤脚医生在当时成为令人羡慕的职业。所以他们的日常生活质量、乡土社区社会地位、个人婚姻及子女择业这几个方面，相对当地一般社员均有明显优势。

第五章　赤脚医生：政治与卫生工作相结合。赤脚医生群体的出现与社会主义国家制度权威的构建以及国家在基层的政治渗透有着十分紧密的联系。赤脚医生推广是在国家主导下以社会运动的形式展开的，是一种国家医疗行为，更是巩固新生的社会主义政权的需要，凸显了一种中国特色的现代化治理手段。新中国在努力追求现代化的同时，企图打破以往其他国家的类似过程中随之而来的社会阶层固定化，追求社会公平。国家推动"赤脚医生"制度的发展，目的既能保障农民的健康权，又能解决当时的社会公平问题。

第六章　从赤脚医生到乡村医生的变迁。该章以个案的形式，考察了江西省赣州市全南县赤脚医生的发展历史，并且对赤脚医生与乡村医生进行比较。对赤脚医生和乡村医生两个不同时期的农村医生群体的年龄结构、学历层次、培养方式、管理问题、待遇报酬、医患关系等方面进行了比较研究。并提出了对当前乡村医生的管理、培养的一些看法和意见，使得新时代下的乡村医生能更好地提供公共卫生服务，有助于缓解当前医患关系的紧张，更能体现出乡村医生的角色定位。

（二）研究方法

本书试图糅合历史学、社会学、政治学等多学科综合研究的方法，运用社会史的理论为指导进行研究。在具体研究中，以历史学的实证研究为主，同时借鉴政治学、社会学以及社会心理学的理论和方法，对史料进行研究和分析，试图通过对于集体化时期这一社会群体的研究，来理解中国近代社会的转型和变迁。具体研究方法：

1. 历史分析的方法

运用马克思主义理论和习近平新时代中国特色社会主义思想为指导，利用收集到的文献资料和口述资料来分析和研究赤脚医生产生和发展的历史，而且通过对这一历史事件的发生、发展的过程的分析，来揭示农村社会历史的变迁。

2. 理论分析和实证考察相结合的方法

将实地调查所得的调查材料以及收集的档案、史志资料进行分析和运用，展现赤脚医生这一群体的选拔、管理、培训、医疗行为和生活片段，并运用历史学、政治学和社会学的理论分析、总结赤脚医生制度的运行机制和特点。本书揭示农村社会、文化背景、国家政策走向对赤脚医生制度产生和发展的影响，以及当时合作医疗制度实施环境对赤脚医生的顺利推广和普及在全国有些什么样的影响和作用。

3. 比较分析方法

以个案的形式对农业集体化时期的赤脚医生群体和现在农村的乡村

医生群体进行比较、分析，总结这两大不同时代的同类职业群体的差异，为当前农村乡村医生群体的管理提供一些有益的思考。

四 创新之处与若干不足

（一）创新之处

1. 研究内容的创新

赤脚医生属于一种半农半医的职业群体，其如何在短时间、大规模地完成其专业化训练？政府是如何将其纳入国家的制度规范中？如何对其进行管理？在管理过程中社区民众参与程度怎样？集体化时期赤脚医生群体的专业化过程凸显出怎样的时代特色和区域特色？对这些研究进行突破具有创新性。

本书还以合作医疗制度和赤脚医生现象为切入点，从社会史的角度来观察现代化过程中国家是如何动员社会和民众，使之在短时期内普及农村医疗卫生保障制度？如何在短时期内低成本地培养出数以百万计的赤脚医生队伍？如何在短时间内建立起医疗卫生体系？以及在社会变迁过程中社会主义制度下的中国如何来实现卫生公平、社会公平等问题？这些问题都是前人研究较少的领域，具有创新性。

2. 研究视角和方法的创新

本书引用社会比较理论等社会学理论，并以历史学的实证研究为主，同时借鉴政治学、社会学、人类学及医学社会学的理论和方法，并利用统计学、信息技术对史料进行统计和深层次的分析。

3. 研究资料创新

本书资料来源主要有卫生部内部编印的档案文件即卫生部基层卫生与妇幼保健司编《农村卫生文件汇编（1951—2000）》（内部资料）、江西省、浙江省等档案馆及一些县档案馆等档案资料，结合多地的地方志、卫生志、年鉴等资料，以及20世纪六七十年代的报纸杂志等，加上在全国数个省区进行田野调查，通过文献资料与口述资料相互印证，历史学方法与社会学方法相结合，达到研究手段和研究资料有所创新。

（二）若干不足

本书涉及相关政治学、心理学、社会学、医学等方面的理论知识，而对医疗知识及专业术语掌握不够，在分析和研究过程中，对有关方面的解读分析的还不够深刻全面，本书对相关数据的采集、处理也还有待提高。另外，文献资料、田野调查覆盖面还不广，没有能够全面和深入，得出的结论也可能不够完整。

第一章

赤脚医生的发展历史

中华人民共和国成立初至20世纪80年代前期，农村存在一支特殊的医疗卫生人员队伍——赤脚医生群体。那个时期，国家还很贫穷，医科专家缺乏，而且主要集中在城镇，广大乡村特别是偏远的乡村，更是求医艰难，而当时的经济条件下，短时间培养不出那么多有医学方面专业的医生，所以，只有采取权宜之计，短期、快速培训一批略懂医术的赤脚医生来应急所需。贫穷落后的年代，生病的人尤多，更需要广大的医务人员诊病治疗、维护健康。因而，在那样的一种背景下，赤脚医生就应运而生了。

第一节　赤脚医生产生和发展的
社会历史背景

赤脚医生是农村合作医疗体系中的一个重要环节，是合作医疗的忠实执行者、承担者，他们与合作医疗相辅相成。合作医疗能不能实行起来，关键在各级政府和领导是否重视，能不能长期坚持下去，又在于赤脚医生发挥的作用。赤脚医生是在合作医疗制度下为农村居民提供初级卫生保健服务，给农村居民的健康提供最基本保障的一个特殊群体。这个群体在当时的国情、民情、舆情下应时而生。

一　赤脚医生群体的出现缘于中国特色的农村医疗卫生体系模式

中华人民共和国成立初期选择的具有中国特色的农村医疗卫生体系模式，是赤脚医生现象产生的制度因素。1949年中华人民共和国成立，但是新中国所面临的是一个经济萧条、社会危机重重、科学文化卫生落后，人民生活水平低下的状况；民众中传染病、寄生虫病、地方病流行，卫生资源却又缺乏的局面。当时，不仅医疗技术人员缺乏、医疗服务机构稀少，而且有限的医疗卫生资源也主要集中在城市。至于村、镇的卫生医疗机构少到屈指可数，药品供应非常不足，绝大部分化学药品不能自制，最简单的医疗器械也要依靠进口。① 这点有限的卫生资源，远远满足不了广大劳动人民防治疾病的需求。广大农村地区除有少数中医外，医务技术人员非常稀缺，即使是乡村中医郎中，也主要集中在圩镇或交通比较发达的地方。在交通不便、居住分散的农村，缺医少药的现象非常突出，普通群众看病困难和不便，迫切需要有基层医疗机构和医生。

　　面对这些状况，新中国必须发展覆盖全国的医疗卫生体系，以有效解决人民当前迫在眉睫的健康问题。但是，发展什么样的医疗卫生体系才能有效解决地广人多、经济落后的中国的卫生问题呢？摆在中国新政府面前的有两条道路：一是采取西方模式或修正的西方模式；二是建设适宜中国国情的卫生保健模式。西方模式显然不适合于当时的中国，特别是中国农村，民国时期的实践也已经证明。西方模式又是怎样呢？其主要的特点是："（1）严重依赖通过昂贵财力投入培养出来的高技术的专科医生；（2）非常强调较高的医疗技术水准；（3）治疗为主的导向；（4）关注个人医疗服务，而不是建设公共卫生计划。这种模式对已经完成工业化的国家也许适合，因为在这些国家里人口死亡率随人民生活水平和医疗水平的提高、卫生设施的改善而下降。"② 然而，对于当时的中国，这种模式是不恰当的。当时的中国国穷民贫，科技文化落后，农村居民占大多数，有限的国家资源无法培训足够数量的高技能的西医医疗人员，以完成当时大量的、紧迫的医疗任务；而且，从西医主导的医学院校培养的医疗人员从学校毕业后，大部分会待在城市里，农村居民仍然得不到充分的医疗；昂贵的医疗技术，多半也只有城市居民才能负担得起；少数高技能的医疗人员提供个人医疗以及个人卫生服务的方式，

———————————

　　① 北京中医学院主编：《中国医学史》，上海科学技术出版社1978年版，第62页。
　　② 陈美霞：《大逆转：中华人民共和国的医疗卫生体制改革》，世纪中国网，http：//www.cc.org.cn。

无法有效解决在农村贫困人口中传染性疾病蔓延和营养不良疾病充斥的问题，等等。针对此种情况，新中国选择了异于西方的医疗卫生体系模式，发展了具有中国特色的、重大革新性的公共医疗卫生体系。这个体系的特点是："依靠经过很短时间就可培训出来的较低技能医护工作者；发展了劳力密集而不是资本密集的医疗技术；强调预防和初级保健；集中精力实施公共卫生计划，而不是单纯关注个体健康。"① 在构建这种卫生体系思想的指导下，从 20 世纪 50 年代开始国家就着手依靠农村丰富的人力资源，有计划地培养农村基层卫生人员，赤脚医生就是构建这一卫生体系模式的产物。而且通过这一体系，使赤脚医生与上一级医务人员，以及与城市里更高级的医务人员联系起来，使其医疗技术得到不断提高。

二 赤脚医生的产生缘于当时的中国卫生国情

农民医治疾病的艰难环境、城乡有别的医疗制度，使赤脚医生的产生成为一种现实需要。中华人民共和国成立初期，由于农村医疗卫生资源极度匮乏，农民看病问诊艰难，特别是远离城镇、交通不便的地区和山区群众，看病更是如此。虽然在 20 世纪 50 年代初，国家一方面整合乡村医疗卫生资源，组建"联合诊所"，另一方面又利用城市卫生资源支援农村地区，组织了众多的城市医务人员到农村巡回医疗，但医疗队一般也只是到可以通路通车的农村地区，对交通很不便利的地方，医疗队是难以到达的。加上当时流行病的猖獗，要在农村进行卫生预防工作，而断断续续的巡回医疗队难以完成地广人多的农村预防保健工作的重任。因此，就地取材，略加培养，以缓解农村预防保健人员的缺乏，逐渐成为上下一致的共识。可以说，"赤脚医生"现象的出现，在一定程度上切合了我国的国情。

"当时为数不多的专业医护人员都集中在城市，这是因为由西方传入的卫生行政制度对人才的数量和专业化程度要求很高，国家需要花费很长的教育和训练周期才能培养出专业人员。而这种专业训练和严格的器械检验标准一般只有在城市才能实现，因而，其也主要是作为城市建设

---

① 陈美霞：《大逆转：中华人民共和国的医疗卫生体制改革》，世纪中国网，http：//www. cc. org. cn。

的附属配套工程加以推广的，在农村就不可能成为主导的医疗模式。"①
于是，随着农业生产合作化运动的发展和农村基层组织的建立，在20世纪50年代中期，国家陆续在农村地区培养不脱离农业生产劳动的保健员，"他们多是从现有初小、高小毕业的青年农民中选拔出来，在乡或县的医疗卫生机构培训1—3个月，回到村里后一边参加农业生产劳动，另一边宣传卫生知识，开展简单的防病治病工作。生产大队保健站建立后，保健员则成为保健站的工作人员。到20世纪60年代中期，由于不断地学习、实践和培训，保健员已经掌握了几十种常见病症的治疗、几十种药物的使用，以及针灸和简单的中草药知识，医疗服务水平有了很大提高，故从1964年开始，农民群众开始称他们为半农半医的卫生员。1965年至1967年间，就已培养了16万余名"。② 这些农村卫生员大多成为后来的赤脚医生。

另外，中华人民共和国成立以后，根据当时的实际情况，建立起了城乡有别的医疗卫生制度。从医疗保障来看，城市主要有两种形式：一种是提供给国家机关、事业单位工作人员的公费医疗；一种是提供给国有企业职工的劳保医疗制度。而农村居民没有任何医疗保障，只有自费医疗。同时，国家在福利分配上有针对性采取了城乡有别的福利提供原则，即从20世纪50年代初开始，我国逐步建立了与计划经济相适应的医疗保障制度，由国家向城镇公有单位机构提供公费医疗和劳保医疗福利。而缺乏医疗保障的农民开始采取自发的互助形式来解决农村缺医少药问题。于是在20世纪50年代中期，随着农业合作化高潮的出现，一些农村地区的干部群众开始探索一种互助性质的医疗形式——合作医疗。伴随着合作医疗的出现，赤脚医生不断发展壮大。特别是1965年6月26日，毛泽东主席发出"把医疗卫生工作的重点放到农村去"的指示，以及1968年12月5日，《人民日报》发表了湖北省长阳县乐园公社实行合作医疗制度的报道后，合作医疗在全国迅速推广，赤脚医生队伍日益发展壮大。

赤脚医生作为合作医疗制度的主要实践者和忠实执行者，是农村最

---

① 王艳翠：《传统文化、基层医疗组织与预防医学》，《锦州医学院学报》2005年第2期。
② 黄永昌：《中国卫生国情》，上海医科大学出版社1994年版，第217页。

基层的医生；他们构筑起农村三级医疗预防保健网的最底层，他们治疗小伤小病，发放预防药品（如防疫糖丸、注射防疫针），宣传卫生健康防病知识（如宣传预防血吸虫、预防疟疾和地方病等），使上级卫生行政部门推行的（如种痘、打防疫针和发放防疫药品等）措施因此才得以真正实施。在中华人民共和国成立后几十年内，他们日夜出诊，风雨无阻，始终活跃在农村防病治病的第一线，以特殊的工作方式为农村居民减轻疾苦，改善了农村的医疗卫生条件，使亿万农民的健康得到基本保障。

三 城市的医疗支援，为赤脚医生的成长提供了智力支持

在中华人民共和国成立后，"以年轻的共和国的人力、物力和财力，要在短期内大幅度地为辽阔广大农村建医院、增设备、投资金、配人才几乎是不可能的。在毛泽东主席'把医疗卫生工作的重点放到农村去'的指示下，从大城市的医院、解放军的医务人员派出一些精干的巡回医疗队，去为农民群众送医送药，这是中国缓解农村缺医少药问题的又一项成功举措"。[①]

毛泽东主席和中共中央于1965年1月21日及1月27日批转了卫生部党组给中央写的《关于组织巡回医疗队下农村问题的报告》之后，各地对毛主席和中央的指示都很重视，把这项工作当作一项重大政治任务，迅速组织了医疗队，去农村、林区、牧区进行巡回医疗。"截至1965年4月中旬的不完全统计，全国共组织了1521个医疗队，有医务人员18697人。"绝大多数省份的医疗队有一流的专家、教授、名中医参加。医疗队下到农村后其主要工作是：巡回医疗，为人民防病治病；培训不脱产的卫生员；参加社教运动中的一些有教育意义的会议；结合工作访贫问苦。有的还参加生产队的集体劳动，在农村产生了良好的影响。

据1965年上半年统计，"全国城市共组织了28000多人到农村（包括县医院下去的约17000人）"，很受农民欢迎。巡回医疗队在工作中，因陋就简，克服困难，合理用药，尽量减轻病人的负担。打破了过去在城市看病的老框框，在农村条件不好、用钱不多的情况下，救治了许多

---

① 温益群：《赤脚医生产生和存在的社会文化因素》，《云南民族大学学报》（哲学社会科学版）2005年第2期。

危重疑难病人。同时为农村培养政治坚定、技术优良的医疗卫生人员，是巡回医疗队的一项重要任务。巡回医疗队每到一处，就举办赤脚医生训练班。医疗队的医生们，以田头、病人家为课堂，以医治农村常见病、多发病的疗法和中草药为教材，言传身教，学用结合，为农村培养了大批赤脚医生。参加过巡回医疗队的英国著名医生洪若诗曾说："每个星期，医疗队会到各村去，和那些受训的赤脚医生一起看病，传授知识，这样，在整整一个夏天和秋天这些赤脚医生不断地从实践中学习。第二年的冬天，他们又会接受第二阶段的训练。"[1]

巡回医疗队为农村培养赤脚医生，有效地利用和发挥了大城市的医疗卫生资源，开创了一种学院医疗卫生文化和乡村医疗卫生文化的交流沟通形式；使城里的医生们通过在农村的医疗实践，深刻地了解和体会了农村缺医少药的状况，对他们以后更好地为农民患者服务，打下了心理和情感方面的基础；还使那些生活在农村的赤脚医生，有机会与平常难得见到的专家、教授和医学权威接触，向他们学到了不少知识和技能，并且开阔了眼界，知道了医学知识的博大精深，有了进一步学习提高的愿望和动力。[2] 从 20 世纪六七十年代，城市巡回医疗队不断穿梭于广大农村地区，为农村培养了数以万计的卫生保健人员，为赤脚医生队伍的发展壮大提供了强大的智力支持。

四　国家的高度重视造就了百万"赤脚"大军

城乡卫生资源的巨大差距引起国家的重视，由此赤脚医生队伍得到迅速壮大。

20 世纪五六十年代，国家针对广大农村卫生资源匮乏、农村居民缺医少药的状况，不断加强农村的卫生工作。如前文所述，先是在农村建立联合诊所、卫生所等医疗卫生机构，后又将联合诊所、卫生所等合并为公社卫生院；在合作化时期，各农业合作社还建立了保健站；接着又派遣城市医疗卫生人员组成巡回医疗队支援农村。这些举措，大大地缓

---

[1]　［英］洪若诗：《我在新中国十五年》，《参考消息》1974 年 11 月 18 日。

[2]　温益群：《赤脚医生产生和存在的社会文化因素》，《云南民族大学学报》（哲学社会科学版）2005 年第 2 期。

解了农村缺医少药的状况，促进了农村医疗卫生事业的发展。但是，这种以城市救济乡村的思路，是一种短期性和暂时性的行为，无法真正与农民的长远需求相契合。更何况当时国家在福利分配上有针对性采取了城乡有别的福利提供原则，作为社会福利的卫生领域也向城市倾斜，即将卫生事业的人力、物力、财力主要放在城市；医疗卫生的重点，主要是在一些中心城市、重要地区和正规医疗机构的建立方面，广大农村缺医少药的状况没有得到根本性的改变。据1964年的统计："在卫生技术人员分布上，高级卫生技术人员百分之六十九在城市，百分之三十一在农村（县和县以下，下同），其中在县以下的占百分之十。中级卫生技术人员城市占百分之五十七，农村占百分之四十三。中医则大多数在农村。农村的中西医不仅按人口比例大大低于城市，而且多数人的技术水平很低。在经费使用上，全年卫生事业费九亿三千余万元中，用于公费医疗的二亿五千余万元，占百分之二十七，其中用于县以下的仅占十六。这就是说，用于八百三十万享受公费医疗的人员的经费，比用于五亿多农民的还多。"[1]

这种状况，引起了国家层面的高度重视。中央根据实际情况，比较客观地指出了城乡间医疗卫生的巨大差距，这对以后的医疗卫生工作产生了重要的影响，是农村医疗卫生体制变更的一个转折点。

五 赤脚医生的产生还受中国村落文化因素的影响

（一）村落文化因素使赤脚医生获得村民的认可和支持

所谓"村落文化"就是农村居民在特定的生存空间里，在长期的生产生活过程中形成的反映村落制度结构特征、风俗礼仪形态的文化形式。"村落是农民基本的生活空间，是乡土中国最基本的组织形式，也是一个区域共同体。这一共同地域不仅是农民繁衍发展的生存空间，而且是确保农民内部经济联系的地理条件，还是其语言文化、价值观念、风俗习惯、社会心理等共同意识形成和发展的人文环境。生活在同一村落中的

---

[1] 《1965年中央批转卫生部党委关于把卫生工作的重点放到农村的报告》（中发［65］586号），卫生部基层卫生与妇幼保健司编《农村卫生文件汇编（1951—2000）》（内部资料），第27页。

农民是一种以血缘和地缘纽带结合而成的社会群体，同祖同宗与骨肉亲情胜过其他一切关系。这一社会群体共同生活中创造出一种以家族、血缘和地缘关系为基础、以社会网络为结构、能反映村落制度特征和传统底蕴的文化形态。村落文化是由村落家族文化、村落政治文化、村落宗教文化、村落礼俗文化、村落伦理文化等因素共同组成的多因素的集合体，是一种传统性与现代性交织、先进性和落后性杂糅的文化形态，它的各组成因素对农村的政治、经济发展都有着深刻的影响。"[1] 这种影响对合作医疗的组织形式和规模也是很深刻的。从当时的报道和后来的调查来看，当时的合作医疗就全国来说主要有：村办村管和社办社管两种形式，但社办社管数量很少，即使有些地方开始时是由公社办，但后来又下放到大队了。大多数地方合作医疗出现村办村管的形式，虽然与当时的政治、经济环境的影响有关，但传统村落文化的影响也不可忽视。据当时《人民日报》报道的讨论合作医疗的举办方式，辽宁、广东、河北、安徽、新疆、福建等很多地方都主张大队办。大队举办合作医疗，那么赤脚医生无疑只能从大队的范围内选拔。他们主张大队举办的理由是：大队范围小，人口少，彼此之间都很熟悉；公社人口多，农民居住分散。所以，大队办，社员看病及时、看病吃药方便，对合作医疗的经费和赤脚医生的管理也方便。[2] 其中，安徽省的一篇报道提出的主张更具有代表性，报道认为："合作医疗下放到生产大队，由贫下中农直接管理，可以打破医务人员和社员之间的隔阂；医生在队里工作有利于接受贫下中农的再教育；大队范围小，一旦遇到流行病，可以及时预防，社员有病可以及时医治；有利于培训赤脚医生；便于贫下中农监督，实行民主管理。"[3] 这些看法虽然是从方便农民就医和便于监督管理出发，但这种想法实际也反映了对本村落的事情采取一种更为积极支持的态度的

---

①　任映红：《村落文化与当前农村的政治发展》，《江汉论坛》2005 年第 5 期。

②　辽宁省新宾县旺清门公社：《山村贫下中农的意见》，《人民日报》1968 年 12 月 13 日；河北省武清县杨村公社革委会副主任丁九功：《一点意见 一个问题》，《人民日报》1968 年 12 月 13 日；韩振廷：《因地制宜　大队办好》，《人民日报》1969 年 1 月 20 日；福建省武平县岩前公社上圩大队：《大队办方便群众》，《人民日报》1969 年 1 月 20 日。

③　安徽省涡阳县单集林场大吴大队吴超：《大队办合作医疗好》，《人民日报》1969 年 1 月 20 日。

趋向。

李银河认为："村落文化不是抽象的概括，而是一种切实存在的社会群体及其所拥有的文化形式。在村落文化的秩序场境中，村民对村内村外的事情的态度，简直就是迥然相异的。本村的事和外村的事在村民眼里是不一样的，前者有一等的意义，后者只有二等的意义。故而仿佛有一道壁垒，立在本村落与外面的世界的地理边界处；也立在村里人与外村人的心理边际处。壁垒内是很近的世界，外面的世界很遥远。"① 也就是说，村落中的村民对本村的事情会采取一种积极的态度，会认真对待，对外面的事情容易持一种漠然甚至抵制的态度。对乡村社会颇有研究的陈志潜曾写道："一个外来者习惯于舒适且较少隔阂的环境，而不愿意过艰苦的乡村生活。本地村民则习惯于当地的情况，通过亲属关系与其它纽带被限制在他们的社会。被同胞村民信赖的村民们比必须花费宝贵的时间来显示其可靠性的外来者更为有利。"② 外来者要融入了乡村社会中是比较难的。所以，赤脚医生选拔从本村村民中产生，更容易获得认同，而外来者则与村民存在一种隔阂的心理。

另外，村落文化中的亲缘关系网络，使赤脚医生在本村的产生获得了一种天然的支持系统，也促使了赤脚医生的真正"在地化"，留下了一批不走的农村医务人员。这种关系网络是以亲缘、地缘关系为主，将个人时空相对固化的人与人的互动体系。在这样一种时空环境中产生的医务人员，不仅更容易获得人们的信任和支持，而且在服务过程中也能尽其所能、高度负责，赢得村民的信任。

在当时的农村，有的大村庄用行政手段分割成几个大队，有的小村庄则由几个自然村组建成一个大队，这样的大队实际上是一个村庄的放大，其亲缘关系网络也得到放大。"家族最深层的基础在于血缘，血缘关系也是维系村落家族共同体的天然基质，这种天然的不断延续的关系是永远都无法割断的。虽然此时农村是处于一种高度集权的政治控制中，但也并没有消除人们头脑中的家族意识，村落家族文化只不过是由显性状态转入了隐性状态。家族虽然作为一种有形的组织和势力被瓦解和摧

---

① 李银河：《论村落文化》，《中国社会科学》1993 年第 9 期，第 10 页。
② 陈志潜：《中国农村的医学——我的回忆》，四川人民出版社 1998 年版，第 40 页。

毁，但它作为一种血缘性和地域性团体的存在实际上尚未完全消失，政权力量破坏的只是族谱、祠堂、族田等传统家族的外在表征，而并没有消除人们基于血缘而形成的家族意识、社会关系（即血缘关系）和家族成员间的认同心理。亲缘关系的称谓也未废弃，有着亲缘关系的各方的交往仍在延续。农村的民间传统以隐性的形式保留了下来，只是作用空间受到了限制。"①

当时合作医疗中的赤脚医生一般是从本大队社员中产生（后来有一些城市下放人员），赤脚医生与村民基本上认识，与很多人还可能是亲戚关系，是处在一个熟人社会中，所以他们能够获得一个很好的社会支持网络。"费孝通先生曾生动描述了聚居一处的自然村熟人社会的特征。因为自然村内、村民之间相互熟悉，就由熟悉到信任、由信任到可靠。可靠的村民之间的关系，提供了自然村共同应对外部世界，也共同约束内部人的基础。"② 在这个网络中赤脚医生与村民在一种平等互助的环境中，获得广泛而天然的支持。另外，"赤脚医生一个人要做的工作非常多，需要别人的配合支持，而最多、最便捷的支持就是来自家人的支持。农村对医生的尊敬，无形中使赤脚医生的家人也会觉得光彩和荣耀。所以，绝大多数赤脚医生的家人都非常支持他们的工作"。③ 总之，中国的村落文化因素，使赤脚医生很容易获得村民的认可和支持。

杨念群先生对此更有精辟的见解，他说道："城市与乡村的分野往往可能就表现在这'身份认同'的差别上。乡村民众对'医生'的信任不仅取决于治疗效果的彰显，还取决于对医生本乡本土资格的认定。人们选择医生时仿佛看重的医生在周围亲属熟人圈子中的身份地位，以及由此引发的口碑和评价。"④ 所以，"在乡村社会，'医疗'这个词不是一种技术行为，而是人情网络表达的一部分。在密如蛛网的中国农村中，最

---

① 陈勋：《村落家族文化公共空间的嬗变》，《经济与社会》2004 年第 3 期。

② 贺雪峰：《新乡土中国：转型期乡村社会调查笔记》，广西师范大学出版社 2003 年版，第 25 页。

③ 温益群：《赤脚医生产生和存在的社会文化因素》，《云南民族大学学报》（哲学社会科学版）2005 年第 2 期。

④ 杨念群：《再造"病人"——中西医冲突下的空间政治（1932—1985）》，中国人民大学出版社 2006 年版，第 362 页。

简捷的路径是使他们其中的某些人既掌握来源于村外的现代技术，同时又没有脱离人情伦理的网络而转变在地的身份，让乡人觉得是'自己人'掌握了'外人'的技术，因为一切外界医疗的援助都很容易成为匆匆过客"。① 在定县的试验中，陈志潜也发现，"真正有村里人担当的'保健员'比外界进入的医疗人员更有责任心，也更容易得到村里人在感情上的认可，并且更容易实现真正的'在地化'"。② 所以说，赤脚医生从本村选拔，"更容易获得村民的认同和支持；而赤脚医生由于他们的'根'在那里，对村民的服务也会更尽心和热情。由于其来自于乡民，又服务于乡民，这种密切的乡情关系使其具有了不同于一般医生与患者之间的关系的特殊氛围"。③ 在根植于乡土情感网络形成的道德责任感的作用下，"赤脚医生"大多尽心尽责为乡民服务。

（二）农村居民的求医行为和文化观念推动了赤脚医生的出现

韩云涛认为：首先是"影响农民就医行为的主要因素是经济因素，其次是地理位置，此外，就医点分布，村级卫生机构的性质，医务人员的服务质量和诊治水平等因素对就医行为也有影响。"④ 中国曾由于饱经战乱和外国侵略，给新中国留下一个千疮百孔的烂摊子，所以新中国成立初期的整个中国是经济萧条，国穷民贫，广大农村居民更是如此，在那种十分贫穷的状况下，农民"小病拖，大病扛，有病不医"的现象十分普遍；加上我国国土幅员辽阔，交通落后，农村居民居住分散，特别是远离城镇交通不便的山区居民，看病问诊十分艰难；农民即使在疾病缠身，没有办法不得不医治的情况下，也必须长途跋涉到城镇就医费时费力，还不一定能把病医好。著名的赤脚医生覃祥官当时就遇到这样的情况，"1960 年，覃祥官在一次抬木头的劳动中，他的腰部严重扭伤，其父跋涉几十里山路，来到山外一个医生家里，求他动步为儿子治伤。……他父母把土改时分得的一匹马卖掉了，把钱全部给医生封了

---

① 杨念群：《再造"病人"——中西医冲突下的空间政治（1932—1985）》，中国人民大学出版社 2006 年版，第 362 页。

② 陈志潜：《中国农村的医学——我的回忆》，四川人民出版社 1998 年版，第 40 页。

③ 王艳翠：《传统文化、基层医疗组织与预防医学》，《锦州医学院学报》2005 年第 2 期。

④ 韩云涛：《云南省武定县农村居民就医行为与医疗费用支出》，张开宁等编《多学科视野中的健康科学》，中国社会科学出版社 2000 年版。

'利市'（即送红包），剩下的交了药费，但伤还是没治好"。① 这种有病难求医的情况在农村比比皆是。赤脚医生的出现满足了农民方便看病的需要，也缓解了农村医疗卫生资源稀缺的困境，所以它的出现获得农民的广泛支持。

社会经济地位是影响求医行为的一个重要因素，但是医疗传递系统也影响很大。达顿指出，穷人的卫生保健需求得不到有效满足，传统的解释注重经济上的支付能力和文化贫困，她在经验研究的基础上提出，还有一个重要原因往往为人们所忽视，那就是：医疗传递系统。达顿认为，正是穷人在医疗服务利用方面存在系统障碍，正是由于医疗传递系统不足导致穷人的低利用率。由此她认为，除非对医疗传递系统进行结构性调整，否则仅仅提供经济支持和健康教育不可能真正缓解医疗服务利用上的收入差异问题。② "赤脚医生"这支不脱产的村级卫生队伍，他们由村庄选拔而出，在城镇（主要是县城和乡镇）接受培训，训练内容是中西医兼有，最后再返回本村服务。合作医疗站就建在村庄中，赤脚医生就在村民的身边，使村民求医问病十分方便，更由于赤脚医生来自乡民，又服务于乡民，这种密切的乡情关系使其具有了不同于一般医生与患者之间的特殊氛围。他们与病人有共同的语言、共同的习惯、几乎平等的地位，他们还清楚地知道村民的家庭经济状况，甚至有些疾病产生的原因，所以他们能与病人很好地交流；病人在他们面前也无拘无束，能清楚地将自己的病况及发病原因告诉医生，医患之间有很好的信任感，使医疗传递系统顺畅，农民有病就会找医生，赤脚医生治不了的病也会坦诚地告诉他们，让他们到上一级医疗单位治疗，并且帮助他们转诊。所以当时的赤脚医生说："农民有一点小病就会来看，不至于小病拖成大病。"这种顺畅的医疗传统系统，也使赤脚医生赢得农民的信任和支持。

在农村，农民有请医生上门服务的习惯，医生也有登门服务的传统，这与城市坐堂行医形成鲜明对比，为赤脚医生现象的出现奠定广泛的群众基础。农村地区有其独特的一面，大家相互熟悉，受同样风俗习惯和

---

① 胡振栋：《中国"合作医疗之父"》，《民族团结》2000 年第 3 期。

② Diana B. Dutton. 1978. "Explaining the low use of health services by the poor: costs, attitudes, or delivery systems?", *American Sociological Review*, pp. 348 – 368.

文化的支配，形成居住分散且关系紧密的社区群落。更为重要的是，农村的传统文化、风俗习惯影响制约着人们的观念和行为，诸如妇女在家分娩，老人不愿意住院治疗等，都体现了传统文化对人们行为的影响。另外，乡下人择医缺少耐心，这与其生活节奏有关。农民怕耽误农时，尤其在农忙季节，不可能以静养的方式等待医疗效果徐徐出现。而且，中国乡村中传统的"医患关系"不仅表现为病人及其家属对治疗方式支配的自主性，还表现为更加看重治疗过程的"拟家庭化程度，即整个诊疗过程是否在一种亲情人情网络中完成。医生用日常生活语言解释病情，以及病人的参与和与之互动的重要程度丝毫不亚于治愈疾病本身，甚至有可能占据更大的比重。这与城里人越来越习惯于敬畏地接受听诊器与实验仪器制造出的'沉默的暴力'的支配显然有极大的区别"。① 赤脚医生走村串户、进入家庭，为农民群众防病治病，由于彼此熟悉，形成了良好而稳定的医患关系。赤脚医生的这些特点与服务模式，符合农村文化和农民生活习惯的特点。所以说，赤脚医生的出现得到农民的普遍欢迎，既符合村落文化的特点，又适应了农民求医行为和文化观念，是在农村乡土亲情网络和乡土文化观念中一种文化现象。

　　总之，赤脚医生在全国的大量出现，既是当时国家为缓解农村缺医少药的需要、构建中国农村医疗卫生体系的产物，又受城乡二元社会结构的影响；在外来的技术支援下，受村落文化中乡土亲情网络的影响与政治运动相互作用共同催生了这一医疗服务群体，是各种因素共同作用的结果。

第二节　赤脚医生群体的产生与发展

一　赤脚医生群体的产生

　　中国农村在正式的医疗服务机构出现前，农民的求医问病都是找个体医生。"个体医的内涵是从事医疗卫生活动的人对行医的一切物质资料具有所有权，并从医疗行为中获得经济利益，从而维持生计和得到发展。

---

　　① 杨念群：《再造"病人"——中西医冲突下的空间政治（1932—1985）》，中国人民大学出版社 2006 年版，第 392—393 页。

我国的个体医的起源可以追溯到封建社会的早期，战国时期就有了以医病为谋生手段的行医者。民国以前除了取得朝廷俸禄的御医、官医外，就是散落在乡间的或者坐堂的个体医。新中国成立以前的个体医，大多数以中国传统医学（中医）作为谋生的主要手段，从医者往往具有家族性；学习方式以招收学徒为主，也有的是自学成才；行医方式既有坐堂行医的、开药铺的，又有云游四方的郎中；多数个体行医者的行医宗旨是行善为主，兼顾生计。由于中国历朝历代的统治阶级除了建立为自身服务的医疗机构和录用有限的医官外，极少开办具有福利性质的官办医疗机构，因此旧中国的个体医是为处在最底层的老百姓医病防病的生力军。"① 所以说，中国社会个体医生的存在和发展，既使我国的传统医学得到了充分的发扬光大，又为处在社会最底层的老百姓医病防病提供了条件。这种散落在乡村民间的个体医，很多也是本乡本土人，是"在地"医生，他们大多融入当地社会的亲缘网络，得到了当地村民的信任和尊敬。赤脚医生现象的出现，可以认为是受到了乡村传统的个体医的影响。个体医既有坐堂接诊的习惯，也有为病人上门问诊的传统，赤脚医生的行医方式应该说继承了这种传统。20 世纪 50 年代以后，随着我国对非公有制经济形式的社会主义改造，具有私有性质的个体医绝大多数进入了具有集体性质的联合诊所或村卫生室等从事医疗卫生工作，合作医疗出现后，乡村民间的个体医很多人转变为赤脚医生。

"赤脚医生产生的历史，可以追溯到苏维埃运动时期。据马海德回忆，赤脚医生是红军做法的一种继续。当年苏维埃时期的医务学校，仅以七、八个月的速成就培养出一批医务工作者。"② 由他们来担任苏区的医务工作，为红军和苏区人民防病治病。当然，真正意义赤脚医生的出现是在农村合作化高潮时期。那时，山西、河南的一些农业合作社办起了保健站，实行互助性质的医疗形式。保健站的医生有病人就看病治病，无病人则务农，有时还到田间地头巡诊，受到农民的普遍欢迎。那些保

---

① 石俊仕等：《我国农村个体性质开业医的历史、现状及发展趋势》，《中国农村卫生事业管理》1999 年第 4 期。

② W. 贝却敌、路易·艾黎：《中国见闻录》，转引自杨念群《再造"病人"——中西医冲突下的空间政治（1932—1985）》，中国人民大学出版社 2006 年版，第 362 页。

健站的医生就是后来的赤脚医生的前身。所谓"赤脚医生"，根据《辞海》医药卫生分册 1978 年 12 月版将其定义为："我国农村人民公社时期，生产大队中不脱产的初级卫生人员，他们是由贫下中农推荐，经过一定时期培训，具有初级医疗卫生知识和技能的农村卫生人员。他们一面参加集体生产劳动，另一面为社员防病治病。赤脚医生的工作，改变了农村缺医少药的医疗卫生面貌；有利于开展预防工作，保障贫苦农民的健康，对发展农业生产起到了积极作用。"①

赤脚医生这个名词出现得较晚，但赤脚医生这种性质的医务人员却很早出现。合作医疗兴起后，各级卫生部门都日益注重培养当地的基层卫生人员。从大队、生产队挑选出身好、政治思想好、热爱劳动、热心为群众服务的贫下中农子女进行培养，培养的方式是农闲集中学习，农忙回生产队边干边学。经过 1—2 年的训练，使他们能够诊治农村中的常见病、多发病。1965 年 1 月 31 日，卫生部向全国各省、市、自治区卫生厅局下发了《关于组织农村巡回医疗队有关问题的通知》，规定巡回医疗队的任务：一是配合社会主义教育运动，开展巡回医疗，为农民群众特别是贫下中农治疗疾病。二是为生产队培养不脱产的卫生员和接生员，并加强对基层卫生组织的技术指导和技术训练。② 该《通知》的附件《关于培训不脱产卫生员的意见》中规定了卫生员的培养对象、培训要求和培训方法。卫生员的培养对象为："应当是出身成分好，政治思想好，具有中、小学毕业文化水平，身体健康，有良好卫生习惯。热爱卫生工作的青年社员。具有上述条件的贫下中农子女优先选送。助产员（接生员）还可选送贫下中农家庭出身的已婚的妇女骨干分子和有接生经验在群众中有威信的旧接生员进行培训。培训对象由四清工作队选择，经贫农协会同意确定。对卫生员的培训要求：1. 掌握简易针灸治疗方法，学会使用若干常用药品和诊治若干常见疾病，并懂得结合农业生产进行简易的急救和小伤小病的处理。2. 懂得开展爱国卫生运动的一般知识，如修建水井、水源保护、水的消毒、积肥和粪便无害化管理、除四害的具

① 《辞海》编辑委员会编：《辞海》，上海辞书出版社 1978 年版，第 126 页。
② 《卫生部关于组织农村巡回医疗队有关问题的通知》〔（65）卫厅秘钱字第 24 号〕，卫生部基层卫生与妇幼保健司编《农村卫生文件汇编（1951—2000）》（内部资料），第 620 页。

体方法、进行一般的卫生宣传。3. 能够进行常见传染病的简易预防工作和报告疫情。对助产员（接生员）的要求：1. 掌握新法接生的方法及产前检查、产妇和新生儿的简易护理知识；2. 能够进行计划生育和一般卫生知识的宣传工作。3. 能安放子宫托、阴道隔膜。培训的方法：讲授内容应当根据对卫生员、助产员的要求，结合当地情况，因地制宜地安排。要学的少一些，学的扎实一些，对于最基本的知识和操作应当学到手。学习方法应当注意理论联系实际，边学边做，循序渐进。在培训中，既要安排业务学习，又要安排政治学习，组织学习毛主席的著作，如《纪念白求恩》《为人民服务》等文章，树立全心全意为人民服务的思想。"①这份《通知》的附件所做的各项要求对基层卫生人员的培养和训练起了重要的指导作用，对后来赤脚医生的形成，也有着重要的影响。可以说，后来的赤脚医生基本上是按照这个模式培养的，他们在农村的医疗卫生服务中也达到了上述要求。

二　赤脚医生队伍的壮大

1965 年 6 月 26 日，毛泽东主席发表了"六·二六指示"，发出了"把医疗卫生工作的重点放到农村"的号召。1965 年 9 月 1 日，《人民日报》在头版头条发表了题为"切实把医疗卫生工作的重点放到农村去"的社论。社论说："新中国成立以来，在各级党委和政府的领导和关怀下，全国农村的医疗卫生事业有了很大的发展，取得了很大成绩。广大农民对医疗卫生的需要，得到了一定程度的满足。但是由于旧中国留下来的农村医疗卫生底子太薄，必须经过长期不懈的努力，才能彻底改变农村医疗卫生落后的面貌。"长期以来医疗卫生工作的重点在城市，很少着眼农村，以致医疗力量大多集中在城市，广大农村一直是整个医疗卫生工作的最薄弱环节。在农村，特别是边远和偏僻的地区，广大农民特别是贫下中农的治疗疾病问题，仍然没有得到较好地解决。因此，摆在各级卫生部门面前的头等重要的任务，就是必须用革命精神，迅速地大

---

① 《卫生部关于组织农村巡回医疗队有关问题的通知》附件《关于培训不脱产卫生员的意见》，卫生部基层卫生与妇幼保健司编《农村卫生文件汇编（1951—2000）》（内部资料），第 622—623 页。

力加强农村的医疗卫生工作，切实把医疗卫生工作的重点放到农村去。①
接着，毛泽东和中共中央批转了卫生部党委《关于把卫生工作重点放到
农村的报告》，并在报告中指出："大力为农村培养医药卫生人员。争取
在五到十年内，为生产队和生产大队培养质量较好的不脱产的卫生人员。
为公社卫生机构一般配备四、五名质量较好的医生。不脱产卫生人员在
生产队是卫生员，在生产大队一般是半农半医。生产队卫生员一般要求
三会：会针灸，会治常见的小伤小病，会作一些预防和急救工作。生产
大队半农半医一般要求能处理最常见疾病的诊断、治疗和预防，并指导
卫生员的工作。每个生产大队，可选择一、二名女卫生员，学会新法接
生，或者另设接生员。不脱产卫生员的培训，应按照精讲多练，又教又
带的原则，采取多种方式进行，并不断巩固提高。可以由下乡医疗队或
当地卫生机构进行培训，也可以采取在农业中学办卫生班等其它方式。
生产大队半农半医可采取农闲训练、农忙归队、学了就做、做了再学的
办法，连训二、三年结业。"② 此后，医疗卫生工作的重点切实转向了农
村。在当时特殊的历史条件下，政府利用政治手段强制性地将相当一部
分城市的卫生资源动员到农村，大量的城市医务人员组成巡回医疗队下
乡巡诊，和培训农村半农半医卫生员，大批城市医院人员和医学院校的
毕业生下放到农村，大量医疗器械、设备也拨到农村，卫生经费也开始
向农村倾斜。公社卫生院的技术条件也得到了很大改善。

　　1968 年夏天，《文汇报》记者于上海川沙县江镇公社采访后在《文
汇报》上发表了《关于上海郊县赤脚医生发展状况的调查报告》，称江镇
公社的半农半医"不拿工资，帮助种地，亦工亦农，赤脚行医"，1968 年
《红旗》杂志第三期刊载了题为《从"赤脚医生"的成长看医学教育革
命的方向——上海市的调查报告》的文章。文中开篇写道"赤脚医生"
是上海市郊区贫下中农对半农半医卫生员的亲热的称呼。③ 从此以后，农
村的半农半医被称为"赤脚医生"。毛泽东对这篇报道专门作了批示：

---

　　① 《切实把医疗卫生工作的重点放到农村去》，《人民日报》1965 年 9 月 1 日。

　　② 《中央批转卫生部党委关于把卫生工作重点放到农村的报告》（中发〔65〕586 号），卫
生部基层卫生与妇幼保健司编《农村卫生文件汇编（1951—2000）》（内部资料），第 29 页。

　　③ 《从"赤脚医生"的成长看医学教育革命的方向——上海市的调查报告》，《红旗》1968
年第 3 期。

"从旧学校培养的学生，多数或大多数是同工农兵结合的，有些人并有所发明、创造，不过要在正确路线领导之下，由工农兵给他们以再教育，彻底改变旧思想。这样的知识分子，工农兵是欢迎的。不信，请看上海川沙县江镇公社的那个医生。"9 月 14 日《人民日报》全文转载了这篇文章。1968 年 12 月 5 日《人民日报》又发表了《深受贫下中农欢迎的合作医疗制度》的文章，介绍了湖北省长阳县乐园公社实行合作医疗制度的做法。此后，赤脚医生和合作医疗于"文化大革命"中作为社会主义新生事物在全国各地得到迅速推广。

从 1969 年开始，全国各地掀起了办合作医疗的高潮，随着合作医疗在各地的推广，赤脚医生大量涌现。当时的报纸、杂志、广播等宣传舆论工具大力宣扬举办合作医疗的经验。特别是《人民日报》和各省的党报，从 1969—1976 年几乎不间断地介绍各地举办合作医疗的情况，介绍赤脚医生的先进事迹。各地党委和政府将举办合作医疗作为头等大事来抓。以江西为例，据江西省档案资料反映，合作医疗办得好的一些县，如德兴、婺源、瑞昌、彭泽、瑞金、南康、铜鼓、奉新、安远等都是领导非常重视，一把手亲自抓，把巩固和发展合作医疗作为关心群众生活的一件大事来抓。① 各生产大队中原先的保健员、卫生员、接生员经过业务培训后成为赤脚医生，以后从贫下中农子女和下乡知青中选拔政治思想好，热爱卫生工作，有小学或中学文化程度的男女青年当赤脚医生，达到一般生产大队有 2—3 名赤脚医生。由他们负责对社员进行简单治疗、转诊病人、预防接种、计划生育、传染病管理与血吸虫病防治。其中，每个大队有一名女赤脚医生负责产妇产前护理和接生。赤脚医生的劳动按工分算，以不低于同等劳力的大队干部为准。每年对赤脚医生进行初训、复训，培训时间为 1—3 个月，以《赤脚医生手册》为教材。这样，三级医疗卫生体系、赤脚医生群体与合作医疗制度构成了当时中国农村医疗卫生的三大支柱。三者的结合为人口众多、幅员辽阔、经济文化落后的农村的广大农民的基本医疗服务提供了有力的保障，使农村卫生工作取得了显著成就。

---

① 《关于全省农村实现合作医疗情况的报告》，江西省档案馆卫生厅档案，卷号：X111 - 1971 永 - 005。

　　赤脚医生制度在全国推广的同时，还走向了世界，引起了世界卫生组织的关注。1972 年，美国斯坦福大学几位学者在中国拍摄了一部名为《中国农村的赤脚医生》的纪录片。该片记录了当时农村赤脚医生如何使用针灸治病，如何利用自制的中草药治疗农村常见病、多发病的情景。这部片子，把中国的赤脚医生推向了世界，推动了全球的"中国赤脚医生热"。

　　1974 年，世界卫生会议在日内瓦召开，赤脚医生"第一人"王桂珍作为中国赤脚医生的代表参加了这次会议，并在大会上做了发言，她介绍了赤脚医生经验，也亲身感受到了人们对中国赤脚医生的关注和喜爱。

　　1976 年 9 月上旬，33 个国家和地区的代表在菲律宾首都马尼拉召开"世界卫生组织西太平洋区委员会第 27 届会议""世界卫生组织太平洋区基层卫生保健工作会议"。赤脚医生先进人物黄钰祥和覃祥官参加了会议，他们分别就怎样培养赤脚医生和怎样开展合作医疗问题进行了大会发言，覃祥官以中国代表团副代表的身份，作了题为《中国农村基层卫生工作》的报告，时间长达半天，大大超过代表只有 10 分钟发言的时间。接着，又以两小时的时间，回答了参会各国卫生部长和记者的提问。覃祥官的报告与解答，令各国代表十分赞赏。

　　到 1975 年年底，"全国已有 85% 的生产大队实行了合作医疗，有赤脚医生 1559214 人，生产队的卫生员 3282481 人、接生员 615184 人"。[①]"合作医疗发展鼎盛时期，全国农村卫生人员人数达 500 多万，其中赤脚医生 180 多万，卫生员 350 万，接生员 70 多万。这支队伍的规模远远超过了当时卫生部拥有的卫生人力总量（220 万名卫生技术人员）。"[②]

三　赤脚医生制度的"终结"

　　随着"文化大革命"的结束，赤脚医生数量平均每年以 40 万人的速度减少。这种急剧下降，既有社会变革的影响，也是卫生部门开始采取措施控制数量、提高质量，淘汰了一批不合格的卫生人员。但是，当时

[①]　《中国卫生年鉴》（1983），人民卫生出版社 1984 年版，第 60 页。

[②]　张开宁主编：《从赤脚医生到乡村医生》，云南人民出版社 2002 年版，第 16 页。

国家对农村合作医疗还是十分的重视，1978年，将合作医疗列入宪法，1979年12月，国家卫生部、财政部、医药总局、全国供销合作社联合发布了《农村合作医疗章程（实行草案)》（以下简称《章程》)。该《章程》共八项22条，对合作医疗的性质、合作医疗站的任务、合作医疗的形式和管理机构、基金和管理制度、赤脚医生的管理和培训等都做了规定。在"赤脚医生和卫生员、接生员"一栏中，要求各地："要保持赤脚医生队伍的相对稳定，不能随意选拔、调动、撤换赤脚医生；赤脚医生的人选应是热心为群众服务、劳动好、有一定文化程度的社员；县医疗行政部门应加强对赤脚医生的管理、培训、复训和考核工作，提高其业务水平，对合格者发给证书，还要解决好他们的福利报酬，使这支队伍既保证一定的数量和质量，又做到相对稳定。"[1] 这样从法律和制度上对合作医疗制度与赤脚医生队伍的建设和发展给予了保障，对巩固合作医疗和稳定赤脚医生队伍起到了很好的作用。在巩固和改革合作医疗的同时，国家也着手提高赤脚医生的业务水平和着手解决赤脚医生的报酬问题。1979年开始对赤脚医生进行考核工作，考核内容包括赤脚医生必须掌握的基本技能（如注射、人工呼吸、预防接种、消毒隔离、饮水消毒、疫情报告等）和常见病、多发病的防治、急诊处理的能力，向考核合格的赤脚医生颁发"赤脚医生证"，同时清退考核不合格者。1981年，国务院批转了卫生部《关于合理解决赤脚医生补助问题的报告》（以下简称《报告》)，《报告》指出："要建设好这支队伍并保持稳定和发展，关键问题之一是解决其报酬。""凡经考试合格、相当于中专水平的赤脚医生，发给'赤脚医生'证书，原则上给予相当于民办教师水平的待遇；对于暂时达不到相当于中专水平的赤脚医生，要加强培训，其报酬问题，除记工分外，也要根据当地实际情况给以适当补助。"[2] 由于采取了这些措施，使一度受到影响的合作医疗得到逐步的恢复和巩固，赤脚医生队伍也渐趋稳定。

① 《农村合作医疗章程（试行草案)》（［79］卫医字第1731号)，卫生部基层卫生与妇幼保健司编《农村卫生文件汇编（1951—2000)》（内部资料)，第592—593页。
② 《关于合理解决赤脚医生补助问题的报告》，卫生部基层卫生与妇幼保健司编《农村卫生文件汇编（1951—2000)》，第533页。

农村经济体制改革后，实行家庭联产承包责任制，很多地方集体经济趋向解体，合作医疗未能及时改革与完善，以往那种凭借集体筹集合作医疗基金，靠"记工分"的方式来解决赤脚医生报酬的方式已经行不通了。不少地方合作医疗站先后停办，或将合作医疗站承包给赤脚医生，以个体经营的方式维持下去，并将合作医疗站改名为大队医疗室，人民公社体制取消后，又更名为村卫生室。赤脚医生有的承包卫生室独自经营，自负盈亏，农民谁看病谁出钱，每年还向大队（村）交一定数量的"利润"（承包费）。① 有的赤脚医生还脱离合作医疗站，回家自己开诊所，搞个体经营。1983 年后，随着人民公社的解体，更使合作医疗和赤脚医生失去了运行的行政组织依托，也失去了集体经济的支撑。当公社和合作医疗撤销后，赤脚医生的数量也不断下降，从 1975 年的 150 多万人降到 1982 年的 140 多万人再到 1983 年的 120 多万人。② 家庭联产承包责任制和农产品价格的提升使得 1978 年后农业劳动更加有利可图。因此，许多赤脚医生把更多的时间花在干农活而不是卫生工作上，并且好多人到乡镇企业找工作，或忙于经商或者搬到城里找更高收入的工作。

1985 年 1 月 24 日，卫生部长陈敏章在全国卫生厅局长会议上的讲话中指出："今后，凡经过考核已达到相当医士水平的，称为乡村医生；达不到医士水平的，都改称为卫生员。乡村医生和卫生员的报酬问题，要通过以业务收入为主的多种途径解决，他们必须承担卫生防疫、妇幼保健和计划生育技术指导工作，完成任务的应该给予适当的劳务补贴。对一些比较贫困的地区，乡村医生和卫生员的收入较低的，当地政府要采取措施给予一定的扶持相补助。"③ 1985 年 1 月 25 日，《人民日报》发表《不再使用"赤脚医生"名称，巩固发展乡村医生队伍》一文，到此"赤脚医生"的历史也就结束了。"卫生部门认为赤脚医生的名称与国际

---

① 宜春行署卫生局党组：《关于进一步健全农村基层卫生组织管理体制的调查报告》，江西省档案馆档案，卷号：X111 - 1982 永 - 027。

② 中国卫生年鉴编委会编：《中国卫生年鉴》（1983），人民卫生出版社 1984 年版，第 60 页。

③ 《陈敏章同志在一九八五年全国卫生厅局长会议上的总结讲话（节录）》（1985 年 1 月 24 日），蔡仁华、周采铭《中国改革全书（1978—1991）医疗卫生体制改革卷》，大连出版社 1992 年版，第 137 页。

不接轨，且赤脚医生的培训、使用和考核也缺乏规范，规定所有农村卫生人员一律进行考试，凡考试通过合格者，授予乡村医生证书，属于中级职称；考试不合格或未参加考试者统称为卫生员，属于初级职称。1985 年，125 万赤脚医生只有一半通过资格考试，到 1986 年有 64 万农村卫生人员被授予乡村医生证书，另有 65 万卫生员未通过乡村医生考试，两者合计为 129 万人。"① 这以后，中国百万"赤脚"大军转行的转行，退休的退休，也有的仍继续以"赤脚医生"（农民习惯这么称呼他们）的名义行医，继续为农村的医疗卫生事业贡献他们的力量。作为特定历史时期的产物，赤脚医生与合作医疗制度是中国农民在卫生资源匮乏且分配严重不公的情况下的一种创造。作为一种农民依靠自身力量所创造的互助合作性质的医疗保障制度，它改善了农村医疗卫生状况，使农民享受到了一些微薄的医疗服务。

　　总的来说，集体化时期由于我国农村有一支基层卫生队伍，初步做到了把疾病预防在基层、治疗抢救在基层、控制在基层，有效地保障了农村人群的健康。赤脚医生与合作医疗制度使得中国农民在中国二元社会结构的大背景下，依赖于国家对基层社会的控制和完善的行政组织，依靠自身力量通过互助合作的方式获得了一些基本的医疗卫生服务。20世纪70年代末到80年代初的农村经济改革和人民公社的撤销使国家对农村社会的控制松动，从而使得农村获得较多的发展空间，但是在一段时间内，国家没有建立相应的、有效的农村基层组织来负责由生产大队承担的公共事务，因而赤脚医生与合作医疗制度也随之撤销。很长一段时期内，农民失去了原来所享受到的微薄的医疗服务，但是在二元社会体制中长期以来形成的城乡间医疗卫生差距仍然存在，并且在市场经济改革中呈不断扩大趋势，中国农民的医疗卫生问题，直到 21 世纪新型合作医疗普遍实施后才得到较大改善。但"赤脚医生"的成长历史和为农民进行卫生服务的模式，对今天解决中国农村的卫生问题仍然有很好的启迪和借鉴作用。

---

① 张开宁主编：《从赤脚医生到乡村医生》，云南人民出版社 2002 年版，第 22 页。

第二章

赤脚医生培养的路径创新

中华人民共和国成立后，中国共产党领导中国人民走上了社会主义的建设和发展道路，形成了许多有独自特点的"中国模式"。[①] 其中赤脚医生制度的建立，被一些国外专家赞为"开创了发展中国家人口大国较好地解决了农村医疗卫生保健问题"的"中国模式"。这一模式为缓解中华人民共和国成立初期农村地区缺医少药的严重局面，提高农村居民对基本医疗卫生保健服务的可及性和可得性与改善农村人口的健康水平做出了卓越成绩，因而受到广泛的赞扬。这种具有独自特点的"中国模式"的创立，是由中国共产党和政府的领导下，在不断推进制度与政策创新，为社会的发展和民族的复兴创造了良好的制度条件下，使国家获得了非同寻常的适应能力。

新中国执政者为了适应农村广大农民就医环境的需要，选择了异于西方的医疗卫生模式，发展了具有中国特色的、重大革新性的公共医疗卫生体系。依靠经过很短时间就可培训出来的较低技能医护工作者；发展了劳动密集而不是资本密集的医疗技术；强调预防和初级保健；集中精力实施公共卫生计划。在构建这种卫生体系思想的指导下，从 20 世纪 50 年代开始国家就着手依靠农村丰富的人力资源，有计划地选拔、培养农村基层卫生人员，构建一支近两百万的赤脚医生大军。

---

① 按北京大学姚洋教授的归纳，"中国模式"有四项主要内容：（1）中国政府是一个以社会长远利益为追求目标的政府；（2）财政分权带动了地方的积极性；（3）中国探索了一条新的民主化道路；（4）中国共产党不是一个僵化的意识形态政党，而是一个求真务实的政党。转引自王绍光《学习机制与适应能力：中国农村合作医疗体制变迁的启示》，《中国社会科学》2008年第6期，第112页。

第一节　赤脚医生的选拔机制

中华人民共和国成立到合作医疗出现前，在开展爱国卫生运动期间，因为需要派遣卫生人员到各地调查传染病情况和制定疾病预防计划，要求在农村选拔和培养一批基层不脱产的卫生人员称"半农半医"，是赤脚医生的前身。这批卫生人员分为：卫生员、妇幼保健员（助产助理员）、护士助理员三种。根据1951年中央人民政府卫生部颁发的《农村基层组织工作具体实施办法（草案）》的文件精神，要求卫生员应从"工农子弟、小学教师（包括乡村小学教师及民校学生）中选拔，男女不限"。"妇幼保健员、护士助理员以乡村旧式产婆、高小毕业的女生、工厂女工、农村妇女及小学教师为对象。"对他们进行"短期训练，以不脱离生产为原则"。训练方法："卫生员由区级卫生所负责训练（如该所未成立时得由县卫生院代为训练）；妇幼保健员、护士助理由县卫生院负责训练。"① 那时卫生人员的选拔与后面的赤脚医生选拔是有很大的区别的。

一　赤脚医生的选拔

（一）有一定的文化知识或专业技能

1965年，卫生部医学教育司向全国各省、市、自治区卫生厅局和41所高等医学院校发了一个《关于继续加强农村不脱离生产的卫生员、接生员训练工作的意见》的"征求意见稿"（以下简称《意见》）。这份《意见》提出："从1965年起，在3—5年内，争取做到每个生产大队都有接生员，每个生产队都有卫生员……他们是亦农亦医性质，以从事农业生产为主，同时兼做群众性卫生工作；卫生员、接生员对象的挑选，应当是家庭出身好，具有中小学毕业或相当于中小学文化水平，身体健康，愿意担任卫生工作的青年社员。"② 这份《意见》具体详细，对农村卫生人员的选拔提出了指导意见。根据卫生部指导意见，全国各地纷纷

---

① 《中央人民政府卫生部农村基层组织工作具体实施办法（草案）》（1951年），卫生部基层卫生与妇幼保健司编《农村卫生文件汇编（1951—2000）》，第247—248页。

② 张开宁主编：《从赤脚医生到乡村医生》，云南人民出版社2002年版，第17页。

出台政策，选拔卫生人员。浙江省将选拔的条件定为："阶级成分好，政治觉悟高，身体健康，具有相当于高小以上文化，年龄在 18—25 岁左右的青年社员。"① 虽然那时是"阶级成分论"突出的年代，但毕竟学习医学专业知识还需要一定的文化基础。江西省奉新县的卫生人员的选拔条件要求："卫生人员是从以下几个方面选拔出来：1. 贫下中农出身，有一定文化的年轻人，经过培训成为赤脚医生；2. 国家下放医务人员；3. 原集体医疗机构中政治思想较好的医务人员；4. 民间较有经验的草医草药人员；5. 中等专业学校或城市医院办校的社来社去知识青年。"②

赤脚医生虽被称为"医生"，但会不会医术，医术水平如何却并不是能否成为赤脚医生的首要条件。赤脚医生在那个时代之所以会出现，有其特殊的社会历史背景，是当时整个中国处在缺医少药，城市和农村医疗资源分布差距悬殊的特殊时期，要想在短时间内培养出大批专业医疗人员补充医疗资源的缺口，需要耗费大量的资金和时间，正规的学校教育培训方式，耗费资金多，时间周期长，不能解决当时迫在眉睫的医疗卫生问题。而在农村，广大农民所需治疗的也是一些常见的疾病，只需经过简单培训，掌握基本的医疗知识就可解决。根据这些基本情况，政府决定摒弃传统规范的医疗人员培养模式，改从基层挑选合适人选，经过短期培训使其掌握一些基本医疗知识和常见疾病的处理方式，让这一部分人充当基层医护人员，解决农村存在的医疗卫生问题。

文化基础也是赤脚医生选拔过程中一个必不可少的因素。虽然说赤脚医生并不需要达到精湛的医术水平，但必须掌握基本的医学理论和专业技能，培训的内容不复杂而涵盖的面还是比较广，所开的课程也比较多，包括人体生理结构、常用药物、外伤急救处理、妇婴卫生、针灸等，要求学员掌握多种常见疾病的防治方法和诊疗技术，同时还要学会多种针灸穴位以及多种西药和草药的应用，这些医学专业知识的学习需要一定的文化基础。因此，在选择赤脚医生培训对象时，基本要求是具有相

---

① 浙江省农村卫生建设试点工作队：《半农半医第一阶段教学工作初步体会》（1966 年 5 月 21 日），浙江省档案馆档案，卷号：J165 – 16 – 47。

② 《奉新县巩固和发展合作医疗的做法和经验》（1970 年 10 月），江西省档案馆档案，卷号：X111 – 1970 长 – 003。

当于高小以上的文化。一些接受采访的人在自己如何成为赤脚医生时说："那（家庭）出生不坏嘛，为人诚实嘛，具备一定的文化基础嘛，这些条件嘛。"① "有点小文化嘛，那还得厉害点，年纪也不能太大了嘛……我十八岁就进去了。文化程度一般得是小学以上的。起码要小学以上，必须要认得字，那就是初中，就是那么个文化程度，当时高中的不多，能念了初中都不错了……家里许多小孩，哪有机会念高中呀？那属于村里对你这个人很看好，为人忠诚，信任你呀，起码在那一带相对来说是积极分子嘛，这些方面嘛。不然怎么要你？想当赤脚医生的人很多嘛……成分不好的，不会要，进不去嘛，那肯定有影响嘛。"② "我是1966年初中毕业，当时成绩很好，在班上都排在前1—2名，可是家里苦，没钱，没法读高中，班主任就建议我去学不要学费的，位于宁都县东韶乡的琳池共大学校不要学费，由于自己的成绩好，被招生办录取到那学校去了。在共大学校学医，本来定了学3年，结果只学了2年，便响应文化大革命中毛主席医生下乡的号召，回自己家乡王布头当医生去了。当时因为还没有学完毕业，卫生局就开了个证明。69年冬的时候又想去当兵，想去四川读军医大学，就参军当兵去了，从70年当到75年，去的时候才22周岁。71年入了党，当兵期间也没去成军医学校，一直在军队里担任连队卫生员，70—71年，随部队去了越南，72—75年随部队去了陕西。自己在部队待了5年，年纪也较大了，也提不到干，觉得自己在部队待过，有功劳，回家应该会有差不多的待遇，同时部队也撤回去了，所以从75年开始，又回到王布头当起了赤脚医生。"③

当然，是否有一些医疗卫生知识也是影响选拔的重要因素。根据调查，发现这些赤脚医生主要有两个来源："一是具有一些卫生知识基础之人。这部分人中既有一些当地农村原来就有的中医、草医、药农或其他稍懂一些医学知识之人；也有之前培训的不脱产卫生员。二是完全没有

---

① 访谈人：朱春华；访谈对象：廖兴生（1947年生）；访谈时间：2015年1月20日；访谈地点：江西省宁都县黄陂镇黄陂村第一卫生所。

② 访谈人：朱春华；访谈对象：廖兴生（1947年生）；访谈时间：2015年1月20日；访谈地点：江西省宁都县黄陂镇黄陂村第一卫生所。

③ 访谈人：朱春华；访谈对象：廖兴球（1947年生）；访谈时间：2015年1月28日；访谈地点：江西省宁都县黄陂镇黄陂村第二卫生所。

任何医学知识基础之人。一般情况下，具有一些卫生知识基础之人，能优先得到大队领导的青睐，容易被选拔上赤脚医生岗位。"①

多数这样的赤脚医生在说到他们能当上赤脚医生的原因时，往往会提到这一点。"那我是在医院里下放回家来的，我有医学基础。"②"我是跟我父亲后面学的，我有一套基础，才当这个赤脚医生。我能挖草药。""把我选择，我家里有基础嘛。我的父亲（公公）是中医外科，加上需要女的（赤脚医生）嘛，就把我给抽进去了嘛。"③

因此，赤脚医生只需要掌握一些基本的医疗知识即可，不需要精湛的医术水平，甚至是从未接触过医术的人也可以入选，因为之后会组织专门的集中培训，由此可见会不会医术、医术水平如何并不是成为赤脚医生的必要条件。

（二）家庭出身好、根正苗红

家庭出身、阶级成分是当时选拔赤脚医生的首要条件。从国家决定基层培养医疗卫生人员开始，每一份文件都对赤脚医生的身份做了明确要求，《农村基层组织工作具体实施办法（草案）》中规定："应从'工农子弟、小学教师'中选拔赤脚医生。"《关于继续加强农村不脱产卫生员、接生员训练工作的意见》中提出："要从'家庭出生（身）好'的农民中挑选"，到后来的《关于大力培训"赤脚医生"的决定》要求："必须由贫下中农推选，要出身好，政治思想好。"无一例外都将阶级成分放在重要的位置。但在现实的选拔中，有些地方由于缺少有文化的青年，阶级标准则不一定严格按以上条件来进行。一位赤脚医生曾说："文化程度不一定，有的小学都行。（家庭）成分不管，我家庭成分是富裕中农，在招干、考工农兵大学生时，都因自己的家庭成分而落选。"但这一点却没有影响他当选大队的赤脚医生。他说："我家庭出身是富裕中农，在招工招干，考工农兵大学生方面，我就没有能够去成，在选前的贫下中农座谈会上，就被座谈坐下来了，

---

① 访谈人：张玛珂；访谈对象：余炳贵；访谈时间：2013 年 1 月 25 日；访谈地点：云南省楚雄州禄丰县一平浪镇中心卫生医院。

② 访谈人：朱春华；访谈对象：胡义毫（1938 年生）；访谈时间：2015 年 1 月 26 日；访谈地点：黄陂镇山堂村下角组 1 号。

③ 访谈人：李德成；访谈对象：施翠兰（1950 年生）；访谈时间：2015 年 8 月 2 日；访谈地点：江西省吉安市青原区富滩镇施家边村。

走不掉了，只有当这个赤脚医生，过去那时候，地主、富农，富裕中农，属于阶级成分不好，就是不行；我要是雇农、贫下中农，我现在也不在干这个了，我也退休回家拿退休工资了。"①

阶级成分成为赤脚医生选拔过程中如此重要的因素，归纳起来有如下几点原因。首先是政治背景，赤脚医生和合作医疗是在"文化大革命"中普及和推广的，当时大量关于赤脚医生的报道都与阶级斗争联系起来，处在这样一个"阶级成分论"的年代，阶级条件自然而然地成为赤脚医生选拔首先要考虑的因素；其次是社会因素，选拔培训赤脚医生是要解决广大农村地区缺医少药的现实国情，要顺利地完成这一任务，必须选择家庭出身好，阶级成分好的人担当，因为他们是党和国家以及全体人民都信得过的人。当时在报纸、杂志上也有大量报道对"赤脚医生"的选拔的情况加以说明，如《人民日报》的"赤脚医生"报道，多是将"赤脚医生"们的成功归之于阶级出身："'赤脚医生'在技术上之所以进步快，最根本的是由于他们热爱毛主席，热爱社会主义新农村，热爱贫下中农。……在大沟大队，有一个前几年从城市下放的护士，一部分社员考虑请他当'赤脚医生'。但是，他一开始就计较工分、报酬，贫下中农没有选他，而是选了另一个贫农的女儿。这个贫农的女儿，只有高小水平，是队里的会计和保管员，平时公私分明，得到贫下中农的称赞。"② 在这里突出阶级出身，将阶级出身优先于医疗技术，更把它作为"赤脚医生"优良品质的来源。

这些报道反映的是当时选拔赤脚医生的现实。山西省沁县当年的"赤脚医生"刘常在回忆时说："当时要求贫下中农推荐，村委会和支部决定。过去成分比较重要，贫下中农子女、热爱医学、学习成绩好，这才能有机会。"③ 山东省寿光市洛城镇做过"赤脚医生"的韩百胜则回忆说："那时候个人成分很重要，唯成分论，当赤脚医生首先得是贫下中农，要是地主富农成分的人，就是再怎么有文化，也轮不到他们当。接

① 访谈人：张瑀珂；访谈对象：余炳贵；访谈时间：2013年1月25日；访谈地点：云南省楚雄州禄丰县一平浪镇中心卫生医院。
② 《从"赤脚医生"的成长看医学教育革命的方向——上海市的调查报告》，《人民日报》1968年9月14日。
③ 张开宁等主编：《从赤脚医生到乡村医生》，云南人民出版社2002年版，第212页。

着马上又赶上了'文化大革命',就更不能用他们了。"①

阶级成分的划分和界定,当然不仅仅在医疗领域起作用,更是渗透到了当时社会政治经济的各个领域,对社会生活及秩序产生了极大影响。好的成分是一种社会资本,如成分不好,不仅没有权利担任"赤脚医生",也没有权利接受高等教育、参军、在某些部门就业,等等。此外,代表家庭历史的成分,常常还成为遭歧视的根源。陆益龙认为,"这种家庭成分通过符号得以固定后,在历史舞台上扮演了某种特殊的角色,产生特殊的社会效应,它使具有不同成分的人之间产生隔阂甚至对立,人为地使人际交往和沟通的范围缩小,无形中降低了社会整合的程度"。②

（三）愿扎根本土并被认可和信任的人

赤脚医生,是人们对半农半医非常亲切形象的称呼,所谓"赤脚",是对赤脚"医生"另一个身份的标注,它形象地描绘了赤脚医生光着脚丫,穿梭于田间与病人家里的行医场面。所以说赤脚医生不光只是医生,他同时也是一名耕种土地的农民,这样的双重身份就限定了其挑选的地域范围,也就是说,一个村庄的赤脚医生只能从他所属的村庄挑选,因为他除了需要行医治病,同时也需耕地种田,如果这两项工作分属不同的地区,那么赤脚医生需要在两地之间来回奔波,既耗时也不符合当初发展赤脚医生的初衷。另一个限定赤脚医生挑选地域范围的因素是村落文化,自古以来,村民对村内事和村外事会采取截然不同的态度,因此外来者要想融入乡村社会是一件比较困难的事,外来的医生很难得到当地村民的信任,医疗工作也很难顺利开展,所以,赤脚医生都是从当地村民中挑选的。

在赤脚医生选拔程序方面,首先,由当时的人民公社开公社领导会议,然后公社将意见传达到生产大队,由生产大队开生产队队长会议;其次,各生产队队长回本队按相应标准在生产队物色人选;再次向生产大队提名;最后,由生产大队开会讨论决定赤脚医生最终人选。

一位赤脚医生曾较为详细地阐述了这一过程。"那时候开公社会议后,传达到大队（现今的村委会）,每个大队要办合作医疗,需要赤脚医

---

① 张开宁等主编:《从赤脚医生到乡村医生》,云南人民出版社2002年版,第99页。

② 陆益龙:《户籍制度——控制与社会差别》,商务印书馆2004年版,第121页。

生。接着，大队里就开生产队长会议，生产队长会议以后，各个队里再选人。我们大队有 13 个生产队（现今的村小组），13 个队调查一下，有没有这样的人，队长调查以后就汇报到大队里来，大队就考虑哪个人符合，觉得符合的就报上去。她还说：我是姑娘家，父母希望我不要嫁远，上面也认为要培养本土本乡的人，要扎根在家乡，为当地村民服务。为人民服务的精神是培训时所强调的。"①

在生产大队会议上，赤脚医生的最终人选，事实上是由生产大队支委会的具体领导研究决定。所以，只能是本村本土中的人选拔出来。赤脚医生的实地选拔往往会考虑多重因素，受到多方面因素的制约。有时候有没有关系也很重要。一位赤脚医生的述说就反映这一情况："当时大队挑选我做赤脚医生，是因为我出身好，贫下中农子弟，我大哥当时还正在当兵，一人当兵，全家光荣，我就属于军属了。我还当过红卫兵，当过红卫兵的联络员，当时刚刚中学毕业回家。我是军属，我父亲是大队干部，根据当时这些情况，把我选拔上去了，大家也信得过我，派我去学习，学习回来就做赤脚医生了。"②

（四）选拔以青年男女为主

赤脚医生在选拔时，一般要求为 18—25 岁的青壮年。之所以要选择这个年龄段的人进行培训，是出于两点考虑：一是赤脚医生的培训内容不仅包括医学理论，还涉及专业技能，处在这个年龄段的青壮年学习和接受能力强，能够快速掌握并将其运用到实践当中服务广大农民群众；二是赤脚医生具有双重身份，除了行医还要耕地种田，双重工作量对体力有一定的要求，年迈的长者无法负担，体力充沛的青壮年才更加适合。在赤脚医生选拔时对性别没有强制性的要求，但部分地区会将男女比例控制在 6:4，是出于男女生理特征不同的考虑。首先女性相对男性来说更加细致耐心，同时在有些妇科疾病的治疗上女性医生更能得到妇女的信赖，虽然会有这些考虑，但是男女性别在选拔时不作为必要因素参考，

---

① 访谈人：章丽；访谈对象：林秀英；访谈时间：2013 年 2 月 11 日；访谈地点：江西省新余市杭桥村卫生所。

② 访谈人：肖建珍；访谈对象：冯国盈；访谈时间：2013 年 2 月 7 日；访谈地点：甘肃省白银市景泰县正路乡红岘村卫生所。

选拔比较注重的是候选人员的年龄条件。

综上所述，在选拔赤脚医生时，首先是把阶级成分放在重要位置，其次是文化基础，其目的是要保持阶级本色，要有全心全意为农民服务的精神。所以看重家庭阶级和政治思想，同时又具备一定文化基础的人，认为这样才能保持"又红又专"。对赤脚医生的参选人也有年龄和地域范围的要求，一般要求参选人必须是当地居民，年龄方面控制在18—25岁的青壮年；至于是否具备医学专业技术背景以及参选人的性别，规定并不严格。这种选拔标准的革命化、年轻化和本地化，改变了传统上富人、知识精英、男性在农村中从事医疗事业的习惯。

二　赤脚医生选拔机理剖析

在中国农村，特殊主义的处事原则使村民更容易相信本村人。在20世纪初期定县实验中，陈志潜坚持从本村人中选择保健员，就是基于这点考虑。"医疗"在传统乡村并不单单是一种技术行为，医疗活动是在以伦理与人情为基础的社会关系网络中完成的，是人情网络的一部分。

（一）身份为"本地人"给人以熟悉安全感

有人回忆说，浩浩荡荡的巡回下乡医疗队渴望给农村医疗带来改善，但结果并不明显。其中的原因一方面是不能使医药资源在地化，农民不能随时治疗；另一方面是外来的医护人员不是本村人，不易于获得村民信任。在实地调查中，农村一些经历过当时情况的老人说："那些医疗队（巡回医疗队）下乡来的医生我们不熟悉，穿着白大褂，看着就别扭，又不知道他们医术怎么样。开始的时候不愿让他们瞧，心里总是放不开、紧张。"[1] 还有老人说："下乡的医疗队一来，小孩们就去瞧热闹，围着医疗队的医生，他们都穿着白大褂，态度倒是蛮好，但看病后，就给人打针，那时我们没见过，看起来怪吓人的，大家就躲得远远的，有些生病的人也不敢给他们看。"[2] "村民在心理（上）在排斥外来人，城市医生

---

[1]　访谈人：肖建珍；访谈对象：冯国盈；访谈时间：2013年2月7日；访谈地点：甘肃省白银市景泰县正路乡红岘村卫生所。

[2]　访谈人：肖建珍；访谈对象：冯国琪；访谈时间：2013年2月7日；访谈地点：甘肃省白银市景泰县正路乡红岘村卫生所。

不是'自己人'，天然形成的不信任感使医疗过程并不顺利。城里医生的高超技术在传统乡村遇到了阻碍，技术并不是乡村农民选择医生的决定因素。血缘关系、地缘关系为基础的乡村共同体是封闭的，只有技术掌握在熟悉的人手中才是完全可以放心的，对技术的信赖并不是技术水平的高低完全决定。"①

农村居民生活在一个个村庄，他们之间有的有共同的祖先，有的有联姻，彼此间存在着血缘或地缘关系，有着天然的亲密感和信任。在社会学术语里，帕森斯将"关系"分为："特殊主义与普遍主义两个不同的行为标准，而特殊主义与普遍主义实际上在信任结构构成上不同。特殊主义构成了一个相对较小的信任结构，普遍主义构成的信任结构相对较大。当代社会心理学的研究表明，一个社会成员之间的信任感与该社会的信任结构的大小成反比。"② 正如卢梭在《社会契约论》中所论证的，"道德的社会只能是一个小型的社会，因为相互的信任和关心爱戴是以社会成员相互熟悉、能表达他们对各自的关心为前提的"。③ "村落社区作为一个共同体是一个小型社会，是特殊主义信任结构，村落中的文化习惯使村民将生活中的信任关系转移到医疗活动中来，以社会生活中的处事原则处理医疗活动。具体来说，由于村民医疗活动与社会生活的活动半径的重叠与合一，社会关系中村民特有的信任与互助关系转变成了医疗活动中的信任与互助关系，这种医疗活动主体之间信任关系的预先存在，使城市医院中冰冷的医患关系由充满情感色彩的乡村传统所代替。"④

医疗的非技术性因素决定了乡村医务工作者的身份必须是本村人，村里人最容易得到周围村民的信赖，他们没有脱离熟人社会中的人情伦理关系网络，又掌握着村外的先进技术，让村里人觉得是自己人掌握了外来技术。赤脚医生容易被村民接受就是因为是本村人，村里人信任。

---

① 陈志潜：《中国农村的医学——我的回忆》，四川人民出版社 1998 年版，第 43 页。

② 转引自张娜娜《医学与政治：计划经济时期的赤脚医生制度研究》，硕士学位论文，南京大学，2013 年。

③ ［美］丹尼尔·贝尔：《资本主义文化矛盾》，赵一凡、蒲隆、任晓晋译，生活·读书·新知三联书店 1989 年版，第 312 页。

④ 张娜娜：《医学与政治：计划经济时期的赤脚医生制度研究》，硕士学位论文，南京大学，2013 年。

赤脚医生规定从本村群众中选拔，正是考虑到乡村共同体熟人社会的关系因素，而本村人对村里的情况更为熟悉，利于开展医疗活动。

（二）关系网络、人情社会彰显的差序格局

在对赤脚医生的选拔时，文化程度也是标准之一。受访的一些农村老人说："赤脚医生有文化，至少高小毕业（小学高年级），没读过书、不识字的想当赤脚医生也轮不到他们。不识字怎么开药写方子？看病可是事关人命的大事，有文化的人才能担当得起。"[①] 可见要做赤脚医生的是需要一定的文化基础的，文化是入选的重要条件。除了文化条件，赤脚医生的资格获得要经过：小队选举—大队推荐—公社同意才有资格到培训单位去培训，培训后才能成为赤脚医生，选拔的过程是在农村社会关系网络中实现的。一般来说"候选人有好几个，一个大队只有二到三个名额，大队要征求生产队里的意见，村里人说谁好，谁就能当。在村人缘好，有文化，家族势力大，或有亲戚在大队或公社担任干部的占有优势"。赤脚医生石长炉的村里人就说："我们就选了长炉，他是我们本家的，以后有病了看起来方便。"[②] 村里人意见的重要性，表现在社会关系决定着能不能被选上，亲缘关系的远近也影响着村里人的意见。

中国社会是人情社会、关系社会，在赤脚医生的选拔中，这点表现得突出。如果你人缘好、关系广，就能获得村里大多数人的认可。人缘好的人，大家更容易想到，也更愿意推荐。翟学伟在研究中国社会关系中在对"脸"与"面子"研究的基础上，"提出了人缘、人情和人伦的理论模式。其中，人缘是指命中注定和前定的人际关系，人情是包含血缘关系与伦理思想而延伸的人际交换行为，人伦是指人与人之间的规范与秩序。人缘作为一种私人关系，建立在血缘关系基础上，又超越血缘关系的局限性"。[③] 被村民推荐的可能性大小按照亲疏远近的差序格局原则确定，从他人与自己的关系出发决定如何行事，像费孝通所描述的差

---

① 访谈人：肖建珍；访谈对象：冯虎；访谈时间：2013 年 2 月 7 日；访谈地点：甘肃省白银市景泰县正路乡红岘村。

② 访谈人：洪小丹；访谈对象：石长炉；访谈时间：2014 年 1 月 16 日上午；访谈地点：江西省乐平市塔前镇马家村。

③ 翟学伟：《中国人际关系的特质——本土的概念及其模式》，《社会学研究》1993 年第 4 期。

序格局一样，越是位于社会关系的内围，与"自己"的关系近，越容易被认可。

大队干部在当时的权力很大，虽然征求村里人意见，但最后决定谁担任赤脚医生，还是他们说了算。"能够被选上的都是跟大队干部关系好的，如果你跟他们是亲戚，跟干部走的近更容易当上，这些大家心知肚明。隔壁村子大队书记的女儿都没有读多少书，小学文化，大字不识几个，但大队书记看着赤脚医生比当农民好，就让他女儿当了。不识字就现学啊，学东西又慢，他们大队都不愿找她看病。"① 农村人这样说，与大队干部沾亲带故，使文化高低因素也变得不再重要。当然，有文化那就更容易。江西宁都县黄陂的温华莲当上赤脚医生是因为嫁给了当大队会计的老公，"我是宁都县蔡江乡人，74 年底嫁给了刘家坊大队的会计，结婚之后大队叫去当赤脚医生。那时，宁都县在小布乡统一办了一个赤脚医生培训班，我在那里接受了半年的培训，什么内容都培训过，接着去宁都县医院实习了半年，75 年的时候回到刘家坊大队的合作医疗当赤脚医生"。②

大家看好赤脚医生工作，是由于可以少参加或不参加农业生产劳动，并且有一技之长，还掌握着相对稀缺的医药资源，赤脚医生的选拔，实际上成为对稀缺资源的分配的一种掌控。传统乡村社会中这种按照血缘与地缘关系进行资源的分配，凸显其差序格局的存在。孙立平在对费孝通提出的差序格局进行了深刻分析后，指出"差序格局实际上是对社会中稀缺资源进行分配的模式"。③ 可以看出，当时选拔赤脚医生的权力主要在大队，能否最终成为赤脚医生由大队支委会相关领导决定，因此，在中国农村社会中存在的各种社会关系网络，使赤脚医生的选拔过程不可避免地出现了优亲厚友现象。

在访谈中，经常会听到这样的说法："你平时与大队干部没关系，你想去当医生，怎么可能？""你就是读了书，有文化，那么多人想去，你

---

① 访谈人：文育兵；访谈对象：张文忠；访谈时间：2014 年 8 月 6 日；访谈地点：甘肃省陇南市西和县蒿林乡段庙村 1 组。

② 访谈人：朱春华；访谈对象：温华莲；访谈时间：2015 年 2 月 26 日；访谈地点：江西省宁都县黄陂车站温华莲家的桥南百货超市。

③ 孙立平：《"关系"、社会关系与社会结构》，《社会学研究》1996 年第 5 期。

有文化又怎么样，没人给你说话，你就当不了医生。"① "你看那李某某，和大队书记是本家，选拔就给他一个指标嘛。""我爷爷是老大队长，我沾他的光，中学一毕业就去当医生了，一直到现在。"② "在大队干部对上级的推荐中，赤脚医生人选按照特殊主义的处事原则，重人不重事，按照差序格局中亲疏远近选择。关系成为人们获得利益的一种手段，是一种资源分配手段。"③

（三）农民就医心理和传统习惯的影响

近代以来，西医传入中国，在城镇里建立西医医院，西医医院建立的是西方医疗伦理，与中医伦理迥然有别。西医依靠现代检测技术，医患之间较为古板冰冷，而农村没有条件建立医院，当时的农村既没有通电，交通落后，更没有现代医疗设备供医务人员使用。农村居民习惯于传统中医医疗过程中的医患互动的温馨氛围，看重治疗过程中的"拟家庭化"场景。赤脚医生在治病过程中，治疗空间、家人参与者与称谓上的亲近使整个医疗活动与城市西医医院不同，在乡土亲情人情网络中进行，是传统"拟家庭化"治疗的延续。

乡村社会是熟人支配的、透明度较高的地方场域，城市医院空间、技术与医护人员对农村人来说都是陌生的，农村传统中医、草医医疗的"非技术性"使医疗活动在村民熟悉的环境中进行，村民易于接受。中国人自古以来没有将病人交给陌生人，在陌生地方给予照顾的传统，中国人的治病传统是在家庭中进行，病人请医生出诊，外请的医生最终在病人熟悉的家庭空间对病人医治。赤脚医生工作的合作医疗站一般设立在大队范围之内，亦可能与大队干部办公地方在一起，在村民熟悉的环境中，村民都可以看到，拿药、看病时并不觉得陌生。而一些急性病需要赤脚医生到患者家中进行诊治，家庭场域治疗与传统治疗习惯相同。"因为城乡生活节奏的差别，使乡民择医时缺少耐心，因为农民怕耽误农时，

① 访谈人：周先云；访谈对象：甘全秀、周天仁；访谈时间：2013年2月15日；访谈地点：江西省丰城市桥东镇更新村委会。

② 访谈人：谢萍英；访谈对象：黄五金；访谈时间：2013年2月18日；访谈地点：广东省韶关市乳源县大桥镇武丰区领头村。

③ 张娜娜：《医学与政治：计划经济时期的赤脚医生制度研究》，硕士学位论文，南京大学，2013年，第30页。

尤其是农忙时期，更没有时间看病及静养，所以赤脚医生会到田间地头为村民看病，节省农民看病时间。不论是在村里的医疗室，还是家中，或是田间，医疗空间的熟悉更有利于村民接受治疗。"①

农民生病后，在熟悉的空间环境中接受医治，病人的家属及朋友陪伴在侧，能够消除紧张与不适，使整个医疗活动在温馨的氛围中进行，与城里的医院大不相同，医治过程中不只是医生与患者之间的交流，患者家人及朋友也与医生交流，参与互动。村里的合作医疗站也不仅仅是治病的地方，更是村民交流的场所。赤脚医生温华莲回忆："村里和我关系好的姐妹、大妈大婶也经常会来找我聊家常，一些上了年纪的也来这唠嗑，卫生室一天都很热闹。"赤脚医生看病中少用专业术语解释病情，而是采用日常生活语言解释。医患的参与互动使整个治疗活动在亲情人情网络中完成。

治疗过程中体现了"拟家庭化"的特点，还在于医生与病人之间的称呼上面。村里人很少叫赤脚医生为医生，虽然心里把他当成掌握医术的人，但仍然按照农村人的习惯来称呼，有时直接叫名字或小名。赤脚医生谢树仁回忆："那时村里人都按辈分喊人，从来没有人当面叫过我医生，我也没有当自己是医生。"②

赤脚医生医疗活动是按照社会成员的期望来开展的，而村民往往将这个赤脚医生的医疗活动等同于其他社会交往活动，在自身受益时将其作为人情，而这个人情一般在之后的某个时间回报给赤脚医生，赤脚医生与农村居民交往中遵循社会网络中人情的互惠原则。我们知道，在当时，农村十分贫穷落后，各种医药资源都是稀缺性资源，这种资源的分配并不是完全凭制度规定来，现实操作中更多的是凭关系和人情。与赤脚医生的关系好坏，对一家人的医疗健康来说至关重要。而要与赤脚医生保持良好社会关系，途径有两个：一是建立、打造、深化新的社会关系，二是继承、维持、巩固已有的社会关系。人情活动正是建立良好社

---

① 杨念群：《再造"病人"——中西医冲突下的空间政治（1932—1985）》，中国人民大学出版社 2006 年版，第 393 页。

② 访谈人：朱春华；访谈对象：谢树仁；访谈时间：2015 年 1 月 27 日；访谈地点：江西省宁都县黄陂镇光荣敬老院。

会关系必不可少的措施。访谈中，有姓谢的村民说到过，一次其儿子生病得到赤脚医生的及时救治而康复，在之后赤脚医生家里各种大的事情时主动去义务帮忙，这种行为正是坚持人情的互惠原则。赤脚医生和村民之间，一次的医疗活动并不会就此结束，村民心里遵循的人情互惠原则会在之后的交往活动中一直持续。

村民对赤脚医生的回报还表现在对其尊重。村民除了在婚丧嫁娶、建造房屋等重要的事情中给予赤脚医生家庭无偿的帮助，更多的是一种尊重。赤脚医生获得尊敬，是乡土社会对医生这个特殊职业的一种传统性认同。农村人对城里医院医生的尊敬是由于其技术高超，而对赤脚医生的尊敬则更多的带有情感与伦理成分在内。赤脚医生谢树仁回忆说："村里人都相信我，到谁家看病都叫我的小名，给我倒茶。当时像我这么年轻，很少能有机会喝到茶水。他们尊敬我，把舍不得喝的茶给我，有时到吃饭点了就留我吃饭，当然是另做好的给我。"在传统乡土社会关系网络中，称呼上与相处上的亲近体现了村民对赤脚医生的尊敬。赤脚医生谢树仁还说："村民很尊重我，那时我虽然不是大队干部，有些事情很给我面子，有时大队干部都解决不了的事情，比如家庭纠纷、邻里纠纷，却给我面子，我说几句往往能停下来。有一次，在一家丧礼上有人因为一点事情吵起来了，眼看就要开打，大队干部劝说也不听。当时我就上前劝了劝，没想到一个人说我给他家孩子治过病，给我个面子走开了。你看连大队干部都做不到的事情，我做到了，我的情面比干部还大。"①

（四）乡土社会关系网络的约束

中国农民脚插泥土，春播秋收，耕作稼穑，最讲实际，以此养成了讲求实际的性格，所以村民之间在平时的交往中良好关系的维持除了亲情网络，就是互惠互利。赤脚医生在平时的生活和医疗行为中与村民互惠互利、建立了良好的社会网络，各个主体从中获取自己需要的资源。在乡土社会、熟人环境，如果一个人不履行人情关系中的义务，不仅会受到乡邻的指责，还可能付出极大的代价。赤脚医生廖兴球说："有一次

---

① 访谈人：朱春华；访谈对象：谢树仁；访谈时间：2015 年 1 月 27 日；访谈地点：江西省宁都县黄陂镇光荣敬老院。

因为晚上没有到堂兄家出诊，因为两家是亲戚关系，在外人看来我老廖没有讲人情，不给亲戚家面子，因而受到家人及村民的指责。病人家属认为我不把他们放在眼里，好长时间不与我打交道，这让我心理上备受煎熬。如果村民在接受赤脚医生帮助之后没有恰当地回报，也会受到舆论的指责。"人情约束和监督着赤脚医生的日常工作。赤脚医生平时都要认真工作，如果马虎了事，没有做好自己的工作，马上全大队每个人都知道，要遭受舆论的谴责。赤脚医生廖兴球说："我爹很要面子，就怕我看不好病给家里丢人，只要听到村里有不好的反映，治病的方法不好或者态度不好，就会不高兴，当着人就训我。"①

农村的村落一般是自然形成，聚姓而居，社区规模普遍不大，并且形成历史悠久，成员之间彼此熟悉，相知甚深，具有"资源共享"的明显特征。这种"资源共享"在集体化时期，不仅生产资料共享，更是遵循共同的文化价值观，"这种文化价值观就是亲族、邻里之间相互提携、友好相处的文化理念。这一文化理念经过世代相承，已经内化为社会成员的普遍行为准则。农村社区资源共享的另一个特征是信息传递快速。由于村落社区规模的限制使成员之间彼此熟悉，高度了解。如果赤脚医生在医疗活动中不尽职尽责，态度不好，类似事情会很快传开，使赤脚医生在村里不好做人，强大的社会舆论构成了对赤脚医生行为的道德制约"。②

赤脚医生工作、生活在封闭的熟人社会中，其工作与城市医院专业医生存在很大差异，工作流程和手段也有很大的不同。赤脚医生与村民彼此熟悉这种乡村共同体中工作，在患者看来是"身边人"，对其性格相貌也非常熟悉，更易于获得患者信任。赤脚医生的医疗活动是"嵌入"社会网络与社会关系之中进行的，乡土社会的特殊社会关系网络是赤脚医生产生与维持的社会基础。赤脚医生制度下的医患关系一般是和谐融洽的，而这种医患关系对赤脚医生的制约也是通过人情伦理产生作用，

---

① 访谈人：朱春华；访谈对象：廖兴球；访谈时间：2015年1月28日；访谈地点：江西省宁都县黄陂镇黄陂村第二卫生所。
② 张娜娜：《医学与政治：计划经济时期的赤脚医生制度研究》，硕士学位论文，南京大学，2013年，第29页。

赤脚医生对病人的整个治疗过程是在拟家庭化环境中完成的。

第二节 赤脚医生的管理与劳动报酬

赤脚医生作为合作医疗重要执行者，是在制度管理下发挥作用的。而合作医疗体系下，对赤脚医生的管理是通过制度约束和"道德约束"来实现的。

一 赤脚医生的管理

合作医疗的制度建设在当时举国上下一盘棋的背景下，其管理模式基本上是一样的。1968 年 12 月 11 日《人民日报》介绍了湖北省长阳县乐园公社实行合作医疗制度的经验时说："我们狠抓了三件大事，其中一件大事就是由贫下中农掌握医疗卫生大权，建立了合作医疗领导管理体制。其管理体制是：公社成立合作医疗管理委员会，生产大队成立合作医疗管理小组，它们在公社革委会和生产大队领导小组的统一领导下，专门负责合作医疗工作，定期向广大群众汇报工作情况，听取大家的意见。"[①] 合作医疗发展当中，中央政府下了一个文，要求各地不仅要重视合作医疗的建设，还要加强对赤脚医生的管理。该文要求各地"公社党委要加强对合作医疗的领导，把他列入议事日程，并指派一名负责同志分管这项工作。""为了加强对合作医疗的管理，在公社、大队要成立领导干部、贫下中农、赤脚医生代表参加的合作医疗管理委员会（或领导小组），定期召开会议，研究工作。"并且指出："公社党委和大队党支部应加强对赤脚医生的领导，不断提高他们的政治思想水平。赤脚医生应积极参加集体生产劳动，认真做好防病治病工作。""赤脚医生应保持相对稳定，不要轻易调动，以利于提高政治业务水平。如有调动，应经公社批准。缺额时应及时给予培训补充。"[②] 这个文件指导了各地的合作医

---

① 湖北省长阳县：《我们狠抓了三件大事——乐园公社实行合作医疗制度的经验》，《人民日报》1968 年 12 月 11 日。

② 全国卫生工作文件之二：《关于巩固和发展农村合作医疗的意见》，江西省档案馆档案，卷号：X111 - 1973 长 - 002。

疗制度的建设和对赤脚医生的管理。

　　各地合作医疗制度建设中，均遵照中央文件精神，以乐园公社为样板，普遍成立了合作医疗管理委员会。以江西省为例，合作医疗发展起来后，江西省卫生局向省革委会呈送了一个报告，该报告"建议各级党委和革命委员会必须切实贯彻落实中央文件精神，加强对合作医疗的领导，把它列入议事日程。公社和大队要指派一名负责同志分管这项工作，成立干部、贫下中农和'赤脚医生'代表'三结合'合作医疗管理委员会。要健全各项制度，实行民主管理，贯彻党的方针政策，研究解决合作医疗中的具体问题"。[1] 省革委会将该报告批转下发到地、市各级党委，各地此后纷纷成立了合作医疗管委会，"各地的做法是：生产大队建立贫下中农、干部、赤脚医生三结合的合作医疗领导小组，由七至十三人组成，一月开一次会，检查合作医疗站防病治病的情况，评论赤脚医生的思想和工作，审批经费开支等事项。赤脚医生普遍实行'三三制'，每月各用1/3 的时间参加集体劳动、防病治病和采药制药，保持劳动人民本色"。[2] 合作医疗举办得较好的江西省奉新县，"各大队均成立了合作医疗站领导小组，由大队、生产队革委会副主任、贫下中农和赤脚医生等7—9 人组成，并指定赤脚医生或下放医务人员负责医疗站的具体工作。在管理形式上有两种：一种是作为大队的直属单位，政治上归大队统一领导，学习上大队统一布置；经济上实行独立核算。（另一种）少数大队采取与大队综合合并，行政管理和经济核算实行一元化领导"。[3] 合作医疗管委会既有权对合作医疗站的财务进行监管，对赤脚医生行医过程中对病人的服务态度、工作勤勉和参加劳动情况进行监督，还负有对赤脚医生思想评论工作的责任。

　　当时，"部分社队对赤脚医生的工分评定低于同等劳动力水平，有时赤脚医生出诊和巡回医疗，在社员家里吃饭的钱、粮无法解决，有的大队任意调动和撤换赤脚医生，影响了赤脚医生的积极性"。针对这种情

---

[1]　江西省卫生局：《关于巩固和发展全省农村合作医疗的报告》，江西省档案馆档案，卷号：X032 - 8 - 33。

[2]　《1969 年我省农村实行合作医疗的报告》，江西省档案馆档案，卷号：X023 - 1 - 046。

[3]　《奉新县巩固和发展合作医疗的做法和经验》（1970 年10 月），江西省档案馆档案，卷号：X111 - 1970 长 - 003。

况，江西省对其进行了及时纠正，并下发文件，要求各地在各个方面加强对赤脚医生的管理。文件指出："赤脚医生是农村医疗卫生工作的一支生力军。各级党组织和革委会要在政治思想上教育他们，生活上关心他们，业务上培训和提高他们。""要合理解决赤脚医生的工分报酬，至少不低于同等劳动力的生活水平。要保持赤脚医生的相对稳定，不要随意调动的和更换。"① 对赤脚医生的随意调动或撤换，据张开宁教授等调查，在云南、山西、山东等地都出现过，这影响了赤脚医生队伍的稳定。为了推动合作医疗继续发展、保持赤脚医生队伍的稳定，1979 年 12 月，国家卫生部、财政部、医药总局、全国供销合作社联合发布了《农村合作医疗章程（实行草案）》。要求各地："要保持赤脚医生队伍的相对稳定，不能随意选拔、调动、撤换赤脚医生。赤脚医生选拔、调动、撤换要经过合作医疗管理委员会或管理小组讨论通过，征得公社卫生院的同意，经公社审查，报县卫生局批准。各地还要解决好他们的福利报酬，使这支队伍既保证一定的数量和质量，又做到相对稳定。"② 这些做法，从法律和制度上健全了对赤脚医生的管理。

其实，"对赤脚医生管理来自三个方面：当时的大队革委会干部和县、公社派下来蹲点（也叫驻队）干部；公社卫生院；合作医疗管理委员会。因为，赤脚医生在行政上受公社或大队管理、业务上受公社卫生院管理。赤脚医生的选拔字面上说是通过贫下中农推选，但在实际的操作过程中，大多是由大队干部决定。赤脚医生的报酬大多数地方是采用'工分计酬'的形式，而工分是由生产大队决定，也就是由大队主要干部决定，所以赤脚医生在很大程度上是受大队干部的领导和制约。赤脚医生的业务上受公社卫生院的管辖和监督，如培训是在公社卫生院进行或由公社卫生院安排到上一级医疗单位培训，药物也是从公社卫生院购进。公社卫生院对赤脚医生的整个医疗程序还要进行监控，对医疗程序的监

---

① 江西省卫生局革委会文件：《关于全省农村实行合作医疗的报告》（1971 年 8 月），江西省档案馆档案，卷号：X111 – 1971 永 – 005。

② 《农村合作医疗章程（试行草案）》（［79］卫医字第 1731 号），卫生部基层卫生与妇幼保健司编《农村卫生文件汇编（1951—2000）》（内部资料），第 592—593 页。

控主要是对药品的分配和'处方'的检查上"。① 曾做过赤脚医生的刘运国博士回忆：合作医疗站"所有药品都由公社卫生院直接分配，我们参加每个月的例会时领药品，部分中草药由赤脚医生上山采集、炮制。所有的挂号费（每张处方 5 分钱）在开例会时交给公社卫生院，同你的处方核对。处方也是公社卫生院统一印发的。每年盘点村卫生室库存药品时，还要同处方、挂号费核对"。② 这就是说，赤脚医生开出的所有处方都是要保留的，由公社卫生院和合作医疗管理委员会抽查。这种情况在很多地方都是如此，云南的赤脚医生赵炳恒说："我们大队卫生室要买药，就让卫生室的仓管员算出要买多少钱的药，然后拿着去找大队文书，文书又才拨钱给卫生所，我们只是去卫生所拿药。另外还要登记处方，我们 3 人，1 个保管处方，1 个管钱，换着看病。到了年底，大队评管会到各个生产队开会时，文书就会宣布所有收支的账目。"③ 笔者所采访的赤脚医生也都是持类似的说法。公社卫生院和大队每年还要对赤脚医生进行考核，考核的内容和方法"主要是看群众对你服务的评价、处方是否合理、村卫生室有没有超支、你每年下地参加也生产劳动够不够 120天、采集了多少斤中草药、卫生院布置的任务完成了没有"。④ 江苏省建湖县庆丰公社，"每年年底公社还召开贫下中农代表大会，听取群众对合作医疗的评议，总结和交流经验，讨论和制定下一年度的合作医疗工作方案。定期清点药物，审查处方公布收支，检查制度执行情况。等等"。⑤

当时对赤脚医生的管理，不仅体现在业务和参加生产劳动方面，还体现在政治学习等制度方面。在当时那种十分重视思想政治工作、重视意识形态建构的年代，赤脚医生不但要学好业务知识，政治理论的学习也十分重要。用当时的话语说，是要建立一支无限忠于毛主席无产阶级

① 李德成：《合作医疗与赤脚医生研究（1955—1983）》，博士学位论文，浙江大学，2007年。

② 张开宁主编：《从赤脚医生到乡村医生》，云南人民出版社 2002 年版，第 50 页。

③ 张开宁主编：《从赤脚医生到乡村医生》，云南人民出版社 2002 年版，第 139 页。

④ 张开宁主编：《从赤脚医生到乡村医生》，云南人民出版社 2002 年版，第 50 页。

⑤ 建湖县报道组：《发动群众管好合作医疗——江苏省建湖县庆丰公社的经验》，《新华月报》1973 年 6 月 23 日。

卫生路线，贫下中农自己的医疗卫生队伍。所以，"在制订管理制度时，坚持把路线教育放在首位，从转变医务人员的世界观出发，规定了医务人员的学习、劳动和医疗技术交流培训制度"。① 赤脚医生不但平时要学习毛主席著作，培训时要学习"老三篇"（《为人民服务》《纪念白求恩》《愚公移山》）等，对在坚持合作医疗过程中出现的怕麻烦、怕劳累、怕超支、怕负责任、怕群众监督的思想要进行批判和斗争，要用毛泽东思想武装头脑，解决各种思想问题。② 为了向赤脚医生灌输"毫不利己、专门利人"和"全心全意为人民服务"的道德观念，各地的合作医疗建设都把"政治建站"放在首位，"各医疗站都建立了一整套政治工作制度，开展大学解放军和创'四好'运动，每隔十天坚持进行一次讲用会，一次批判会，一次民主生活会。实行一季一整风，半年初评，年终总评"。③这种与"文化大革命"意识形态的构建过程相吻合的政治思想教育的效果，使赤脚医生在治疗过程中具有一种"大公无私"的品格，使政治思想教育幻化成道德要求，对其形成无形的道德约束。于是，赤脚医生出现在人们面前是一种无私、坦荡、自信、大无畏、永葆青春活力的形象，其医德、医风在整体上来说比任何时期都要高尚、纯正。

　　由此观之，合作医疗时期对赤脚医生的管理，既表现在制度方面，又表现在政治思想方面，使赤脚医生的医疗过程既受制度的约束，又受因政治教化而幻化出的道德约束，使其成为一支"红专结合"的卫生队伍，在为农村居民的医疗服务当中能够竭尽所能、无私奉献。

二　赤脚医生的劳动报酬

　　赤脚医生作为农村最基层的卫生人员，在不完全脱离生产劳动的状态下担负着农村防病治病、计划生育等繁重的工作，他们昼夜出诊，热情服务，为帮助农村居民解除疾病的折磨辛勤工作着，合理解决他们的

① 建湖县报道组：《发动群众管好合作医疗——江苏省建湖县庆丰公社的经验》，《新华月报》1973年6月23日。

② 《沿着毛主席的无产阶级卫生路线前进就是胜利——湖北省麻城县实行合作医疗十年的调查》，《人民日报》1969年1月16日。

③ 《奉新县巩固和发展合作医疗的做法和经验》（1970年10月），江西省档案馆档案，卷号：X111–1970长–003。

劳动报酬问题，关系到这一社会群体的人员稳定和工作积极性。因为赤脚医生本身就是农民的一分子，加上处在人民公社时期的集体经济时代，所以他们的报酬都是由他们所在的集体经济组织给予记工分或发现金，参加集体分配。

自从《人民日报》登载了湖北乐园公社实行合作医疗的经验后，各地报刊都对这一农村新兴医疗卫生模式进行了大规模地讨论和报道，随后在全国大力推广。但讨论和报道中大多是宣传合作医疗的好处，宣扬赤脚医生的先进事迹和采用何种方式举办合作医疗等，对如何合理解决赤脚医生待遇问题鲜有涉及。在各级政府的政策制定方面，在开始时也很少涉及这个问题。可能是因为赤脚医生原本就是农民，他们的待遇在人们的眼中理所当然按解决农民的待遇的办法执行。加上当时各地把举办合作医疗是当作一项政治任务来完成，各级政府只想尽快普及推广，所以在制度建设过程中，政策的指导也只注意到如何使合作医疗推行，如何使社员在合作医疗中减轻负担，如何对合作医疗和赤脚医生进行监督和管理，如何对赤脚医生进行选拔和培训，而很少考虑对他们的报酬的合理解决。

在合作医疗的发展过程中，有些地方就出现了对赤脚医生的报酬没有很好解决的问题，如云南龙门村的赤脚医生段惠珍就碰到这样的问题，据其回忆："我当赤脚医生9年来不分白天黑夜为村民看病……到头来一些社员还说风凉话，说我没有下地干活，凭什么分他们的粮食，结果连孩子都养不活。平时分粮食每次我们都是最后才分，扁谷多，碾出来都是碎米。"[1] 江西省有些地方也存在对赤脚医生报酬没有合理解决的现象，据江西省1971年的一份档案资料反映，1969年举办合作医疗以来，"部分社队对赤脚医生的工分评定低于同等劳动力水平，有时赤脚医生出诊和巡回医疗，在社员家里吃饭的钱、粮无法解决，有的大队任意调动和撤换赤脚医生，也影响了赤脚医生的积极性"[2]。这虽然是个案，但反映出对赤脚医生的报酬问题在合作医疗发展初期没有解决好。而且就全国

---

① 张开宁主编：《从赤脚医生到乡村医生》，云南人民出版社2002年版，第114页。

② 江西省卫生局革委会文件：《关于全省农村实行合作医疗的报告》（1971年8月），江西省档案馆档案，卷号：X111 - 1971 永 - 005。

来说，赤脚医生的报酬各地相差很大（据张开宁教授等人的调查材料中反映），有的地方低于同等劳动力水平；有的地方与同等劳动力水平相当；有的高于同等劳动力水平；还有的地方采用工资制。另外，有的地方受男女体力劳动强度的差别而工分计算不同的影响，对男女赤脚医生的工分计算也采取同工不同酬。报酬过低和男女同工不同酬，必然影响到赤脚医生队伍的稳定和工作积极性。发现这个问题后，中央政府在1971年向各地下发了一个文件，该文件指出："关于赤脚医生的报酬，遵照中共中央（71）82号《关于农村人民公社分配问题的指示》精神结合各地情况，提出具体办法：一、赤脚医生应该坚持参加生产劳动，认真做好防病治病工作。每年参加集体生产劳动的时间可由大队根据情况确定。二、赤脚医生一年的报酬，一般应高于同等劳动力的水平，并纳入生产大队的统筹。男女赤脚医生应同工同酬。此外，考虑到赤脚医生进行防病治病的实际工作的需要，各地可按具体情况酌情每月给以适当的现金补贴。"[①] 中央政府文件下达以后，受到地方政府的重视和执行，一些地方政府也下发了解决这一问题的文件，如江西、浙江的档案材料中都有反映。以江西省为例，1971年，江西省革委会批转了卫生局革委会《关于全省农村实行合作医疗的报告》，该报告指出："赤脚医生是农村医疗卫生工作的一支生力军。各级党组织和革委会要在政治思想上教育他们，生活上关心他们，业务上培训和提高他们。要合理解决赤脚医生的工分报酬，至少不低于同等劳动力的生活水平。要保持赤脚医生的相对稳定，不要随意调动的和更换。为了解决赤脚医生因巡回医疗增加经济开支的实际困难，从今年（1971年）九月份起，每个赤脚医生每月发给三元生活补贴。由各地、市、县卫生事业费内开支。"[②] 1973年，江西省卫生局在一份报告中再次重申了这一意见："对于赤脚医生的报酬，应合理评定，一般应不低于同等劳动力水平，参加大队分配，实行男女同工同酬。要保持赤脚医生相对稳定，如有调动，应经过公社批准。对于他

---

① 全国卫生工作文件之二：《关于巩固和发展农村合作医疗的意见》，江西省档案馆档案，卷号：X111 - 1973 长 - 002。

② 江西省卫生局革委会文件：《关于全省农村实行合作医疗的报告》（1971年8月），江西省档案馆档案，卷号：X111 - 1971 永 - 005。

们因参加巡回医疗增加经济开支的实际问题，仍应继续按省革委会的规定给予现金补贴。"① 由于中央及地方政府给予了基层政策指导，赤脚医生的报酬此后得到了比较合理的解决。

关于赤脚医生的报酬解决方式，以江西省上高县为例，大致可以分为以下几种类型。（1）赤脚医生的工分定额一般相当于大队干部、民办教师或略高于同等劳动力的工分定额。（2）根据当年诊病人次，以出勤基本工分和处方工分计算，年终一次结账。开会学习、防疫等给予误工补助。（3）除工分报酬相当于同等劳动力外，还从劳务费中提取一定比例作为奖金。在工分报酬上一般根据赤脚医生的服务态度、技术水平高低、工作量的大小等分等级进行评定。② 另外，云南省的南华县则采用工资制。云南南华县龙川镇火星村的赤脚医生张从明说："我们南华是发工资，开始是24.5元，后来是29.5元。"③ 南华县雨露乡女赤脚医生李兰芬也说："当医生上面每个月补助9块，挂号费、诊疗费又分给我们，每个月有13块，总共是每个月22块，但没有工分。"④ 而大多数地方是采用工分制（从张开宁教授和笔者在云南、山西、山东、江西、甘肃等地69位赤脚医生的访谈记录中，除云南南华县的赤脚医生是工资制外，其他地方都反映是实行工分制）。赤脚医生的报酬大多采用工分制，而不是工资制，一方面在当时可以减轻群众和集体的负担，在心理上也可以缩小脑力劳动和体力劳动的差别，有其合理性；另一方面，公社时代集体经济的分配模式是普遍采用工分制，这是实行工分制的基础。

随着合作医疗的发展，各级政府对赤脚医生的报酬问题越来越关注，加上赤脚医生对技术的娴熟，且在农村医疗卫生中的作用日益突出，其待遇也越来越高。杨念群先生认为，赤脚医生的待遇高，还不仅仅反映在领取工分的数值上，还反映在较少的体力劳动上。"'半农半医'曾作为赤脚医生的政治要求被反复强调。为了保证赤脚医生'半农半医'的

---

① 江西省卫生局：《关于巩固和发展全省农村合作医疗的报告》（1973年12月12日），江西省档案馆档案，卷号：X032-8-33。

② 上高县卫生局：《我县合作医疗是怎样巩固下来的》，江西省档案馆档案，卷号：X111-1982永-027。

③ 张开宁等主编：《从赤脚医生到乡村医生》，云南人民出版社2002年版，第120页。

④ 张开宁等主编：《从赤脚医生到乡村医生》，云南人民出版社2002年版，第130页。

风格能够真正具体化，1974 年曾经试图在全国推广'三三轮换制'。'三三轮换制'的设计前提是一个 1500 人左右的大队，必须配备三个以上的赤脚医生，一人在大队卫生室值班，一人下生产队搞防治，一人参加劳动，定期轮换。'三三轮换制'的设计带有理想化的成分，且不说全国每个大队不可能一律配置三个赤脚医生，即使按设想配置齐全，由于各地的卫生条件不同，也未必能整齐划一地予以实施。赤脚医生都可以不必整天在地里干活，减轻了很大工作量。在地里干活很辛苦，消耗大量体力，所以不在地里干活成了一件好事。"① 另外，赤脚医生因掌握了一门实用技术，而这门技术又关系到每个人的切身利益，况且当时处于一种医疗市场封闭，农民到任何一级医疗单位诊病都必须经过他们，赤脚医生所代表的医疗资源，对于农民（特别是病人）来说有着至高无上的权威；再者，当时农民的医疗知识有限，加上他们经济贫困，无力出去治病，群众有求于赤脚医生的意愿。这一群体一般会具有普通村民所不具备的较高的社会声望和地位，并且备受尊敬。山东省南万村一普通农民说："赤脚医生工作体面，不用下地干活，干净、轻松，而且挣的工分很多，受人尊敬。"② 云南的赤脚医生阿鲁拉哈说："村里人对我们很尊重，连大队书记都比不上我。当时他们下乡都不一定吃得到好菜好饭，因为那时穷得很，哪家最穷他们就去哪家，所以，即使那家有饭吃，他们大队干部去的时候都装穷。而我们去的时候，即使穷得只留点娃娃吃的饭，都给我们吃。所以我们下乡还更受到尊敬，也有的病人会送鸡、粮食等，但我都不会收。"③ 云南的赤脚医生蔺成祥更是自豪地说："当赤脚医生还是比较受欢迎，从古到今的老百姓对医生都是好的。村干部有时去村民家还会挨骂，我们去了还会打斤酒给我们吃，好好招待，特别是（少数）民族家还会杀鸡。"④ 由于赤脚医生"拥有乡村社会秩序中权威脚色的尊

---

① 杨念群：《再造"病人"——中西医冲突下的空间政治（1932—1985）》，中国人民大学出版社 2006 年版，第 387—388 页。

② 张开宁等主编：《从赤脚医生到乡村医生》，云南人民出版社 2002 年版，第 191 页。

③ 张开宁等主编：《从赤脚医生到乡村医生》，云南人民出版社 2002 年版，第 145 页。

④ 张开宁等主编：《从赤脚医生到乡村医生》，云南人民出版社 2002 年版，第 241 页。

重，使他们在村中无形中处于相当受人尊敬的位置"。① 这些因素使赤脚医生群体保持了其内部稳定，也实现其心理满足，促进了合作医疗的发展。

20 世纪 80 年代初期，随着农村经济政策和生产责任制的调整改革，集体组织经济力量弱化，使赤脚医生的报酬失去了来源，"导致有的弃医务农，有的转做民办教师，甚至经过多次培训，已有十年以上工作经验、技术水平较高的赤脚医生也改行了。由于赤脚医生的改行，合作医疗停办，预防接种、爱国卫生、计划生育没有人管，农民看病、打针、吃药、新法接生找不到人，农村缺医少药的情况又严重起来，一些疾病又在回升，骗财害命的巫医神汉、封建迷信乘虚而起"。② 这严重影响到对农民健康权的维护，广大农民迫切需要国家继续发展合作医疗和保持赤脚医生队伍的稳定。为了保持赤脚医生队伍的稳定，这就需要合理解决他们的报酬，为此，1981 年 2 月 27 日，国务院批转了卫生部关于《合理解决赤脚医生补助问题的报告》。该报告对赤脚医生的报酬问题做了详细规定："（一）凡经考核合格、相当于中专水平的赤脚医生，发给'乡村医生'证书，原则上给予相当于当地民办教师水平的待遇。同时，社队应该给他们记工分，切实执行男女同工同酬的原则。对于暂时达不到相当于中专水平的赤脚医生，要加强培训，其报酬问题，除记工分外，也要根据当地实际情况给以适当补助。（二）赤脚医生补助费的来源：1. 是社员讨论，从社队企、副业收入中、社队公益金中提取；2. 是从诊疗业务收入或医疗站其他收入中解决；3. 是由当地财政给予适当补助。对于边远山区、少数民族地区和贫穷地区，应给予照顾，地方财政补助可以多一点。补助费应直接全部发给个人。（三）赤脚医生的调动、培训、考核、发证和政府补助费的管理均由县卫生局负责。"③ 但是经济改革的浪

---

① 杨念群：《再造"病人"——中西医冲突下的空间政治（1832—1985）》，中国人民大学出版社 2006 年版，第 388 页。
② 《国务院关于批转卫生部关于合理解决赤脚医生补助问题的报告的通知》及附件（国发〔1981〕24 号），卫生部基层卫生与妇幼保健司编《农村卫生文件汇编（1951—2000）》（内部资料），第 533—534。
③ 《国务院关于批转卫生部关于合理解决赤脚医生补助问题的报告的通知》及附件（国发〔1981〕24 号），卫生部基层卫生与妇幼保健司编《农村卫生文件汇编（1951—2000）》（内部资料），第 533—534 页。

潮汹涌澎湃，在一片改革现行医疗体制的呐喊声中，合作医疗的衰落势不可当，这些政策规定因没有得以有力贯彻达到预期目标。

伴随农村人民公社体制的消失和集体经济的撤销，国家对合作医疗在政治上、意识形态上以及财政上的支持不复存在了。大多数村庄因付不起赤脚医生的工资，因而这些医疗工作者只好改行。许多乡村的生产大队医疗站卖给个体医生或承包给他们。从此，赤脚医生不复存在，绝大部分转为专业化的乡村医生，他们走上了自谋生计之路。

第三节　赤脚医生的培养路径

赤脚医生的培养模式是中国医疗卫生制度一项重要制度创新。"制度创新主要是指在一个不太长的时间内的制度变革和新制度的创建。它既包括一系列正式制度安排的创新和变迁，也包括许多价值观念、道德基础及意识形态等非正式制度安排的重新塑造和培育。在中国的制度创新过程中，政府，特别是处于权力中心的中央政府的作用，显得非常突出。具体表现为，在一些重大的制度安排方面，尤指诺思所言的基础性制度安排方面。"[①] 不论是强制性制度变迁，还是诱导性制度变迁，都离不开政府的发起或同意。

1949 年中华人民共和国成立，但是新中国所面临的是一个经济萧条、社会危机重重、科学文化卫生十分落后，人民生活水平低下；民众中传染病、寄生虫病、和地方病十分流行，而卫生资源却又十分缺乏的局面。当时，"全国中西医药卫生专业技术人员只有 505040 人，但全国总人口则有 54167 万人，卫生技术人员在人口中的密度仅为 0.93‰。全国仅有医院 2600 所，病床 80000 张（每千人口 0.15 张），占全国人口 85% 以上的农村仅有病床 20133 张。据 1947 年统计，全国只有县医院 1437 所，且条件都非常简陋，每所医院平均只有 10 余张病床，医疗设备甚少。至于村、镇的卫生医疗机构少到屈指可数，药品供应非常不足，绝大部分化

---

① 陆建新：《中国制度创新中的地方政府行为悖论研究》，博士学位论文，中国人民大学，1997 年。

学药品不能自制，最简单的医疗器械也要依靠进口"。① 有限的卫生资源远远满足不了广大劳动人民防治疾病的需求，况且这些卫生资源还大多集中于城市，广大农村除有少数中医外，医务技术人员非常稀缺。即使是乡村中医郎中，也主要集中在圩镇或交通比较发达的地方。在交通不便、居住分散的农村，缺医少药的现象非常突出，普通群众看病十分困难和不便。迫切需要有当地自己的基层医疗机构和医生。

在当时的中国国穷民贫，科技文化落后，农村居民占全国人口的大多数，有限的国家资源无法培训出足够数量的高技能的西医医疗人员，以完成当时大量的、紧迫的医疗任务的情况下，选择了异于西方的医疗模式，发展了具有中国特色的、重大革新性的公共卫生体系。依靠经过很短时间培训出来的较低技能医护工作者，发展了劳力密集而不是资本密集的医疗技术。强调预防和初级保健，集中精力实施公共卫生计划，而不是单纯关注个体健康。从 20 世纪 50 年代开始国家就着手依靠农村丰富的人力资源，有计划地培养农村基层卫生人员，构建一种全新的卫生体系。而且通过这一体系，使农村基层医务人员与上一级医务人员，以及与城市里更高级的医务人员联系起来，使其医疗技术得到不断提高。

一　合作医疗普及前农村卫生人员的培养模式

新中国刚成立，党和政府为了解决农村缺医少药、疾病泛滥严重的问题，中央提出了"面向工农兵、预防为主、团结中西医、卫生运动与群众运动相结合"的四大卫生方针。在这四大方针指引下，国家首先结合疾病预防工作，在全国开展轰轰烈烈的爱国卫生运动，并派遣卫生人员到各地调查传染病情况和制定疾病预防计划。因为在预防计划实施之前，首先必须建立农村医疗卫生体系。而建立一个全国性的医疗卫生体系就必须发展卫生人员，以充实扩大了的基层卫生保健机构。只有卫生人员能被迅速培训，才能够满足基层卫生机构发展的需要。于是中央政府从 20 世纪 50 年代初开始，就计划在农村培养基层卫生人员，以缓解农村卫生资源缺乏的压力。1951 年中央人民政府卫生部颁发了一个《农村

---

① 北京中医学院主编：《中国医学史》，上海科学技术出版社 1978 年版，第 62 页。

基层组织工作具体实施办法（草案）》的文件，指出："根据1951年工作计划为逐渐建立和发展基层卫生组织之目的，必须培养大量基层卫生人员。并且将基层卫生人员分为：卫生员、妇幼保健员（助产助理员）、护士助理员三种。指出卫生员应从'工农子弟'、小学教师（包括乡村小学教师及民校学生）中选拔，男女不限；妇幼保健员、护士助理员以乡村旧式产婆、高小毕业的女生、工厂女工、农村妇女及小学教师为对象。对他们进行短期训练，以不脱离生产为原则。训练方法：卫生员由区级卫生所负责训练（如该所未成立时得由县卫生院代为训练）；妇幼保健员、护士助理由县卫生院负责训练。"① 并且设计了卫生人员训练班课程表，如护士助理员培训班课程表、妇幼保健员训练班课程表，卫生员训练班课程表，以供各地参考。其中前两项培训为半年，卫生员培训时间最短，为8周。表2-1为卫生员训练班课。

表2-1　　　　　　　卫生员训练班课程（8周）②　　　（单位：小时）

课程	课时
1. 新民主主义论	48
2. 急救处置及实习	48
3. 传染病地方病及其预防	48
4. 个人卫生及公共卫生	48
5. 种痘、预防注射及实习	32
6. 传染与消毒	10
7. 生命统计大意	24
8. 填表须知	6
总计	264

注：以上共264课时，每周平均33课时。

20世纪50年代初，各地根据中央政府的指示精神，因地制宜，采用

① 《中央人民政府卫生部农村基层组织工作具体实施办法（草案）》（1951年），卫生部基层卫生与妇幼保健司编《农村卫生文件汇编（1951—2000）》，第247—248页。

② 《中央人民政府卫生部农村基层组织工作具体实施办法（草案）》（1951年），卫生部基层卫生与妇幼保健司编《农村卫生文件汇编（1951—2000）》，第251页。

短、平、快的培训方式，培养出了第一批农村基层卫生员。这一阶段的培训工作，主要是各地卫生机构自己选拔农村青年进行就地培训，以浙江嵊县为例，该县从1954年11月29日至1955年1月16日，在县人民委员会卫生科、县卫生院、城东区卫生所的组织和配合下，在溪北乡官地村试办农村保健员培训班。训练内容：防疫、急救、妇幼卫生。共培训26人。1955年2月上旬又在城关、崇仁两个点培训农村保健员1100名。培训课程为：血吸虫病、外伤急救、防疫常识、妇幼卫生。时间5天。同年11月又分两次培训保健员203人。1956年分城关、三界茶厂、崇仁镇、长乐镇四个点为各农业社培训保健员，按50户以下每社1名，50—100户每社2名，100户以上适当增加的要求确定培训人数。①

随着对农村卫生工作的推进，国家相继在农村建立了基层卫生组织机构，到1958年，各县基本上建立了县医院；1958年人民公社化运动后，各地纷纷将原有的农村卫生组织如联合诊所、农业社保健站和区卫生所等组合起来，建立了公社卫生院，农村卫生资源缺乏的困境得到了一些改善。1959年4月15日，卫生部下发了《关于加强人民公社卫生工作的几点意见》的文件，提出要在农村大力培训"四员"，即卫生员、保育员、炊事员和接生员。而且指出："卫生员、保育员、接生员的选择应贯彻青壮老相结合的原则。"② 在农村医疗预防保健体系逐渐建立的情况下，为了加强对农村医疗机构管理和对农村卫生人员的培训工作，1962年卫生部下发了《卫生部关于改进医院工作若干问题的意见（草案）》的文件。认为："县医院是农村基层医疗卫生工作的技术指导中心。办好县医院，对支援农业，减少城市医院的压力和国防建设都有重大意义。"指出："县医院应该面向农村，为农业生产服务。既要认真地做好院内的医疗预防工作，又要有计划、有重点地对农村卫生医疗机构进行业务技术指导。帮助解决疑难问题，培训医务人员，提高他们的技术水平。"③ 1965年，卫生部医学教育司向全国各省、市、自治区卫生厅局和41所

① 嵊县卫生志编纂组编：《嵊县卫生志》，1987年版（内部发行），第179页。
② 《卫生部关于加强人民公社卫生工作的几点意见》（1959年4月15日），卫生部基层卫生与妇幼保健司编《农村卫生文件汇编（1951—2000）》，第9—10页。
③ 《卫生部关于改进医院工作若干问题的意见（草案）》（〔62〕卫医贺字77号），卫生部基层卫生与妇幼保健司编《农村卫生文件汇编（1951—2000）》，第265页。

高等医学院校发了一个《关于继续加强农村不脱离生产的卫生员、接生员训练工作的意见》（以下简称《意见》）的"征求意见稿"。这份《意见》提出："从 1965 年起，在 3—5 年内，争取做到每个生产大队都有接生员，每个生产队都有卫生员……他们是亦农亦医性质，以从事农业生产为主，同时兼做群众性卫生工作；卫生员、接生员对象的挑选，应当是家庭出身好，具有中小学毕业或相当于中小学文化水平，身体健康，愿意担任卫生工作的青年社员。尤其应优先挑选具有上述条件的贫下中农子女。""对卫生员的训练要求是：1. 能识别当地常见疾病 20—30 种，能处理农村生产生活中常见的小伤小病，并会简易急救，能使用常用药品，掌握简易的针灸治疗方法；2. 掌握消灭'四害'和水、粪卫生管理方法，具备开展爱国卫生运动和进行一般卫生宣传的知识；3. 能进行疫情报告和传染病的简易预防工作（如种牛豆、预防注射等）。""对接生员的训练要求是：1. 能进行新法接生、产前检查、产妇和新生儿的简易护理；2. 能进行计划生育的宣传工作；3. 能安放子宫托和指导放置阴道隔膜。"① 这份《意见》具体详细，对农村卫生人员的培养具有很好的指导作用。

1965 年 6 月 26 日，毛泽东主席发出了"把医疗卫生工作的重点放到农村去"的指示。该指示主要针对农村缺医少药而城市又集中着相对多的医生和高技术手段这一情况而指出的。在当时，无论是从正规院校医生的培训方式还是从正规医院里的治疗手段、给病人检查的方式都不适合广大农民对医疗卫生的需求层次。指示发出后，各地加大了对农村不脱产卫生人员培训的力度，如浙江舟山专区四个县采取集中培训和下生产队辅导相结合的方法。到 1966 年共培训不脱产卫生员 1331 人，以后还不断进行补训和复训，并且以需要什么学什么的原则进行培训。② 1965 年 9 月，中央批转了卫生部党委《关于把卫生工作重点放到农村的报告》，该报告再次强调，要"大力为农村培养医药卫生人员。争取在五到十年内，为生产队和生产大队培养质量好的不脱产的卫生人员，为公社卫生

---

① 张开宁主编：《从赤脚医生到乡村医生》，云南人民出版社 2002 年版，第 17 页。

② 《浙江省舟山专员公署卫生局关于保健员工作开展情况的汇报》（1966 年 5 月 30 日），浙江省档案馆档案，卷号：J165 - 16 - 81。

机构一般配备四到五名质量较好的医生。并对农村卫生人员的性质、任务、培训方式做出了规定和要求，不脱产卫生人员，在生产队是卫生员，在生产大队一般是半农半医。生产队卫生员一般要求三会：会针灸，会治常见的小伤小病，会做一些预防和急救工作。生产大队半农半医一般要求能处理最常见疾病的诊断、治疗和预防，并指导卫生员的工作。每个生产大队，可选择一、二名女卫生员，学会新法接生，或者另设接生员。对卫生员的培训方式应按照精讲多练、又教又带的原则，采取多种方式进行，并不断巩固提高。可以由下乡医疗队和当地卫生机构培训，也可采取在农业中学办卫生班等其他形式。生产大队半农半医可采取农闲训练、农忙归队、学了就做、做了再学的办法，连训二、三年结业。对所有卫生人员的选拔和培训，都必须注重政治思想条件，抓紧政治思想教育"。① 根据这一报告，1966年全国范围内开始进行大规模的农村卫生员培训。

20世纪60年代中期后，随着农村合作医疗的发展和三级医疗预防保健网的初步建成，农村卫生员培训开始分层。"一是农村生产队卫生员培训，再是生产大队保健员培训。保健员是从以往卫生员中卫生工作做得好的选拔出来，再进行培训，让他们掌握几种乃至十几种农村常见病和急救处理的知识和技能，然后担负起本大队全面卫生工作，主要承担治疗农民中较大一些常见病和传染病以及急救病的急救处理和转院工作；定期到公社卫生院或县医院汇报本大队卫生工作情况和接受指导、培训。培训内容主要是在行医过程中碰到的一些问题和防疫、接种的方法和知识；他们还要负责指导、督促和定期检查生产队卫生员所进行的卫生工作。"②

在当地卫生机构对农村基层卫生人员进行选拔和培训的同时，卫生部要求各巡回医疗队在巡回医疗期间，利用他们的技术优势，加强对农村卫生人员的选拔和培训。"卫生部门组织的城市医疗队下农村为农民提

① 《中央批转卫生部党委关于把卫生工作重点放到农村的报告》（中发〔65〕586号），卫生部基层卫生与妇幼保健司编《农村卫生文件汇编（1951—2000）》，第29—30页。
② 胡小川：《从赤脚医生产生和发展的历史看乡村医生培训》，《西北医学教育》1997年第12期。

供医疗卫生服务时，为了解决医疗队人数有限、任务繁重的矛盾，医疗队就地选择一些青年农民进行短期培训，通过他们向农民宣传如何防止传染病，组织农民查疫源并灭除之，进行爱国卫生运动，进行人畜粪便处理，改水改厕，保护水源等，同时向农民分发预防传染病的药物，并担任防疫预警工作——发现病人能及时向医疗队报告。"① 这些医疗队培养的农村卫生人员，后来很多人也转变成了生产队的卫生员。从"1960年开始，卫生部门把农村卫生人员组织起来，为农村居民进行大规模的预防接种，使传染病得到明显的控制"。② 为了加强这项工作，1965年1月31日，卫生部下发了《关于组织农村巡回医疗队有关问题的通知》（以下简称《通知》），该《通知》规定："巡回医疗队的任务有二：一是配合社会主义教育运动，开展巡回医疗，为农民群众特别是贫下中农治疗疾病。二是为生产队培养不脱产的卫生员和接生员，并加强对基层卫生组织的技术指导和技术训练。"③ 该《通知》的附件《关于培训不脱产卫生员的意见》中规定了卫生员的培养对象、培训要求和培训方法。其内容与上述卫生部教育司下发的"征求意见稿"的内容基本一致。1965年2月，卫生部又下发了《关于认真做好城市组织巡回医疗队下农村的通知》，该《通知》再次强调："培训与巩固农村不脱产卫生员，是城市巡回医疗队下农村中的一项中心任务。并指出：培训农村不脱产的卫生员，是卫生工作与群众运动相结合，使卫生工作在群众中扎根的有效办法。"④ 各医疗队响应中央政府的号召，在各地一边为农民进行防病治病工作，一边为农村培养不脱产的卫生人员。以"杭州市第二批医疗队二队"的培训工作为例，该医疗队在当地公社和大队的协助下，选拔了一批18岁左右"热爱劳动，具有一定社会主义觉悟的贫下中农子弟"，对他们进行短期培训。"培训内容为：生理解剖、病理知识、常见疾病与药

① 胡小川：《从赤脚医生产生和发展的历史看乡村医生培训》，《西北医学教育》1997年12期。
② 陈志潜：《中国农村的医学——我的回忆》，四川人民出版社1998年版，第142页。
③ 《卫生部关于组织农村巡回医疗队有关问题的通知》（〔65〕卫厅秘钱字第24号），卫生部基层卫生与妇幼保健司编《农村卫生文件汇编（1951—2000）》，第620页。
④ 《卫生部关于认真做好城市组织巡回医疗队下农村的通知》（〔65〕卫厅秘钱字第29号），卫生部基层卫生与妇幼保健司编《农村卫生文件汇编（1951—2000）》，第627页。

物、防疫卫生、外伤处理、战地急救、针灸、简易护理操作、计划生育等，上课时间 20 天，上完课后进行实习，每期培训时间共二个月。他们在下乡巡回医疗五个月当中，共为四个公社一个镇培训卫生员 165 名。"① 而浙江农村卫生建设"试点工作队"对半农半医培训的内容有：人体结构生理、微生物、常用药物、医疗技术、农村卫生（包括寄生虫病和传染病管理）、外科、针灸、五官、皮肤病、妇婴卫生和计划生育、外伤急救共 11 门课程。学员还初步学习了 68 种常见疾病的防治方法和 15 种诊疗技术，较熟练地掌握 60 多种针灸穴位，70 多种西药和 57 种民间草药的应用，并在以水管、粪改为中心的防治工作中进行实践锻炼。② 这是一种"全科医生"的培养模式。

可以说，这一阶段对农村卫生员的选拔既重阶级成分，更重文化基础知识，培训的内容也较深、较全面，对卫生员的成长有一定的益处。后来，合作医疗时期的"赤脚医生"很多人是这一时期已经培养的卫生员转变而来的，他们是早期的"赤脚医生"。

二　合作医疗普及后农村赤脚医生的培养模式

对于农村卫生人员的培养，卫生部原定五年到十年的时间达到一定的规模，而且培训时间也要求较长。1965 年 9 月，中央批转的《卫生部党委关于把卫生工作重点放到农村的报告》就指出："大力为农村培养医药卫生人员。争取在五到十年内，为生产队和生产大队培养质量较好的不脱产的卫生人员。"这就是说，对农村卫生人员的培训，要经过一段较长的时间，让他们多掌握一些医学知识，这样能更好地为农民服务。但是毛泽东主席看到当时农民被疾病折磨的痛苦和国家卫生资源有限的矛盾，所以决定加大培养力度，先不考虑农村医务人员的质量如何，只要他们能治疗一些小伤小病，能缓解农村缺医少药的局面就可以了，而且还可以采取补救的办法，在当地进行培训，并在实践中提高。所以毛泽

① 杭州市第二批医疗队二队：《培训不脱产卫生员工作小结》（1965 年 10 月 19 日），浙江省档案馆档案，卷号：J165 - 15 - 78。

② 浙江省农村卫生建设试点工作队：《半农半医第一阶段教学工作初步体会》（1966 年 5 月 21 日），浙江省档案馆档案，卷号：J165 - 16 - 47。

东对当时卫生部的官员发布了著名的"6·26指示",提出了医学教育要改革的问题,指出了当时的医学教育不适应农村医疗卫生发展的弊端,对以后的医疗卫生工作产生了重要的影响,是农村医疗卫生体制变更的一个转折点。但是,这个讲话对当时卫生系统的干部和广大的医务工作者造成了很大的冲击,此后,大量的城镇医务工作者被下放到农村,接受贫下中农的"再教育",给整个医疗卫生工作带来了很大的负面影响。

随着毛泽东"6·26指示"的发表,特别是1968年《红旗》杂志发表上海市郊江镇公社赤脚医生调查报告后,对农村卫生人员的培养计划发生了很大变化。该报告认为:"1. 医学教育必须改革,再不能用西医方式培训医生;2. 医学院校应该从赤脚医生和农村卫生员中招生,培训1—3年解决农村卫生服务的需求;3. 在普及医疗服务的基础上提高服务质量,让人人都能得到医疗保健而不仅仅是城市居民。各地赤脚医生的培训应采取更大的灵活性和机动性。"① 此后,农村卫生人员的培养规模加大,速度加快,农村卫生人员的称呼也改称为"赤脚医生"。

自从1968年12月5日,《人民日报》报道湖北省长阳土家自治县乐园公社贫下中农创办合作医疗的经验和体会后,合作医疗在全国普遍推广,全国大部分生产大队都建立了合作医疗站,全国性的医疗卫生体系建成。赤脚医生作为最基层的医务人员,其选拔、管理、培训等都纳入了合作医疗体系之中。

合作医疗兴起后,各地为了解决农村卫生人员不足的问题,加强了对赤脚医生培养规模和速度。以江西省为例,江西省革委会为了贯彻中央的精神,在1969年初下发了一个《关于大力培训"赤脚医生"的决定》的文件,"要求在二年内大力培训赤脚医生15万名,建立农村卫生网,彻底改变全省农村卫生面貌"。并提出了培养计划:"1969—1970年培训赤脚医生15万名。1969年培训6万—8万名,每个生产大队有6—7名赤脚医生,组成医疗服务组,建立农村卫生网,全面实行合作医疗制度。"这时对赤脚医生选拔也更注重阶级成分和贫下中农的作用,对学员参加培训前受教育的程度更加放宽,但必须有农村卫生经验或热爱农村。

① 《从"赤脚医生"的成长看医学教育革命的方向——上海市的调查报告》,《红旗》1968年第3期。

该文件规定，"赤脚医生必须由贫下中农推选，女学员要占60%—70%，要求活学活用毛泽东思想好，出身好，政治思想好，热爱农村，身体健康，热心为贫下中农服务的、有一定文化程度的青壮年"。该文件对培训内容也做了详细的规定，虽然培训的重点仍放在农村常见病、多发病、传染病和地方病的预防和治疗上，但思想政治教育的内容占据了重要的地位，文件指出："培训赤脚医生必须由贫下中农领导，必须突出无产阶级政治，把活学活用毛泽东思想列为头等重要的任务，以'老三篇'为基础教材，用毛泽东思想统帅一切，经常进行阶级教育，在两个阶级两条路线的斗争中得到提高，培养成为永远忠于毛主席，忠于毛泽东思想，忠于毛主席革命路线，中西医结合，亦农亦医，全心全意为贫下中农服务的赤脚医生。""教学内容要因地制宜，少而精，要中西医结合，土洋结合、以土为主；要医疗、预防、制药采药三结合；赤脚医生要学会建立卫生村的卫生知识，要掌握'三管'（管水、管粪、管食堂），'四灭'（灭蚊、蝇、老鼠、钉螺）的知识，要掌握一般的节育技术，掌握接生技术。要掌握当地的常见病、多发病、血吸虫病的防治技术。赤脚医生要掌握针灸、草医、草药、土方、土法。赤脚医生应该继承发扬祖国医学遗产，成为创立我国新医药学的一支骨干力量。"[1] 培训的方式，主要是采取就地培训和与生产劳动相结合的方式，培训时间也大为缩短。"赤脚医生主要在基层培训，可以集中在公社或大队开办抗大式的训练班，也可以个别带教，集中培训每期三个月左右，应抓紧在农闲季节进行。培训期间误工由生产大队、生产队补记工分。"[2] 在该文件的指导下，江西省进行了大范围的赤脚医生培训工作，"到1971年8月，培训赤脚医生5000余名，85%的大队实行了合作医疗，建立了大队卫生所。每个卫生所一般有2—4名赤脚医生，1—2名草药医生和下放卫生人员"。[3] 但省"革委会"提出的二年内培训15万赤脚医生的高指标没有实现。后来对

---

① 江西省革委会文件：《关于大力培训赤脚医生的决定》（赣发〔69〕34号），江西省档案馆档案，卷号：032 - 2 - 059。

② 江西省革委会文件：《关于大力培训赤脚医生的决定》（赣发〔69〕34号），江西省档案馆档案，卷号：032 - 2 - 059。

③ 江西省卫生局革委会文件：《关于全省农村实行合作医疗的报告》，江西省档案馆档案，卷号：X111 - 1971 永 - 005。

赤脚医生还不断地进行轮训和复训。"到 1975 年底，全省共培训和使用赤脚医生 42560 人，比 1974 年增加 2839 人，增长 7.2%，平均每个大队有赤脚医生 2.3 人。1975 年还复训赤脚医生 7510 人。对接生员、卫生员也进行了大面积的培训和复训，到 1975 年年底，全省生产队有不脱产卫生员 67679 人，比 74 年增长 14.9%；全省有接生员 28842 人，比 74 年增长 2.1%"。① 到 1976 年全省赤脚医生达 45630 人，比 75 年增加 3070 人。各级党组织和卫生部门都十分重视对赤脚医生的培养和教育。"做到政治上有人管，业务上有人抓。经常组织赤脚医生学习无产阶级专政理论，忆苦思甜。进行党的基本路线教育，参加农业生产劳动积极慎重地发展党团员。在业务上，采取办赤脚医生大学，上卫校、短训班，同医务人员上下轮换，医疗队传、帮、带和例会等多种形式，不断提高赤脚医生的政治思想和业务水平。"②

江西省奉新县卫生人员的选拔和培训工作是当时全省赤脚医生培训的一个典范。"该县 96 个大队合作医疗站，计有卫生人员 502 人，平均每站 5 人左右，多的 8—10 人，少的 3 人。"这些卫生人员是从五个方面选拔出来的：（1）贫下中农出身，有一定文化的年轻人，经过培训成为赤脚医生；（2）国家下放医务人员；（3）原集体医疗机构中政治思想较好的医务人员；（4）民间较有经验的草医草药人员；（5）中等专业学校或城市医院办校的社来社去知识青年。③ 对赤脚医生的培训采取"农忙季节分片训，农闲季节集中训，新医疗法专题训，补充新手个别训"等办法提高赤脚医生和卫生员的业务素质。"很多公社每年春冬两季集中举办两期赤脚医生学习班，每期 1—2 个月，集中学习农村常见病、多发病、传染病的防治，学习一般外科、新医疗法（针灸）等、土单验方的应用，学习中草药的种、采、保管、加工制作等。"④ 平时，县、公社医院经常

① 《1975 年全省合作医疗、赤脚医生进展情况》，江西省卫生局编《工作简报》（第二期），江西省档案馆档案，卷号：X111 - 1976 永 - 005。

② 《在斗争中农村赤脚医生、合作医疗不断发展壮大》，江西省卫生局编《工作简报》1976 年 6 月 14 日，江西省档案馆档案，卷号：X111 - 1976 永 - 005。

③ 《奉新县巩固和发展合作医疗的做法和经验》（1970 年 10 月），江西省档案馆档案，卷号：X111 - 1970 长 - 003。

④ 庞新华：《山东省农村合作医疗的历史考察》，硕士学位论文，山东大学，2005 年，第 8 页。

派人下去巡回辅导，或派一些医生驻守在位置比较靠近中心的大队合作医疗站，或将赤脚医生抽上来进行短期轮训；下放医务人员和赤脚医生互教互学。"为了加强赤脚医生带教工作，每隔十天坚持进行一次讲用会，由驻守医生组织讨论一次，驻守医生在巡回医疗时与赤脚医生一起搞治疗，一起搞预防。每个片的赤脚医生根据自然村和业务能力分成几个小组，密切配合，互相协作，以老带新，共同提高。通过几年的边干边学，他们大都能用中西两法治疗常见病、多发病；多数女赤脚医生掌握了新法接生、人工流产、放环和常见妇科病的检查。"[①] 江西省奉新县对赤脚医生的培训工作周密而扎实，成效显著，反映很好，对当前新型农村合作医疗制度的建立和完善以及乡村医生的培训也有很好的借鉴作用。

在当时"全国山河一片红"的背景下，各地对赤脚医生的选拔条件和要求都是出身好，热爱农村，愿意全心全意为贫下中农服务。培训方式也基本上是就地培训，采取一段时间的集训后，再分期复训和轮训，如河南省柘城县李源公社对赤脚医生的培训是"除开办学习班进行系统培训外，他们还采取例会学（每十天一次），短训班（根据工作需要，随时举办，缺啥补啥）、请进来（赤脚医生到公社卫生院实习带训，每期三月，长期坚持）、派出去（公社卫生院派医务人员下乡进行业务指导，言传身教）等办法，不断提高赤脚医生的思想和业务水平"[②]。江西省上高县的做法也是如此，"几年来，全县赤脚医生经过县卫生学校一年或八个月系统学习外，还以公社卫生院为基地，采取集中讲课，办短训班或临床跟班带徒等形式培训。县、公社医务人员在出诊或巡回时，手把手地对赤脚医生进行传、帮、带"[③]。

随着合作医疗的发展，在不断地对赤脚医生进行培训的过程中，各地不断积累经验，并探寻新的培训方法，有的举办"社来社去"赤脚医

---

① 《奉新县巩固和发展合作医疗的做法和经验》（1970年10月），江西省档案馆档案，卷号：X111-1970长-003。

② 柘城县卫生局：《李源公社的合作医疗为什么能够巩固？》，人民卫生出版社编《怎样办好合作医疗》（第1辑），人民卫生出版社1974年版，第22页。

③ 上高县卫生局：《我县合作医疗是怎样巩固下来的》，江西省档案馆档案，卷号：X111-1982永-027。

生大学班，有的搞赤脚医生函授班。例如，"北京第二医院同郊区县和有
关医院合作，在农村相继办了四个'社来社去'赤脚医生大学班。四个
班共招收有三至五年以上时间经验的赤脚医生205人。教员由二医、友谊
医院、工农兵医院、宣武医院、朝阳医院的基础教师和临床医生担任。
'社来社去'大专班的主要任务是，提高在职赤脚医生的社会主义觉悟和
防病治病的理论知识和水平，学员毕业后仍回大队当赤脚医生"。① 又如，
"江西省宜春地区1973年创办了赤脚医生大学（招收150名学员）；江西
省中医学院1974年恢复中医函授，第一期招收赤脚医生4000多名，第二
期招收赤脚医生6000多（名）"。② 对赤脚医生的培训工作一直持续到20
世纪80年代初期。1980年3月，卫生部下发了一个《关于搞好三分之一
左右县的卫生事业整顿建设的意见》的通知，该通知要求："大队合作医
疗站（卫生所）要有经过系统培训，达到相当于中专水平的赤脚医生，
并保持相对稳定。"各地要"以现有的医疗卫生机构为实习基地，按照教
学大纲，系统地培训赤脚医生和举办在职的初、中级卫生医务人员进修
班"。使"赤脚医生要能用中西药两法防治当地的常见病，能做一般的外
伤清创缝合，急救处理，对'两管五改'、计划生育和妇幼卫生等进行一
般的技术指导。女赤脚医生要会新法接生"。③ 通过对赤脚医生的持续和
广泛的培训，全国在短期内造就了一支百万人的"赤脚大军"队伍。在
合作医疗发展鼎盛时期，全国农村基层医疗卫生人员人数达500多万人，
其中赤脚医生180万人，卫生员350万人，还有接生员70多万人。这支
队伍的规模远远超过了当时卫生部拥有的卫生人员总量（220万名卫技人
员）。④ 到1985年，鉴于赤脚医生数量膨胀和质量低下，在培训、使用和
考核方面缺乏规范，为了与国际接轨，卫生部决定停止使用赤脚医生名
称。赤脚医生经过考试，合格的并入乡村医生，不合格的成为卫生员。

---

① 《医院创办"社来社去"赤脚医生大专班》，江西省卫生局编《卫生工作简报》（第4
期），1976年3月25日，江西省档案馆档案，卷号：X111 - 1976 永 - 005。

② 《我省在合作医疗发展中对中草药利用的情况介绍》（1976年），江西省档案馆档案，卷
号：X111 - 1976 永 - 008。

③ 《卫生部下发"关于搞好三分之一左右县的卫生事业整顿建设的意见"的通知》（〔80〕
卫医字第11号），卫生部基层卫生与妇幼保健司编《农村卫生文件汇编（1951—2000）》，第
302—304页。

④ 张开宁等主编：《从赤脚医生到乡村医生》，云南人民出版社2002年版，第20页。

根据 2003 年中国卫生事业发展情况公报，2003 年末，全国共有乡村医生和卫生员 86.8 万人，平均每村乡村医生和卫生员 1.25 人，每千农业人口乡村医生和卫生员 0.98 人。全国村卫生室共有执业（助理）医师 7.4 万人。乡村医生和卫生员对于满足农民的医疗需求起到至关重要的作用，他们能够治疗农村中的常见疾病和多发疾病，是农民求医的第一站。

　　20 世纪 80 年代前，在中国大地上进行了一场空前绝后的农村基层卫生人员的培养活动，造就了一支扎根农村，献身农村卫生事业的医疗卫生"大军"，缓解了我国农村长期以来缺医少药的窘困局面，大大改善了中国农村居民的健康状况，也为世界树立了一个典范。当时对赤脚医生的培养工作有其独到的特点，打破了传统的西医主宰模式。其特点为：对赤脚医生的培训重点放在农村常见病、多发病、传染病和地方病的预防和治疗上，并且极为重视思想政治教育（也可以说是医德教育）；在培训中考虑到西医治疗花钱多，农民负担不起，检诊设施要求高，农村卫生所没有也装备不起的现实情况，中医知识和治疗方法受到重视和推广，特别是针灸被广泛传授给赤脚医生，并根据当地中草药资源情况，培训学员如何采、种、制中草药。在师资方面，有京城或省城来的巡回医疗队的医务人员，有地区医院的医务人员、县医院和公社卫生院的医生，但主要是县医院和公社卫生院的医生，因为他们有着大量的农村卫生工作的实践经验，培训工作与农村卫生需求和现实结合更紧，培训目标与农民需求直接相联。在合作医疗体系下逐渐形成了一套大规模、有计划，自成一体且行之有效的农村赤脚医生培训机制。学制也不长，并且将初训、复训、轮训相结合，使赤脚医生在实践中不断成长和提高。

三　赤脚医生培养模式的启示

　　在这种有中国特色的农村基层卫生人员培养模式的运作下，农村基层卫生人员在短时间内，被大规模地培养出来，有力地缓解了我国农村长期以来缺医少药的窘困局面，极大地改善了中国农村居民的健康状况。这一模式之所以取得极大的成功，是由于它立足于中国的具体国情，充分学习和借鉴了人类文明优秀成果，并丰富了人类对社会发展道路的认识，对当今新农村建设和医疗卫生体制改革也有很好的启示。

　　这种培养模式适应了中国的卫生国情，在当时是最为可行的选择。

因为农村基层卫生人员培养机制适应了地域广袤、人口众多，且又发展极不平衡的中国农村现状。当时的中国，人们的健康状况极差，而医疗卫生条件却又十分的落后，面对当时那种国穷民贫、疾疫横行的局面，必须寻找一种既廉价又迅速的发展模式来培养农村基层卫生人员，以应对农村地区迫切需求的防病治病的现状和弥补国家难以实现的整体覆盖的缺陷。为农村居民在获得基本的医疗保健服务和覆盖绝大多数服务对象方面，取得了最好的效果，使之突破了空间与人群的约束，最大范围地覆盖到中国乡村的每一个角落。所以这种模式的运用和推行，很好地适应了中国农村的卫生国情，为全面实现农村初级医疗卫生保健服务提供了一种合理选择。

这种培养模式培养出来的农村卫生人员能够扎根农村，成为"不走的医疗卫生队伍"，安心在农村为农民服务。因为当时选拔的农村基层卫生人员大多是从村庄社区中产生的，他们又回到乡村社区进行生产和服务，服务的对象也是早已熟稔的亲朋好友、乡村父老，一种细密编织的乡情、亲情使他们在进行医疗卫生服务中多了许多责任和道义，其医患之间的关系也较为融洽。同时，户籍身份和较低的起点又决定了他们施展才华的基本空间和舞台，其能否获得或创造出向上流动的机会和可能，也首先取决于在这个空间中的基本表现与作为。因而，这是一支"根"扎在乡村的队伍，稳定性相当强。

这种模式大大降低了培训成本。因为农村基层卫生人员采用就地培训的方式，大大节省了开支；而且随着合作医疗的推广，逐渐形成了一套大规模、有计划，自成一体且行之有效的农村赤脚医生培训机制。这种机制中培训学员时实行的学制不长，将初训、复训、轮训相结合，并且提倡在实践中学习，这就大大降低了成本，使赤脚医生成为一支廉价的且容易供养的医疗卫生队伍。赤脚医生培养过程中避开了现代医学培训过程中复杂且高价的基本特征，采用一种廉价的、低成本的培养方式，适应了农村社会的发展状况。另外，赤脚医生的报酬也只略高于一般劳动力，或最高也只是大队干部的水平。这样不仅使当时的合作医疗体系完全可以支撑，而且其支付方式也乡村化了，不是按期的现金支付，而是与其他社员一样都在年终分口粮、算工钱。这一切都在乡村自身的逻辑中行进，切合乡村剩余少、现金缺乏的基本情况。

这种培养模式使医疗卫生服务在城乡之间架起了一座桥梁，使农村基层卫生人员不仅与省城、地市和县、公社卫生机构的医务人员关系更为密切，而且通过这座桥梁，把大城市已经广泛应用的现代医学传到农村来。赤脚医生通过接受上级卫生部门的培训，巡回医疗队到农村为农民诊治疾病时对农村赤脚医生的培训，使现代医学深入农村，为现代医学的发展提供了广阔的空间。改变了过去农村居民只有依靠中医来诊治疾病的局面，为解救乡村居民病痛提供了更多更有效的手段。对此，陈志潜有着深切的体会："以社区为基础的医生是非常需要的。许多经验表明，由有奉献精神的行政人员和即使只经过很少训练的村级水平的人员所组成的卫生实施系统，也确实能把科学医学知识的好处带给村民。"①

农村合作医疗发展和赤脚医生的培养是中国国家卫生体制的伟大创新，是为农村提供卫生保健服务的强有力的组织系统。"这一系统是基于这样一种思想，即在一个国家，如果不可能做到每一个小镇或村庄都有高级医师，那么在大多数的居民团体，甚至在许多贫穷和边远地区步行距离内有一个或更多的中级卫生人员则是可能做到的。""中国也已经使人才简化了，它避免了建立单独的官僚机构，相反地，只是在已经存在的政治—经济—行政组织机构中增加了卫生保健服务系统。"对于中国的经验，许多外国朋友给予了高度评价。世界卫生组织助理总干事塔哈达博士说："我所看到的像中国这样的真正的初级卫生保健不多。中国这套经验非常丰富，对发展中国家有参考意义，因为经过多年实践，证明是确实行之有效的办法。"国际农村医学会主席约·坦尼教授也说："中国在推进社会大卫生、实施初级卫生保健方面做出了突出的成绩，为发展中国家树立了榜样。中国的经验不仅对发展中国家有用，对发达国家也有参考价值。"②

这一模式同西方医疗模式相比，有着鲜明的特征。第一，农村基层卫生人员的低起点、大规模的培养，促进了医疗服务人员的去专业化，对传统的西方医疗教育进行了革命性改造。西方医护专业通常排斥培训那些较低技能的医疗人员从事简单医疗工作、治疗常见疾病，认为这会

---

① 陈志潜：《中国农村医疗——我的回忆》，四川人民出版社1998年版，第6—7页。
② 张自宽：《学习毛泽东同志的大卫生观》，《中国初级卫生保健》1994年第1期。

降低他们的专业水平。而中国模式的推行打破了这种专业排斥行为，为医疗卫生工作人员创造出一种新的角色。第二，这种模式下培养出来的卫生人员同他们的病人有着同样的地位和相似的生活环境，比那些来自其他地方技术高超的医师有更强烈的为本阶级成员奉献一生的愿望。此外，半农半医的工作方式缩小了医护工作中的脑体差距，阻止了脱离群众的精英医师的出现，而在西方模式中，这种精英医师大量存在，社会地位都是明显高人一等的。第三，赤脚医生同农民同吃同住同劳动，对谁患有什么病症、什么季节会复发了如指掌，比从城市来的西医更了解实际情况。第四，为数众多的农村基层卫生人员，经过短期培训可以满足农村地区紧迫的卫生医疗事业需要。第五，赤脚医生的推行不仅仅让医疗服务普及化，也让卫生知识普及化，使医疗工作不再成为专职医疗工作者的特权。总体上讲，新中国充分发挥人民的创造力，在较短时间内培训出大量的农村卫生人员，使其人力资源丰富的优势最大化，而对昂贵的医疗高科技或高技能医疗人员的依赖最小化。这一政策的实行的结果，使得新中国可以从容地面对农村专业医疗人员严重短缺形成的挑战，也显示了新中国在农村医疗卫生领域中使医疗制度创造性转换的一种伟大雄心。正如列文森所言："他们关注的目标不是要为中国寻找一个西方模式，而是要为长期受到西方剥削的各国建立一个中国模式。他们想从这里（中国历史）求得解决他们本身问题的钥匙。"①

赤脚医生制度的创立符合中国的国情，适应了当时中国广大农村缺医少药的状况。正是这种强大的适应能力，改变了农村农民的就医环境和医疗状况。"所谓'适应能力'，是指面对环境变化等因素造成的种种不确定性时，一个制度发现和纠正现有缺陷，接受新信息、学习新知识、尝试新办法、应对新挑战、改进制度运作的能力。"② 适应能力对于处于百废待兴且快速转型时期的中国是至关重要的。而适应能力的基础则是学习能力。一个国家、一种体制如果具备了很好的适应能力/学习能力，

---

① ［美］列文森：《儒教及其现代命运》，郑大华、任替译，中国社会科学出版社2000年版，第316页。

② 王绍光：《学习机制与适应能力：中国农村合作医疗体制变迁的启示》，《中国社会科学》2008年第6期。

则能很好地推进制度和政策的创新。

　　总之，在集体化时期，赤脚医生选拔、管理、培训和考核等工作都有较严格的要求。所选拔对象都是要求出身好，热爱农村，愿意全心全意为贫下中农服务的贫下中农子女。培训方式基本上是就地培训，采取一段时间的集训后，再分期复训和轮训；培训的师资队伍主要是公社、县医院医师，以及城市巡回医疗队成员。通过对赤脚医生的持续和广泛的培训，全国在短期内造就了一支百万人的"赤脚大军"队伍。赤脚医生的培养工作有其独有的特点，打破了传统的西医主宰模式。其特点为：对赤脚医生的培训重点放在农村常见病、多发病、传染病和地方病的预防和治疗上，并且极为重视思想政治教育（也可以说是医德教育）；在培训中中医知识和治疗方法得到重视和推广，特别是针灸被广泛传授给赤脚医生，并根据当地中草药资源情况，培训学员如何种、采、制中草药。对赤脚医生的管理是通过制度约束和"道德约束"来实现的。对赤脚医生的管理主要来自三个方面：当时的大队革委会干部和县、公社派下来蹲点（也叫驻队）干部；公社卫生院；合作医疗管理委员会。当时对赤脚医生的管理，既表现在制度方面，又表现在政治思想方面，这就使赤脚医生的医疗过程既受制度的约束，又因受政治教化而幻化出来的道德约束，使其成为一支"红专结合"的卫生队伍，在为农村居民的医疗服务中能够竭尽所能、无私奉献。公社时代集体经济的分配模式是工分制，所以赤脚医生的报酬大多采用"工分计酬"形式。由于他们掌握了一门实用技术且能热情为农民服务，使这一群体普遍具有普通村民所不具备的较高的社会声望和地位，并得到社会认同。

第三章

赤脚医生的医疗行为

赤脚医生作为农村不脱产的卫生工作者，他们的工作内容非常广泛，通常有："宣传国家的卫生政策；开展以除害灭病为中心的爱国卫生运动；进行预防性的工作，例如健康教育、卫生防疫、环境卫生；急救；计划生育和妇幼卫生工作，实行新法接生；为一般病人提供基本医疗服务等。在医疗过程中实行中西医结合，搞'三土'（土医、土药、土法）、'四自'（自采、自种、自制、自用），还负有对中草药的药源保护工作。"[1] 也就是说赤脚医生既要进行防病治病，还要进行卫生政策的宣传和农村卫生文化建设等工作。而防病治病工作则是其最主要的工作内容。

第一节　赤脚医生的医疗行为

一　田间炕头为农民诊治疾病

集体化时期赤脚医生的主要任务是将一般的常见病、多发病消灭在初发状态，也就是治小病、常见病，不让病人病情恶化、加重，拖成大病，并注重进行疾病的预防工作。所以，在疾病的治疗方面，赤脚医生主要治疗当时农村中的常见病和多发病。由于赤脚医生的技术水平有限，加上农村合作医疗站的设备技术条件落后，他们在当时的情况下对患病农民的诊治，主要是针对一些常见的小伤小病，如伤风感冒，伤口破裂，发烧，脓疮等；为患者发药、打针，包扎处理，发烧会及时给打退烧针

---

① 全国卫生工作文件之二：《关于巩固和发展农村合作医疗的意见》，江西省档案馆档案，卷号：X111 - 1973 长 - 002。

等。对当时农村中的一些比较棘手的地方病、流行病、传染病，如肺结核、流行性脑膜炎、乙脑、麻疹、血吸虫病、大骨病、大脖子病（甲状腺肿大）等，他们主要是登记上报，在发现的时候，能治疗的则进行治疗，不能治疗的就转院至公社卫生院或县医院。"我们主要诊治一些常见病和多发病，如伤口破了，进行清创和换换药呀，包扎呀，打针消炎呀这些事情。对于在大队卫生室不能确诊或治疗的病，则转往县或地区医院，外出治病须自费（除了工伤可以报销），但可以向生产队借钱；对危重的病人大队会派拖拉机送往医院，赤脚医生也要跟随前往。""我们赤脚医生，当病人来医疗站看病，或到病人家里看病，基本上都是给他们拿些元子（药丸）打打针，一旦要大一点的病的话，就叫他到公社医院里去。""赤脚医生不打吊针，那时药很缺，吊针很贵，合作医疗站一般没有。要打吊针，都去上级医院。"[①] "六七十年代的一般都是常见病，多发病，如感冒咳嗽，生疮，手脚破裂出血，还有疟疾等，大病也治不了，我一般就治多发病和常见病，发高烧的打退烧针。"[②] 这反映赤脚医生的医疗行为是中西医结合的手段，是当时国家卫生方针指引下和当时的医疗条件局限下的结果。赤脚医生一般是在经费紧张，上面要求加强使用中草药用于治疗的时候，使用中药和中医手段治疗多些。一般来说，治病还是以西医为主。中西医之间，由于西医治疗效果更快，加上农民没有时间长期耗费在治病上（除非大病），所以，赤脚医生或农民首选还是西医。赤脚医生在治疗外伤、毒疮等疾病时，采用中医手段较多，其他疾病采用西医较多。因为赤脚医生大多是全科医生，加上在培训时，都会涉及中西医的学习，所以很多赤脚医生形成了"不中不西""亦中亦西"状况。赤脚医生的诊疗行为中既使用听诊器、血压计和体温计和打针、发药片等西医手段，也使用中医的望、闻、问、切手段：把脉、看舌头、看眼睛。赤脚医生的医疗观念里面，很多医生认为他们更喜欢西医手段，因为其更简单、方便、快捷，他们认为中西医可以互相补充。

① 访谈人：李德成；访谈者：李得圻（1946年生）；访谈时间：2014年7月26日；访谈地点：江西省吉安市青原区富滩镇社山村委会14组家中。
② 访谈人：李德成；访谈者：曾文生（1948年生）；访谈时间：2014年7月29日；访谈地点：江西省吉安市青原区富滩镇宋溪街诊所中。

这实际反映着传统卫生观念发生了变化，在农村也开始了医疗与现代性对接。

一般情况下，一个大队卫生室（合作医疗站）有多个男女赤脚医生，因此，同一个大队卫生室的赤脚医生在治疗工作上，会存在一定分工。这种分工并非像医院那样细致，但接生工作一般都是女赤脚医生执行。有些大队卫生室在对赤脚医生分配出诊任务时，会从地域上进行考虑，实行分片负责。一般来说是就近分工，即以其所在家庭位置为中心进行分区域负责。这主要是依据出诊情况来分工，特别是考虑到晚上出诊，这对赤脚医生和病人来说都较为方便和有利。一些交通不便的山区，村庄之间相隔较远，晚上出诊很麻烦。所以，分工中就采取就近就便的做法。赤脚医生白天时，最少有一人在合作医疗站坐班，另外的赤脚医生出诊或巡诊轮流来执行。一位赤脚医生说："我们是有一定分工的，我们大队面积比较大，又是山，有些村子相隔蛮远的，我们医生一人负责一个方向。我那个方向的人一般叫我，因为去另外一个医生家更远。特别是晚上。当然，如果我不在家（一般是到另外的人家里出诊去了，而且不知我在哪家），也会叫另外的医生。"①

当时的赤脚医生在夜间出诊是非常辛苦的事情。只要有病人家属来叫医生，不管是半夜三更，或是刮风下雨，一般不能拒绝，也不会拒绝。"即使是在天气条件不好的情况下，就像起风、下雹、下雨，雪大封了门，你也要去。他晚上来喊你，一定是病的严重了，轻的晚上夜里不会来的。""有时候一个晚上连着来，前面还没睡躺下，马上就有人来，喊着就要走，不得耽搁。那时候就是这样的。比我们现在医院值晚班还要辛苦，但大家也是这样过来的。"② 由于那时候赤脚医生夜间出诊，都靠步行，因此相当辛苦，尤其是在一些范围比较大、地形比较复杂的大队更是如此。但因当时出诊的赤脚医生，年纪都年轻，所以在这一点上，他们感觉还能承受。

---

① 访谈人：朱春华；访谈对象：廖兴球（1947年生）；访谈时间：2015年1月28日；访谈地点：江西省宁都县黄陂镇黄陂村第二卫生所。

② 访谈者：张瑀珂；访谈对象：余炳贵；访谈时间：2013年1月25日；访谈地点：云南省楚雄州禄丰县一平浪镇中心卫生医院。

赤脚医生培训的时候多为西医，有些也懂一些中医的知识。比如，吉安市青原区富滩镇社山村的赤脚医生李得圻中西医都懂一些，曾文生医生主要是西医。据曾、李两位医生介绍，他们对农村的"一般常见病都能治疗"。合作医疗开始时，社山村一带疟疾、麻疹、小儿麻痹等病较多，疟疾、麻疹赤脚医生都能治疗，而小儿麻痹这种病，由于国家加强了卫生防疫工作，加上合作医疗提倡的"预防为主"的方针，这些病在70年代后期已经基本没有了。卫生室有各种药物一百多种，主要是西药，但限于当时的社会发展水平和经济条件，药品种类不多，数量有限，"那时的广谱消炎药有土霉素、四环素、链霉素、金霉素、青霉素等，青霉素是当时最好的消炎药。这些药有的是药片，有的是针剂"。"治感冒的药有阿司匹林、桑菊感冒片等；退烧的药是百热定；止痛的药主要是安痛定等。另外还有一些自己采制的中草药，如治疗脓疮的草药，治疗跌打损伤的中药酒和治疗小的外伤的碘酒、红药水、蓝药水，治疗皮肤病的药等。"当时没有药材市场，药品是定点购买，一般到公社卫生院或县医药公司进药，新药或治疗效果较好的紧缺药品还要定额供应。当时合作医疗站因陋就简，用于治疗的器材和设备都很简陋，主要是"'老三件'：听诊器、血压计和体温计。对医疗器材（主要是注射的针头）的消毒主要是将针头放到锅里用水煮，开始时是用家里做饭的铁锅煮，后来买了高压锅，用高压锅煮，没有更好的消毒方法。看中医则是采用传统的'望、闻、问、切'手段，如'把脉'，看舌头、看眼睛等"。① 另外，民间草药也使用一些，赤脚医生也懂一些草药知识，如果村民生毒疮、外伤瘀血一类的小毛病，一般都是自己找一些草药治疗，到卫生室来看，也只是搽些碘酒、红汞之类的药，然后赤脚医生会告诉他们找一些什么样的草药敷上。

在合作医疗时期，药物种类少且大多属于常用药，比较便宜，还由于广泛使用中草药，医药费大大降低。加上当时的管理到位，并注重赤脚医生的思想政治工作，赤脚医生是本乡本土的人，也是农民，有共同的语言、生活习俗，熟悉患者家庭情况，不但随叫随到，在治病过程中

① 访谈人：李德成；访谈者：曾文生（1948年生）；访谈时间：2014年7月29日；访谈地点：江西省吉安市青原区富滩镇宋溪街诊所中。

还会关心安慰病人，而且服务热情，病人对赤脚医生都很满意。因此，在当时的社会经济条件和村民的医疗消费水平下，赤脚医生与患者之间关系和谐融洽。

赤脚医生在为农民进行防病治病过程中，始终是以患者为中心，处处为患者着想。大多数赤脚医生所接受的是中西医混合式的训练，所以在对患者的治疗过程中，他们尽可能多地使用自己采挖的中草药或免费的针灸等为他们医治，以减轻患者和合作医疗站的经济负担。因为"赤脚医生都知道，如果仅从消费西医的角度考虑，每人每年两元的医疗费显然不足以支撑整个（合作医疗）体系。当时唯一的出路是，想方设法从中医的配剂中降低药物成本，包括'土方''草药'的使用"。① 正如当年的赤脚医生所反映的："当时看病能用的药和设备很少，都是土方子、偏方，村里有些偏方什么的，我就收集一些，给老百姓治。那时候没有西药，草药、针灸、推拿和拔火罐都用上了。在那种药物缺乏，设备简陋的情况下，赤脚医生们是想尽办法来为农民解除疾病的痛苦，虽然那时候苦是苦了点，但干得起劲。"②

赤脚医生是本乡本土的人，与病人有共同的语言、相同的地位，患者愿意主动与医生合作，配合诊治，及时反映情况，帮助医生做出正确诊断。"医生在诊疗过程中也能认真听取患者的意见，采取其中合理的部分，医患间有近似同等的权力和地位，诊治中发挥着医患双方的积极性。这样对消除医患隔阂、建立真诚和相互信任的医患关系、提高医疗质量是非常有利的。在医患关系上体现为注重医患之间直接、双向性的交流的特征。"③

赤脚医生的工作方式是昼夜出诊，风雨无阻，为农民送医送药到田间炕头。他们没有假日，早起晚睡，半夜被叫醒，也要上门服务；如果碰上正在吃饭，就要放下饭碗，马上看病，看完了饭也凉了。有时夜间出诊还会有生命危险，"那时候看病出诊是随喊随到。把自己的娃娃丢在

---

① 杨念群：《再造"病人"——中西医冲突下的空间政治（1832—1985）》，中国人民大学出版社 2006 年版，第 379 页。

② 张开宁等主编：《从赤脚医生到乡村医生》，云南人民出版社 2002 年版，第 200 页。

③ 应秀娟：《医学伦理学——医患关系道德》，《诊断学理论与实践》2006 年第 6 期。

屋里头就走。那时我下乡看病是背上背着娃娃，肩上挎着药箱。那年大概是 1973 年吧，有一次三更半夜到清泉村去看病回来把脚（摔）断了"。① 这是云南赤脚医生吴联凤当年的遭遇。即便如此，赤脚医生们还是一如既往，及时为患者上门服务。山东寿光赤脚医生李万臣感叹："赤脚医生出诊难，很费力。早晚不能计较，随叫随到，半夜里你也不能睡个安稳觉。常常是有人急急地来叫我。记得 1974 还是 1975 年，哪一年记不住了，反正那一年的冬天雪下得很大。我是住在村头，村子中间有条河，很深，雪下得大都盖住了，看不见。那时候正好有人病了，半夜来把我叫起来了。我就赶忙穿上衣服去他家看病人。回来的时候正好是顶着风，我就迎着雪走。到桥头的时候，雪都和桥平了，结果我就走到了桥下面。那时候要是一紧张就完了，我就尽量平心静气地用手按住雪，慢慢地从河里爬出来。后来想想还真害怕，差点就没有命了。这种事不是一回两回，常有，后来就没什么了。"② 这就是赤脚医生的工作特征。正如当时一首诗所写的：赤脚医生"……风里来，雨里去，看病认真又仔细，自力更生去采药，一心一意为集体……贫下中农欢迎你"。当时《人民日报》一篇介绍赤脚医生出诊情况的报道中写道："去年正月的一天晚上，正下着大雪，毛儿庄大队社员刘家信的女儿得了急病来叫我。我背起药箱就走，摸黑爬山过沟跑了二十多里路，到了病人家里也顾不得休息，就给孩子看病。这时，小孩脸色苍白，呼吸困难，经过一夜抢救看护，才转危为安。为了减轻社员的经济负担，我采用推拿、针灸、拔火罐等医疗方法，效果都很好。"③ 被誉为彝寨向阳花的云南华宁县大寨新村赤脚医生普凤珍，为了替农民群众防病治病，她不顾个人安危，经常风里来、雨里去，爬高山、过密林，碰到一个病人，她不满足开药了事，总是日夜按时到病人家里探望诊治，直至痊愈。遇到远路来的病人，她经常留在自己家里食宿治疗。多年来，她经常身背娃娃，肩挂药箱，走遍了全大队的家家户户，诊治过一个又一个病人。1970 年的一个

---

① 张开宁等主编：《从赤脚医生到乡村医生》，云南人民出版社 2002 年版，第 246 页。

② 张开宁等主编：《从赤脚医生到乡村医生》，云南人民出版社 2002 年版，第 199—200 页。

③ 山西省安泽县永乐公社红木垣大队半农半医刁稀武：《全心全意为贫下中农服务》，《人民日报》1969 年 6 月 26 日。

冬夜里，普凤珍刚领着满月的娃娃睡下，社员徐应和匆匆跑来叫她出诊。她立即赶到徐应和家，给他爱人治病。经过抢救，病人逐渐清醒过来，但她还是不放心，当天夜里，先后四次到徐应和家里探视。徐应和激动地说：我们的赤脚医生真好啊！① 江苏义征县金桥大队的赤脚医生在一个贫农社员患肺炎时，"每天三次送医送药，还帮助烧开水。病人在家煎药不方便，就由大队卫生室煎好送上门"。② 当时大量的报道以及如今众多赤脚医生的回忆，都反映了赤脚医生在医疗活动中想患者之所想、急患者之所急的情形。

赤脚医生在行医过程中，他们在没有设备、没有药品的情况下，总是会想尽一切办法来挽救病人生命。据当时的《人民日报》介绍，福建顺昌县埔上公社张墩大队赤脚医生吴孝勇，在社员池能兴的孩子被蛇咬伤的情况下，夜晚打着电筒，走进森林去采药。③ 山东省章丘县赤脚医生丘成富，当社员高福起的小孩患急性喉炎，严重的喉炎分泌的痰液堵住了小孩的呼吸道，小孩牙关紧闭，呼吸极其困难，生命垂危。在没有吸痰设备的情况下，就口对口地把病孩的黄臭黏痰吸出了。再经过针灸和药物治疗，仅仅花了一角七分钱，三四天的时间病就好了。④ 山西寿阳县的赤脚医生张其春也经历过同样的事情：1970 年的一个黄昏，他从 5 里外的另一个生产队出诊回来，正在生火做饭，本生产队的李奶奶的孙女将他叫去，他看到李奶奶在床上痛苦地呻吟，脸色苍白、腹部鼓胀、大便不通。他先用草药为她通气，然后洗肠。但干硬的粪块阻塞了直肠，给洗肠造成了困难。他就用手指去抠阻塞的粪块。李奶奶感到心里过意不去，张其春却一笑置之。⑤ 江西省南康县赤脚医生聂锋刚，对社员赖庆英已经窒息的早产婴儿进行人工呼吸，并将婴儿口腔中的瘀血和羊水黏

① 张开宁等主编：《从赤脚医生到乡村医生》，云南人民出版社 2002 年版，第 305 页。
② 江苏省义征县金桥大队革委会：《自力更生 勤俭办医》，《红旗》1970 年第 3 期。
③ 福建省顺昌县埔上公社张墩大队赤脚医生吴孝勇：《为贫下中农当一辈子"赤脚医生"》，《人民日报》1969 年 1 月 12 日。
④ 山东省章丘县胡山公社下白秋大队庄户医生丘成富：《我这个庄户医生是干定了》，《人民日报》1969 年 6 月 26 日。
⑤ 张开宁等主编：《从赤脚医生到乡村医生》，云南人民出版社 2002 年版，第 293 页。

液一口口吸出，将婴儿救活。[①] 这些突出的事例，反映了当时的赤脚医生有一种高尚的职业道德和无私奉献的精神。

二 耐心细致推进疾病预防

赤脚医生是国家培养出来为农民防病治病的一个群体。"赤脚医生作为我国县、乡、村三级医疗卫生防疫网中的最基层组成人员，承载着最为繁重的防治工作。各地在培训赤脚医生时，对赤脚医生的技术要求是：要学会建立卫生村的卫生知识，要掌握'三管'（管水、管粪、管食堂）、'四灭'（灭蚊、蝇、老鼠、钉螺）的知识，要掌握一般的节育技术，掌握接生技术。要掌握当地的常见病、多发病以及血吸虫病的防治技术。赤脚医生要掌握针灸、草药、草医、土方、土法。"[②] 1976 年 7 月，卫生部下发了一个《关于全国赤脚医生工作会议的报告》，报告指出："赤脚医生、合作医疗要把认真贯彻'预防为主'的方针，搞好农村卫生预防工作，作为经常的主要任务。"[③] 所以，疾病的预防工作也是赤脚医生的重要工作内容之一。

在疾病的预防工作上，赤脚医生主要致力于一些严重危害人民健康的常见地方病、流行病以及传染病的防治工作，如血吸虫病、大骨病、甲状腺肿大、肺结核、脊髓灰质炎（即小儿麻痹症）、百日咳、白喉、破伤风、麻疹、疟疾、流脑、乙脑、牛痘，等等。对其中六种病的预防，当时被称作"四苗六病"的基础免疫计划，即使用卡介苗、脊髓灰质糖丸、百白破疫苗、麻疹疫苗这四种疫苗来预防肺结核、脊髓灰质炎（即小儿麻痹症）、百日咳、白喉、破伤风、麻疹这六种疾病。

1980 年，卫生部再次下发的《关于搞好三分之一左右县的卫生事业整顿建设的意见的通知》中指出："赤脚医生要主动开展当地多发病、常见病、传染病的防治工作；要能用中西医两法防治当地的常见病，能做

---

① 《1969 年我省农村实行合作医疗的情况汇报》，江西省档案馆档案，卷号：X032 - 1 - 046。

② 李德成：《新中国前 30 年农村基层卫生人员培养模式探究》，《当代中国史研究》2010 年第 2 期，第 70 页。

③ 卫生部：《关于全国赤脚医生工作会议的报告》（卫党字〔1976〕第 17 号），卫生部基层卫生与妇幼保健司编《农村卫生文件汇编（1951—2000）》，第 421 页。

一般的清创缝合、急救处理，对'两管五改'（管水、管粪、改良水井、改良厕所、改良畜厩、改良炉灶、改良环境）、计划生育和妇幼卫生进行一般的技术指导，女赤脚医生要会新法接生。"[1] 由此可见，赤脚医生的主要工作就是预防与治疗。

当时全国各地的流行病主要有血吸虫病、麻疹、疟疾、脑膜炎、白喉、痢疾、乙脑、百日咳等，对这些疾病的预防与治疗就成为赤脚医生的主要工作。如江苏等地区，"自1970年至1972年，有上万名赤脚医生参加了血吸虫病的防治工作。昆山县1970年共治疗14万血吸虫病病人，其中80%是赤脚医生治疗的。如果仅靠原有的医务力量，需10年才能治完，最快也要4年。该省在妇女病普查期间，查出各种妇女病患者286万余人，至1972年已经治疗72%，大部分也是由女赤脚医生参与查治的。还有很多防治任务，落实到基层时，也是靠赤脚医生去完成的"。[2]

赤脚医生对当时各地的流行病、传染病和地方病，实施的预防活动主要有三个方面：一是对相关卫生防疫信息的登记、造册和上报；二是协助相关部门开展预防活动；三是对当地社员实施疫苗接种和发放预防药。

很多受访的赤脚医生都提到："（赤脚医生）除了看病，主要从事防疫工作，这是最重要的事情，防疫全是你的赤脚医生的事情，是（赤脚）医生的天职，干这个工作，什么都没有，没有报酬，只要你做医生，就必须做这件事，这是硬派（给）的事情。""防疫方面当时主要是防治疟疾、破伤风、流脑、麻疹、乙脑、白喉等。那时进行防疫工作时，不仅是要带着药，还要挨家挨户去说明，让群众接受，然后再注射疫苗。我们农村当时文盲很多，很多人不懂，不愿让自己孩子打防疫针，也不愿吃药，你甚至将水和药送到嘴边，有些孩子也不愿意吃。有时需要进行很长时间的动员，那时人卫生思想落后，工作比较难做，后来大家接受

---

① 卫生部：《关于搞好三分之一左右县的卫生事业整顿建设的意见的通知》（卫医字第11号），卫生部基层卫生与妇幼保健司编《农村卫生文件汇编（1951—2000）》，第302、304页。

② 转引自张满《我国农村"赤脚医生"制度研究——以江苏省为例》，硕士学位论文，南京大学，2014年，第28页。

了就好多了。"① "我一开始的时候是当保健员，协助上面来人调查登记地方病的情况，后来行医的时候也是预防保健医生。我们铲除了疟疾，麻疹、血丝虫、麻风病等都是我们防治的。我常带着各个生产队的卫生员到处发药，家家送药，都是送到嘴里，还要督促他们吃下去。我们整个精力就是放在疾病防治上，以防为主。血丝虫一般是夜深人静的时候才会活动。我们夜里就不睡觉，与生产队队长一起挨家挨户查血丝虫病，很辛苦的。现在很多传染病如麻疹、疟疾、血丝虫病等都消失了，就是我们那时候弄的。我当时在每个大队各找了一个卫生员，专门发药。我基本都是在外面跑，很少坐在卫生室看病，预防为主我们真正做到了。""血丝虫，比较难搞，要夜里采血，挨家挨户去敲门，有时晚上觉都没得睡，白天还要送药到地头，一日二次，当面看着群众吃完才算完成任务。现今我们这里已经看不到血丝虫、疟疾等病了，这就是我们赤脚医生的功绩。这在当时是了不起的。"②

在疾病预防上，赤脚医生一般是分工负责、分片管理。按照所在大队的地域大小、人口数量以及大队赤脚医生的人数进行分配，每个赤脚医生承担一片或几片区域。赤脚医生们将从上级卫生防疫部门领回的相关防疫药品，带到所负责的生产队去实施防疫。下生产队后，赤脚医生一般在卫生员、生产队队长或会计等人的协助，通常在他们家中设点，并由队长负责通知群众前来接受防治。一些赤脚医生提到他们下生产队进行防疫工作的情况："上面下达防疫任务，如说要预防麻疹、白喉、乙脑、流脑等。上级把疫苗发到你这里（大队）来，赤脚医生再及时分片下去生产队发药、打针。比如，接种麻疹疫苗，那是从八个月以后到十二岁以下的小孩接种，一个大队人多，一天弄不完，第二天接着干。一天要跑好几个村子，到了村子里，找到生产队长家里，要队长通知生产队里年龄适合的小孩，抱来打预防针。"③

---

① 访谈人：谢萍英；访谈对象：黄五金；访谈时间：2013 年 2 月 18 日；访谈地点：广东省韶关市乳源县大桥镇武丰区司岗村村民的家中。

② 访谈人：章丽；访谈对象：林秀英；访谈时间：2013 年 2 月 11 日；访谈地点：江西省新余市杭桥村卫生所。

③ 访谈人：朱春华；访谈对象：谢树仁（1948 生）；访谈时间：2015 年 1 月 27 日；访谈地点：江西省宁都县黄陂镇光荣敬老院。

从这些受访的赤脚医生的谈话中我们可以明显看到,当时赤脚医生对流行病、传染病的预防做了巨大的贡献,他们作为卫生防疫网最关键的一环,为农村卫生防疫事业有着不可或缺的作用。当然,从他们的话中得知,他们为此也引以为豪,认为当时在农村横行的传染病、流行病的销声匿迹,应归功于他们赤脚医生。

另外,除亲临现场进行疾病预防之外,赤脚医生还要进行卫生知识的宣传,他们利用广播、宣传栏、黑板报、传单等手段进行卫生知识宣传。"经常进行卫生知识宣传,当时主要宣讲常见病、传染病、多发病的防治知识。10天开一遍会,爱国卫生运动,下达防治任务。回村后,进行宣讲,主要以宣传栏为渠道,春天防乙脑,夏天防流脑,还有麻疹、百日咳等的防治。知识宣讲很有用,群众很欢迎。"①

还有,当时药品缺乏,没有什么药可用,国家也提倡土法上马,所以赤脚医生尽量使用中成药或者中草药,有些赤脚医生还自己种植中草药来缓解药品不足的问题。"当时我们治疗的虽然是常见病。但没什么药可用,尤其像青霉素、安乃近等常用药品很少。常常是一个大队几千口人,青霉素只分配到十支左右。所以,我们主要依靠土方法治疗,当时不是倡导一根针、一把草药治百病嘛。肚疼、头疼之类的,我们就给针灸一下或者用点药草熬点水喝下。比如,有人生疮了,就让他摘一两片苦瓜叶、蓖麻叶贴在上面,把脓毒拔出来,再搽点碘酒就好了。""当时在合作医疗站的卫生室旁边都会种一些草药,年年种,然后自己采。""当时我们这里主要还是以土方法为主,如夏天预防乙脑时,用大锅将草药熬成汤水,由生产队队长通知每个村民来喝,也能起到一些效果。"②

赤脚医生对血吸虫病的预防较为典型。江西是血吸虫重灾区,只靠血防部门的人力远远不够,因此,江西血吸虫病流行区的很多赤脚医生往往会配合血防部门实施预防活动。一位赤脚医生提到他参加灭螺的经历时说:"那做血防工作,赤脚医生我是第一个,消灭血吸虫首先就要这

---

① 访谈人:周先云;访谈对象:甘全秀 、周天仁;访谈时间:2013年2月15日;访谈地点:江西省丰城市桥东镇更新村委会。

② 访谈人:洪小丹;访谈对象:石长炉;访谈时间:2015年1月16日上午;访谈地点:江西省乐平市塔前镇马家村。

个灭螺，灭螺就是消灭血吸虫，我们这里是血吸虫流行地区，灭螺要用五氯酚钠，先将其放水里头，溶解后将药水泼出去。我们要将有钉螺的地方的土地用那个翻土机子翻过来，钉螺都是在芦材丛中，江外的芦材丛中，我们将整个的芦材丛都灭了，泥土全都给翻过来了，翻过了以后，叫每个大队派来的人，我们指挥一、两个人，挑着五氯酚钠到河水边或湖边，在那里配制好，配置比例我们把握，因为这东西有毒性的，所以那时候我们亲自把关，弄好后，将药水泼到翻过来的泥土上，对灭杀血吸虫有一定作用。"①

一般情况下，赤脚医生在进行相关预防活动时，会同步进行相关卫生防疫信息的登记，之后会进行造册和上报。此外，在针对特定传染病、地方病进行群防群治活动时，赤脚医生也会进行相关卫生防疫信息的登记、造册、上报。因赤脚医生在疾病预防工作上所作的努力，使得当时中国农村中普遍存在的严重威胁人民健康的流行病、传染病、地方病，得到了减少或控制。

由此看出，赤脚医生在卫生防疫方面起到了他们应有的作用，他们当年在疾病预防工作上做出的贡献，甚至让今天的中国还深受其惠。对于赤脚医生的作用，有些村民就说：那当时如果不是赤脚医生的话，我们农村卫生工作都不可能做得那么好，就现在农村卫生工作搞得好，都离不开赤脚医生的一份功劳，因为他们做了大量的工作，从 20 世纪 60 年代开始到 80 年代，这么短短的十多年，赤脚医生对我们村里头防治，大大地减少了一些传染病和疾病。看病走远路的疾苦，也给解决了。

赤脚医生在农村防病治病上发挥的积极作用，带来的一个显著成果就是中国人的人均预期寿命大幅提升。中国人的平均预期寿命从 1949 年前的 35 岁增加到了 2001 年的 72 岁，婴幼儿死亡率也从 1949 年前的约 200‰减少到 2001 年的 32‰以下，这是一个多么了不起的成绩，赤脚医生为此付出了无数的心血和汗水。

---

① 访谈人：周先云；访谈对象：甘全秀 、周天仁；访谈时间：2013 年 2 月 15 日；访谈地点：江西省丰城市桥东镇更新村委会。

三 积极推广新法接生

中华人民共和国成立后，我国婴儿死亡率逐年下降，这与农村逐渐普及新法接生有极大的关系。1949 年以前，我国婴儿死亡率极高，有些农村的婴幼儿死亡率则更高，据访谈中一位叫袁××（女，89 岁）老人讲，当年一个妇女一生一般要生七八胎，多的可能生十多胎，但生下不久，有的将近一半夭折，这主要与缺乏卫生知识和旧法接生有关。袁××说："当时妇女生孩子都是请村里的年纪较大的妇女，或附近村庄的女巫医和'神婆'接生，生小孩时让产妇睡在自己家很脏的床上，床上铺着烂草席或烂衣服，有些甚至坐在便桶上，便桶里垫些稻草或旧棉袄。孩子生下来后，割脐带用的是生锈的镰刀或剪刀，说生锈的镰刀或剪刀可以辟邪。"① 由于生锈的接生工具，小孩很容易感染破伤风，加上不注意卫生，所以很多小孩出生不久，就生病死了，这是旧中国农村婴儿死亡率奇高的重要原因。面对如此高的婴幼儿死亡率，1951 年中央人民政府卫生部颁发了《农村卫生基层组织工作具体实施办法（草案）》，要求各地"加强妇幼卫生工作；训练接生员改造接生婆"。并规定了改造接生婆和训练接生员的方法和步骤，还要求各地对"妇女生产方式；断脐带的方法；助产状况；孕产妇的死亡原因；婴幼儿的死亡原因等进行调查"。② 由于党和政府的高度重视，各地基层卫生组织认真执行中央的这一政策，大力培训新法接生员。例如，当时的江西省吉安市吉水县，"1951 年，开办妇幼保健员训练班两期，培训 44 名保健员，成立了 6 个新法接生站。1958 年普遍推行新法接生，接生站增至 167 个，培训了 349 名接生员"。③ 从此后，农村的妇女在生产时，大多是由这新法接生员接生。由于实行了新法接生，婴儿的死亡率大大降低。

1965 年，卫生部医学教育司向全国各省、市、自治区卫生厅局和 41 所高等医学院校发了一个《关于继续加强农村不脱离生产的卫生员、接

---

① 访谈人：李德成；访谈对象：袁××；访谈时间：2015 年 2 月 13 日；访谈地点：江西省吉安市青原区绕源村其家中。
② 《中央政府卫生部农村卫生基层组织工作具体实施办法（草案）》（1951 年），卫生部基层卫生与妇幼保健司编《农村卫生文件汇编》（1951—2000）内部资料，第 241—246 页。
③ 吉水县地方志编纂委员会编：《吉水县志》，新华出版社 1989 年版，第 492 页。

生员训练工作的意见》（以下简称《意见》）的"征求意见稿"。其中专门对接生员的新法接生提出严格要求，"对接生员的训练要求是：1. 能进行新法接生、产前检查、产妇和新生儿的简易护理；2. 能进行计划生育的宣传工作；3. 能安放子宫托和指导放置阴道隔膜"。① 这份《意见》具体详细，对农村接生员的培养指明了方向。1976 年 7 月，卫生部下发的《关于全国赤脚医生工作会议的报告》中，对赤脚医生进行计划生育和接生工作又作了进一步的指示："赤脚医生要搞好计划生育工作，积极开展宣传教育，做好技术指导，送避孕药具上门，搞好妇幼卫生工作，大力推广新法接生。"② 卫生行政部门的指示得到赤脚医生的贯彻执行，新法接生得到普及，大大提高了新生婴儿的成活率。

　　由于接生这项工作的特殊性，新法接生这一项工作都是由女赤脚医生承担。所以，在选拔和培训赤脚医生时，各地特别强调要选拔一些女性来学习和推广新法接生，并要求"在技术上要做到精益求精。能按照新法接生的基本要点做到：睡倒生，消毒断脐，保护会阴，不掏胞衣，遇到难产送医院。在复训时要提高产前检查和产后访视的质量"。③

　　赤脚医生在给产妇接生时，一般是到产妇家里，相对接生婆的老法接生，赤脚医生肩负着使用和推广新法接生的任务。通常的情况是，充分掌握了新法接生知识的女赤脚医生，在本大队开始新法接生工作后，接生婆就开始逐渐被淘汰。当时接受访谈的女赤脚医生说："我们都是推广新法接生的。""做产前检查呀"，"听胎音呀，量血压呀，这都是那个新法接生。查血就到医院里去。我们就是听胎音、量血压"。"有产妇要生了，她家属就到你家里来找你，找到你，你就去接生。接生前要做好准备工作，摆放好接生器械；消好毒，消毒就是将接生的工具在锅里用开水煮，把什么东西给准备好了，就准备给她接生。手套什么东西都要消毒呀，器械东西都要消毒呀。""在我们大队卫生室建起来了，接生婆就少了，都是我来接生，找我接的多。""我是新法接生嘛。那时候接生，

① 张开宁主编：《从赤脚医生到乡村医生》，云南人民出版社 2002 年版，第 17 页。
② 卫生部：《关于全国赤脚医生工作会议的报告》（卫党字〔1976〕第 17 号），卫生部基层卫生与妇幼保健司编《农村卫生文件汇编（1951—2000）》，第 422 页。
③ 吉水县地方志编纂委员会编：《吉水县志》，新华出版社 1989 年版，第 492 页。

大队里规定了，你就收一块钱，接一个生就收一块钱，这块钱还要交给大队。""那时也有产前检查，孕妇她自己来。她不到七八个月，都不来做那个产前检查。""做产前检查还是有好处的，如果胎位正，就顺产，胎位不正，就告诉她到县医院去，那样就更有保障。""七十年代，极少数人进行产前检查，当然也有相信的。"①

尽管在当时，有不少农村有能够熟练使用新法接生的女赤脚医生，但我们不应忽略这样一个事实，即在赤脚医生时期，农村中的接生工作是由使用新法接生的女赤脚医生和老法接生的接生婆共同来承担的。这主要是因为，当时仍然还有不少农村地区没有女赤脚医生或配有女赤脚医生时间很晚；同时，即使在有女赤脚医生的大队，受当时培训机会以及学习实践时间有限的影响，这些女赤脚医生中还有不少没有接受过新法接生培训，不会新法接生工作；或者是学过，但不娴熟，得不到人们的信任，也就难以开展新法接生工作。有农村里的老人回忆说："接生一般过去是那个小接生婆。""有接生婆，也有赤脚医生，我们村里没有赤脚医生接生，还有少数到医院里接生，当时对接生管理不严。""隔壁大队也有赤脚医生接生的，也有老接生婆接生的。""我们大队没有接生的。""接生就是到隔壁大队嘛，或者到这个公社卫生院。"②

"即便是接生工作本身存在特殊性，当时人们观念比较保守，相关部门特意选拔培训女接生员，但仍然存在有的地区缺少女赤脚医生的现象，男赤脚医生也会加入帮助产妇进行新法接生。赤脚医生时期，全国新法接生工作尤其是在农村地区取得了很大成效。"③ 新法接生对产妇和婴儿的生命安全更有保障。它的推行大大降低了新生婴儿的死亡率。

---

① 访谈人：章丽；访谈对象：林秀英；访谈时间：2013年2月1日；访谈地点：江西省新余市杭桥村卫生所。
② 访谈人：朱春华；访谈对象：胡泉水、胡勇等；访谈时间：2015年2月12日；访谈地点：江西省宁都县黄陂镇山堂村祠堂前空地。
③ 冯秀秀：《赤脚医生制度研究》，硕士学位论文，淮北师范大学，2016年。

表 3-1　　　　　全国新法接生占接生总次数的百分比　　　（单位:%）①

年份	城市	农村县一级	总计
1977	98.2	87.6	88.5
1980	98.7	90.3	91.4
1982	92.7	98.6	91.6

注：根据《中国卫生年鉴1983》第69页整理的数据。

赤脚医生群体的出现，"使划区分级和计划免疫工作的实施，以及健康教育、爱国卫生、妇幼保健、计划生育等工作都有了依托，使这些工作在科学文化还很落后的农村能够顺利地开展起来；使危害农民健康最严重的传染病、地方病逐步得到减少或消灭，从而有效地保护了农业劳动力，为发展农业生产做出了贡献"。② 以上海县为例，"1983 年，上海医科大学、上海县卫生局与美国卫生部派出专家共同合作，采用横线解剖评定方法，深入到各家各户，调查上海县 700 多户农民家庭，着重研究了农村三级医疗卫生网、医疗服务、血吸虫病防治、妇幼保健、计划生育、赤脚医生，医疗费用、卫生经济、农村卫生、乡办工业劳动卫生及生命统计等农村卫生服务工作。调查结果表明：上海县 1953 年的死亡原因，传染病是第一位，到 1973 年已下降到第六位"。③ 同样的下降速度，"上海县只用了 20 年，而美国则用了 74 年。上海县的平均期望寿命，1950 年是 44.7 岁，1980 年提高到 72.4 岁；美国在 1900 年的平均期望寿命为 49.2 岁，到 1980 年 73.2 岁。上海县仅用了 30 年的时间，就使平均期望寿命增加了 27.7 岁，美国用了 80 年时间才使平均期望寿命增加了 24 岁。出生率来说，上海县为 15‰，美国为 16‰；死亡率上海县为 6‰，美国为 10‰；婴儿死亡率上海县为 16‰，美国芝加哥为 19‰。在医疗卫生所需费用方面，上海县每人每年为 27 元，其中个人交付仅 9%，而美国为 885 美元，其中个人交付为 85%。中美两国公共卫生学者联合召开

———————

① 《中国卫生年鉴1983》，第69页。

② 张自宽等:《关于我国农村合作医疗保健制度的回顾性研究》，《中国农村卫生事业管理》1994 年第 6 期。

③ 梁永钰、张大庆:《重启中美医学交流:〈美中交流通讯〉为例》，《中国科技史料》2004 年第 6 期。

的上海县卫生服务研究工作讨论会上，中外学者专家一致认为，上海县卫生工作的成就是：农民健康指标进展迅速，且经济效益较高，是一项成功的经验"。① 与会的美国专家说："这样异乎寻常的成就未能早日向世界宣布乃是一大遗憾。"②

赤脚医生的医疗行为主要就是治病救人、疾病防疫和接生工作，其他工作有些是运动性质的，有些是临时性的工作。对赤脚医生来说，这三大工作才是赤脚医生工作重点。就全国而言，由于农民有了赤脚医生群体作为合作医疗这个最基本的医疗保障体系的忠实执行者，促使了农民身体素质的极大提高，延长了农村居民的人均寿命，从而使国民的整体平均寿命得到很大提高。"我国的平均寿命已从解放前的 35 岁上升到 2001 年的 71.8 岁，高于世界平均寿命（65 岁）和中等收入国家的平均寿命（69 岁）。同时，我国的婴儿死亡率也从解放前的 200‰左右下降到目前的 32‰，而世界的平均水平是 44‰，中等收入的国家是 30‰。如此辉煌的成就主要是在八十年代以前取得的。"③

第二节　赤脚医生制度下与患者的关系研究

一　界定及准则

（一）医患关系的含义及其模式

1. 医患关系的含义

医患关系，顾名思义，指"医（医生及医疗机构）"和"患（病人和病人家属）"的关系，是指某一个体（患者）与另一个体或群体（治疗者或医疗卫生组织）在诊疗和预防保健康复中所建立的各种联系，它是医疗活动中最重要而且是最基本的人际关系。著名医学史家亨利·西格里斯说："医学的目的是社会的，它的目的不仅仅是治疗疾病，使某个机体康复；它的目的是使人调整以适应它的环境，作为一个有用的社会

---

① 梁永钰、张大庆：《重启中美医学交流：〈美中交流通讯〉为例》，《中国科技史料》2004 年第 6 期。

② 陈海锋编著：《中国卫生保健史》，上海科学技术出版社 1993 年版，第 98 页。

③ 王绍光：《中国公共卫生的危机与转机》，《比较》2003 年第 7 期。

成员。每一种医学行动始终涉及两类当事人：医生和病人，或者更广泛地说，医学团体和社会，医学无非是这两群人之间多方面的关系。"① 他认为医患关系是整个医学实践中最本质的东西。"患者或病人的概念是一个社会概念，包括三个要素：生理的疾病；他人的判断和评价；自我及他人对疾病的认识和采取的行动。广义的医患关系中的'患'则不仅指单个的自觉疼痛、不适或出现器质性障碍产生病感体验，寻求医疗救治的病人，也包括寻求医疗保健服务的健康人，还包括了与病人有关联的家属、监护人和单位组织等组成的群体，他们协助病人进行自我诊断，采取求医行为以及不同程度地参与了医疗决策和配合医疗操作，当某些危重病人缺乏行为和判断能力时，他们还代其与医生交涉，这种关系以患者的健康恢复而告终。"②

2. 医患关系的基本模式

"在医疗活动中，医患关系一方面表现为医务人员与患者在医疗措施决定和执行的技术关系，这是医患关系的专业内容；另一方面还表现为医务人员对患者的服务质量和与伦理道德的非技术关系，其与前者同时存在。"对医患关系模式的划分，国外学者有不少提法，主要有以下三种：（1）维奇模式；（2）布朗斯坦模式；（3）萨斯—荷伦德模式。"1956 年美国学者萨斯、荷伦德根据医师和患者的地位、主动性大小，将医患关系归纳为三种类型，这一基本模式逐渐被医学界接受：① 主动—被动型：在这一模式中，医师是主动的，患者是被动的，是一种不对等的医患关系。②指导—合作型：这是一种构成现代医患关系的基础模式，患者被看作有意识、有思想的人，在医患双方关系中有一定的主动性，医者注意调动患者的主动性，医患关系比较融洽。③ 共同参与型：这是现代医患关系的一种发展模式。此类型表现是患者在医疗过程中不是处于被动地位，而是主动与医师合作，主动参与医师的诊治活动，提供各种情况，帮助医师做出正确诊断，有时患者还和医师一起商讨治疗措施，共同作出决定。"③ 在这种模式中，"人们寻求与对他们的医疗保健

---

① 何登极主编：《医学伦理学》，成都科技大学出版社 1994 年版，第 55 页。
② 孙雯波：《我国医患关系中的诚信伦理研究》，硕士学位论文，华中师范大学，2004 年。
③ 应秀娣：《医学伦理学——医患关系道德》，《诊断学理论与实践》2006 年第 3 期。

作出决策的医生之间拥有更多的平等性。医患之间的互动是一个沟通交流的过程。医患互动的有效性取决于参与者彼此相互理解的能力。然而影响有效沟通的一个主要障碍是医生与他们的患者之间在地位、教育程度、职业训练和权威方面的差别"。①

（二）历代提倡的医生行为准则

医生是一个很古老的职业。据文字记载，埃及在公元前16世纪便有专司治病的医生，中国在公元前14世纪便有了用药物治疗疾病的医生。自从医学产生和医生作为一种职业形成以来，就存在医生与患者的关系。"而医患关系作为一种社会关系的道德要求很早就引起了人们的注意。英国学者斯蒂芬·F.梅森在其《自然科学史》中考察了世界各国自然科学的历史后发现，无论在任何国家或地区，医学总是最早产生朴素人道思想的领域之一，而且人道思想一直伴随医学的始终。"② 在西方医学界，有《希波克拉底誓言》《胡佛兰德医德十二箴》等规范医学伦理的警语。并在医生就职时要求其宣誓："我愿尽自己之能力与判断力，遵守为病家谋利益之信条，并约束一切堕落及害人行为。"还对医生提出了十二条道德要求，认为"医生职业的性质决定其活着不是为自己，而是为了别人"。要求医生"救死扶伤，治病救人，不应怀有其他的个人目的。不要追求名誉和个人利益，而要用忘我的工作来救活病人"。"1949年，世界医学会采纳的医学伦理学日内瓦协议法也规定：医生必须把'一生献给为人道主义服务，凭着良心和尊严'行使职责，任何时候，医务人员'首先考虑的是病人的健康'，而且'即使受到威胁'，医务人员'也将以最大的努力尊重从胎儿开始的人的生命，决不利用我的医学知识违背人道法规。'"③

中国自古以来把医学定义为"仁术"，将"仁爱救人"作为处理医患关系的基本准则。"晋代杨泉在《物理论·论医》中说：'夫医者，非仁爱之士，不可托也。'唐代名医孙思邈在《备急千金要方·大医精诚》中

---

① ［美］威廉·科克汉姆：《医学社会学》，杨辉等译，华夏出版社2001年版，第165—166页。

② 李培英：《医患沟通的伦理清障》，硕士学位论文，西南师范大学，2003年。

③ 李培英：《医患沟通的伦理清障》，硕士学位论文，西南师范大学，2003年。

认为：'凡大医治病，必当安神定志，无欲无求，先发大慈恻隐之心，誓愿普救含灵之苦。'并提出对病人要做到'普同一等，皆如至亲之想'。南宋《小儿卫生总微论方》指出：'凡为医之道，必先正己，然后正物。'明代医学家龚信在《古今医鉴·明医箴》中认为，医生的首要条件是'心存仁义'。清代喻昌在《医门法律》中说：'医，仁术也，仁人君子必笃于情，笃于情，则视人犹己，问其所苦，自无不到之处。'叶桂强调："良医处世，不矜名，不计利，此其立德也'"。① 总之，中国历代流传下来的"仁爱救人"的医患关系准则，要求为医者同情病人疾苦，精研医术，一心救治病人的生命，对待病人一视同仁，不把病人视作谋取钱财的对象。"仁爱救人"的思想不仅是中国历代推崇的美德，在西方亦然。历史表明，不同时期的医学都将"救死扶伤"作为宗旨，都把"仁爱救人"作为调整医患关系的准则。

二　赤脚医生与患者的关系

1. 平等相待、亲如家人的医患关系

历代著名医家都提倡追求相互平等、相互尊重、相互合作的医患关系。中华人民共和国成立后，建立了社会主义制度，更是提倡人与人之间的关系是相互平等和一致的，认为人们之间只有社会分工的不同，没有高低贵贱之分。这种互相平等、互相服务、共同进取的新型人际关系，使医生和病人的关系，在根本利益一致的前提下，获得了从来不曾有过的和谐发展。但是，在诊疗过程中，由于医务人员处于主导地位，患者处于依从地位，因此，要建立相互尊重、平等相待的医患关系，主要是靠医务人员的道德觉悟。赤脚医生由于受当时意识形态宣传的影响，在培训时又受到不断的政治思想教育，使他们在医疗过程中医德高尚，有一种"普世救人的道德情操"，对病人表现出无限的关怀。在合作医疗范围内，不管是任何人患病，到医疗站看病或者请他们出诊，他们都一视同仁，热情地给予诊治。他们不但能及时给病人治病，还对困难的病人的生活也予以照顾。如山西沁县赤脚医生刘常在，当村里一个鳏寡老人病了，没有人照顾时，就接到自己家里住了一个月。他不仅为病人治病，

---

① 《历代医德论述选译》，天津大学出版社1990年版，第128—129页。

还照顾其生活。他说：病人"刚来的时候，他的袜子都脱不下来，下肢浮肿……我给他拿剪子剪了袜子，洗了脚。……我上上下下给他弄干净了。只有我一个人照顾他，白天观察他的情况，给他做饭吃，专门去药材公司给他买药，他的药不常用，我得专门去。我晚上看书，查些书制定他的治疗方案。经过一个月的精心治疗，他高高兴兴地走出诊所（回家）"。① 广东曲江县的赤脚医生谭永娥，是一个有五个孩子的母亲，她到群英生产队去接生，遇上产妇的丈夫要到县城去开会，无人照顾，她就留下来细心照顾，在产妇家里待了四天才回家。② 山东有位女赤脚医生于爱海，在她所在的大队有位单身赵大娘，患了重病，她日夜守在赵大娘的身边，打针服药。在她的精心护理下，大娘的病很快痊愈了。这样的例子举不胜举。清代名医喻昌说："医，仁术也，仁人君子必笃于情，笃于情，则视人犹己，问其所苦，自无不到之处。"正是赤脚医生这种"视人犹己"的情怀，对待患者就像对待自己的亲人一样，使病人感到无比的亲切和温暖，使他们不仅产生对赤脚医生本人的感激，还对国家制度、国家领导人也产生出无比的信赖与崇敬。这位大娘激动地说："毛主席教育的孩子就是好，比亲闺女还贴心。"③ 当然，这种对"赤脚医生"的报道，将其归之于强烈的阶级感情和为人民服务的精神，他们的奉献精神"完全是毛主席思想哺育的结果"，凸显出医生治病时政治在身体治疗方面的必要性与优先性。

2. 相互信任、以诚相待的医患关系

由于考虑到医生和患者在知识和能力上存在的不对称，古代和当代医家都论证医患关系是信托关系，这是医患关系的本质。"诚信的基础来源于病人对医生的信任，这种信任来自病人对医生社会角色的预期，这种已经制度化的预期给医生和患者之间的交往提供了稳定性、可预见性和指导性；这种信任还来自医生个人良好的声誉，在医家生存和尊重需

---

① 张开宁等主编：《从赤脚医生到乡村医生》，云南人民出版社 2002 年版，第 216 页。

② 广东曲江县樟市公社群星大队革命委员会：《关键在于提高政治觉悟》，《人民日报》1969 年 12 月 27 日。

③ 山东省革命委员会通讯组：《建立一支思想革命化的"赤脚医生"队伍》，《人民日报》1969 年 11 月 14 日。

求的推动下，经过医患间正面、重复的接触和比较而获得。"① 当年的赤
脚医生被要求医德高尚，具有强烈的事业心、责任心、同情心、良心和
好态度、好脾气，用当时的话说就是要对贫下中农无比地热爱。受这种
强烈的责任心的驱使，赤脚医生对患者是十分真诚的。大多数人虽然医
术不高，但在他们的能力范围内，会尽自己最大的努力为患者解除病痛，
如果力所不及，会诚恳地要求患者到上一级的医疗单位治疗，而且有时
还会将病人护送到上级医院。所以群众对他们的评价是："平易近人、热
心、能设身处地地为我们着想。如果有什么他们治不了的病，他们会很
诚恳地告诉我们，并给我们出主意。现在不行了，我不知道别人怎么想，
反正我希望现在的乡村医生能够凭良心办事，不要只想着赚钱，不顾老
百姓的死活。"② 由于赤脚医生这种行医作风，在乡村民间获得普遍的尊
重，形成一种和谐融洽的医疗氛围。山东日照市的赤脚医生陈常余回想
起做赤脚医生时的医患关系时，还十分感慨："那年代农村那（哪）有现
在规划得那么好，死胡同很多，夜间出诊天又黑、又没有路灯，我因为
年轻有些害怕，于是病人的家属常常提出要送我。我虽然心里愿意，可
想着不能给病人家里添麻烦。每次都婉言谢绝。可是我每次往回走的时
候，我知道他们都默默地跟在后面。直到现在每当我一想起这件事，心
里非常感动。"③ 山东日照杜家沟的赤脚医生姚廷俭有一次用人工呼吸，
将一个患肺心病、生命垂危的病人救活了，病人的三弟感动得不知说什
么好，只一个劲地说："以后若有用得着咱兄弟的地方尽管说。"④ 昆明市
官渡区罗丈村的赤脚医生席桂芬说："我本事不大，只有两年卫校学习的
经历，凭着为人民服务的精神，每天工作 10 来个小时。有一回碰到一个
急性妇科病人，解决不了，当时公路交通又不方便，我们两个女赤脚医
生硬是用小板车（将病人）送到城里的红会医院抢救。"⑤ "由于赤脚医
生这种全心全意、救死扶伤的职业信念；爱本职，高度负责的敬业精神；
热情服务、严肃认真的工作态度，使患者都对他们充满信任和感激。对

---

① 孙雯波：《我国医患关系中的诚信伦理研究》，硕士学位论文，华中师范大学，2004 年。
② 张开宁等编：《从赤脚医生到乡村医生》，云南人民出版社 2002 年版，第 191 页。
③ 张开宁等编：《从赤脚医生到乡村医生》，云南人民出版社 2002 年版，第 195 页。
④ 张开宁等编：《从赤脚医生到乡村医生》，云南人民出版社 2002 年版，第 207 页。
⑤ 张开宁等编：《从赤脚医生到乡村医生》，云南人民出版社 2002 年版，第 301 页。

照当今社会的医患关系，似乎处于两个不同的世界，且不说当今甚嚣尘上的医患关系紧张的报道（有些地方竟然紧张到医生请保镖护身的地步）"，① 就是医患之间的信任度也是大打折扣。杨念群认为，这种医患关系的不同是制度性的，也是空间性的。因为"医院的封闭空间使病人的身体与其日常生活被强制性地切割开来。在中国的一些大城市，病人与医生的关系往往可以置换成'生活场景'与'医院空间'的对峙关系"。② 而赤脚医生与患者则没有这种'空间的对峙'，因为他们的治病地点有时是田间地头，有时是患者家的床铺炕头。哪里有人患病，他们就出现在哪里。这就使得赤脚医生与病人的关系，在很大程度上变成了传统的"医患关系"的再现。

3. 赤脚医生清廉正直，医患之间和谐融洽

古代名医抱定以"仁爱救人"的崇高目的，在医疗实践中表现了清廉正直的优良品质。三国时董奉，每天给人治病，对生活贫穷的人一般不收他们的钱财，只是在病愈后，要他们栽杏树一株，病重者栽五株，"如此数年，得十万余株，郁然成林"。③ 造就了令人称道的"杏林春暖"的医德佳话。合作医疗时代的赤脚医生继承和发扬了这一优良传统。当年众多的赤脚医生和群众都认为：赤脚医生大都很单纯，不以看病人数的多少来发补贴。使用的药品大多数是低成本那些。他们的工作目的"就是让我们所在大队和村子的群众少生病，有病能够得到及时治疗，并没有其他经济利益考虑"。他们说："我们想的最多的，一是希望医术逐步提高，二是做一个受群众欢迎的医生。""当年的赤脚医生，没有人希望从中赚钱。为老百姓看病，得到大家的尊重和尊敬，就很有成就感。"④ "当了这么多年医生，我觉得治好一个病人比什么都强，病人健康我就快乐。"⑤ 山西大同的赤脚医生孙悌如是说。正是在这样一种心态驱动下，

---

① 陈圣祺：《解析中国当代医患关系紧张的缘由》，《中华现代医院管理杂志》2005 年第10 期。

② 杨念群：《再造"病人"——中西医冲突下的空间政治（1932—1985）》，中国人民大学出版社2006 年版，第393 页。

③ 吴中云：《中医文化谈》，北京广播学院出版社2002 年版，第27 页。

④ 张开宁等主编：《从赤脚医生到乡村医生》，云南人民出版社2002 年版，第48、52 页。

⑤ 张开宁等主编：《从赤脚医生到乡村医生》，云南人民出版社2002 年版，第80 页。

赤脚医生形成了一种良好的服务态度，无论风雨、不分昼夜，只要有人求医他们都会及时出现在患者面前。于是，那个身背药箱，头戴草帽，打着赤脚的"赤脚医生"形象，在当时既形成了一道风景，更树立了一面旗帜，一直飘扬在为农村群众解决缺医少药的前沿阵地。由于赤脚医生良好的服务态度和清正廉洁的形象，使他们受到了普遍的欢迎和尊重。我们知道，服务态度是医务人员受感情、思想和行为倾向影响的心灵表白，体现了一个医务人员的人文精神和服务理念。良好的态度是有回报的，患者返回的恰恰是你所给予的。云南华宁县赤脚医生谭美芳深有感触地说："做赤脚医生就是会越做越想做。大家都相信你，尊敬你，你也就想干好点。""就是最困难的时候，村里的人也很愿意照顾我们。虽然我们从来没有开过口，也没有想过要从乡亲、邻居那里得到什么好处，但是农忙总有人会悄悄帮你的忙。"① 云南澄江县的赤脚医生李达也有同感，他说："当时群众对赤脚医生相当尊重，比如说，我根本不敢去买菜，否则走到那（哪）都有送菜的，拿都拿不完，如果付钱，他们就不卖了。"② 这些都是村民对赤脚医生所付出的回报，也体现了一种和谐融洽的医患关系。

三　合作医疗时代良好关系的成因

1. 注重医德教育，造就了一支无私奉献的医疗卫生队伍

当年的赤脚医生无论是对其选拔、培训，还是在其医疗活动过程中，当时的有关部门都极为重视对他们的思想教育工作。赤脚医生的选拔要求"根正苗红"、热爱农村、热爱贫下中农。对赤脚医生的培训特别重视思想政治教育，当时介绍培训赤脚医生的材料写道："教学计划以阶级斗争为纲，坚持党的基本路线，始终把转变学生的思想放在首位。组织学员学习无产阶级专政理论，批判修正主义、批判资本主义倾向，批判资产阶级医疗作风。学习毛主席对卫生工作的一系列指示，坚持贯彻执行

---

① 张开宁等主编：《从赤脚医生到乡村医生》，云南人民出版社2002年版，第57—58页。
② 张开宁等主编：《从赤脚医生到乡村医生》，云南人民出版社2002年版，第290页。

毛主席革命卫生路线。"① "培训赤脚医生,以'老三篇'为基本教材,以医疗实践为课堂,做到学医先学政治,教人先教思想,在实践中学习提高。"② 对卫生工作者重视思想政治教育,这与中华人民共和国成立后,中国共产党进行的培养社会主义"新人",树立社会主义新道德风尚是一致的。1949 年后,为了塑造圣洁的共产主义"新人"和至善的新世界的道德化政治,中国共产党用政党伦理来实现政治治理,将马克思主义阶级斗争理论和中国传统修身理论相结合,以毛泽东在《为人民服务》《纪念白求恩》和《愚公移山》中所倡导的道德风尚为准则,使其成为中国人道德生活的综合指南。通过舆论工具的大力宣传和不断政治学习,道德教育深入了社会的各个角落,对每个人都产生了深刻的作用。对农村卫生人员的培养,道德指南显然也是一致的。在合作医疗普及前,对农村卫生员的培训就非常重视道德教育工作。杭州医疗队在下乡培训卫生员时,在"开课前,首先进行思想教育,突出政治,学习了'纪念白求恩''为人民服务''愚公移山'以及'我愿永远做一个农村红色保健员'等文章,明确目的,端正学习态度"。③ 这些农村卫生员(后来的赤脚医生)培训结束后,回到所在的生产大队,对他们的政治思想教育仍然继续着,"卫生员回队后,各大队党支部或队管会作了专门研究,专人负责对他们的政治思想领导工作。定期组织卫生员学习毛主席著作,对照检查思想、劳动和工作情况,以达到对卫生员进行政治思想教育"。通过学习,卫生员的"政治觉悟普遍提高了",由过去的"对病人缺乏感情,怕臭怕脏"到"工作主动积极,不论雨天黑夜,病人随叫随到"。④ 这些话语虽然打上了当时阶级斗争和意识形态宣传的烙印,但是,透过其"政治化"的语言,我们则可以看到,这其实是一种医德教育,是要求赤脚医生要医心赤诚、医言亲切、医行端庄、医术求精和医风廉洁,

① 《医院创办"社来社去"赤脚医生大专班》,江西省卫生局编《工作简报》第 4 期,1976 年 3 月 25 日,江西省档案馆档案,卷号:X111 - 1976 永 - 005。

② 江苏省仪征大队革委会:《自力更生 勤俭办医》,《红旗》1970 年第 3 期。

③ 杭州市第二批医疗队二队:《培训不脱产卫生员工作小结》(1965 年 10 月 19 日),浙江省档案馆档案,卷号:J156 - 15 - 78 (86 - 87)。

④ 浙江省农村卫生建设试点工作队:《对生产队不脱产卫生员巩固和提高工作初步体会》(1966 年 5 月 21 日),浙江省档案馆档案,卷号:J156 - 16 - 47 (65 - 67)。

要热心为群众服务。要学习白求恩"毫不利己、专门利人"的崇高思想品德，学习张思德"全心全意为人民服务"的精神。

由于合作医疗时期对赤脚医生的医德教育特别重视，使赤脚医生在为广大农村居民的防病治病过程中，能够任劳任怨，忘我工作，获得了农村居民的欢迎和尊重，使医患关系和谐融洽。

赤脚医生时代的医德教育，其中对病人无比的关心和热情，对工作认真的态度，全心全意为人民服务的精神等，对我们当今的医德教育应该有诸多的借鉴和启发作用。现代医学教育采用生物医学教育的培养模式，对学生的医德教育往往不予重视，开设的德育课程也主要是以"两课"的形式出现，而且难以结合实践，开设这样的课程有一种走过场之嫌，在实践中医德教育更是缺乏。学生在学校期间受的是纯自然式的科学医学教育。把临床医护工作变成纯自然的科学工作，出现了医生只看病不看人。这种西医主导下的医患关系和医学模式，以语言文字叙述、图像描述等形式对医学科学进行一种有意简化的描述，它决定着人们对人的生命、生理、病理、预防、治疗等医学问题的基本观点。在这种医学观的支配下，往往只见病不见人，导致医患之间联系、信任的桥梁被阻隔了。医生们在医学理论和治疗技术上可能出类拔萃，但他们对病人在医疗中的感受、是否适当和公正、是否花费最小而收益最佳、是否始终有意义等却很少关注。而往往忽视了人的存在和人的尊严，见病不见人的漫不经心或别有用心，使医患间原本浓浓的温情和关爱日益暗淡和褪色。所以，借鉴赤脚医生时代的医德教育，建立一种新的医学道德教育理念和机制很有必要。

当然，只通过医德教育是不够的，还必须有良好制度的约束，才能形成良好医患关系。

2. 特殊的制度环境和有力的监督，促使了医患关系向良性发展

制度环境体现在两个方面：一是合作医疗制度下，赤脚医生与农民患者没有直接的经济利益关系；二是合作医疗制度下的合作医疗管理委员会对赤脚医生的监督作用。

我们知道赤脚医生时代处于公社时期，"在计划经济体制下，赤脚医生报酬采取'工分计酬'的形式，赤脚医生不与患者发生直接的经济联

系。这就避免了医疗方面的诱导消费的后果，不会造成医患关系的紧张"。① 国家在政治上强调一致性，在农村经济上推行集体经济，它的运行完全是按照集体的要求进行的，赤脚医生的收入全部是由大队和生产队按工分计定，进行分配（主要是按实物形式和少量的现金补贴），收入的多寡与其医疗活动没有直接的联系。正如有的赤脚医生所说："那时赤脚医生没有收入，我们不能直接收钱，看病开处方。卫生所里有会计，我只开处方。"② 在这种工作模式下，赤脚医生没有任何经济利益驱动的愿望。另外，赤脚医生拥有免费培训、农村干部待遇和渐趋普及的免于下地劳动的特权（虽然规定赤脚医生不能脱离农业劳动，但实际上很多赤脚医生参加农业劳动的时间有限），加上他们有一技之长，这些使他们在农村有较高的地位并令村民羡慕，从而促使他们会珍惜自己的身份、热爱自己的职业，认真为村民服务。对患者而言，合作医疗资金中个人集资部分很多是从生产队公积金中先予缴纳，年终分红时再扣除，与赤脚医生也没有直接的经济联系（除少量的挂号费和注射费）。加入合作医疗后，小伤小病可到合作医疗站免费医治，大病治疗也可以报销一部分。而且当时整个国家的医疗服务、药品生产、流通、价格、人员调配以及其他的卫生资源都由国家控制，因此药品相对比较低廉，赤脚医生还常用免费的中草药，这就大大减轻了患者的经济负担。再者，在传统上，医生在乡村民间普遍获得尊重，有较高的声望和地位，加上村民普遍文化水平较低，对医学知识更是缺乏了解，就医渠道狭窄，对赤脚医生有种敬畏和依赖感，所以对赤脚医生也较信任。由于医患之间没有建立直接的经济利益，再加上政治思想工作做得好，赤脚医生服务仔细、周到。因此，医患关系和谐融洽。

有人认为，医患关系的好坏决定因素在于医生。医生在行医过程中既与是否忠实于自己的职业道德，所处的环境、所受的教育有关，还与制度的监督约束是否严格有关。合作医疗时期，对赤脚医生的制度约束是比较严格的。曾做过赤脚医生的刘运国博士说："赤脚医生除了有集体

---

① 杨念群：《再造"病人"——中西医冲突下的空间政治（1832—1985）》，中国人民大学出版社2006年版，第390页。

② 张开宁等编：《从赤脚医生到乡村医生》，云南人民出版社2002年版，第61页。

经济作支撑外，还受到很强的制度约束。例如，那时赤脚医生学习抓得很紧，每半个月就有一次会议，传达上级的工作要求，无条件地执行疾病预防任务。"当时，各地都成立了合作医疗管理委员会，而管委会中起监督作用的是贫农协会代表。此外，农村还有大量的驻队工作队，工作队有从公社来的，有从县级甚至省级来的，工作队与农民同吃、同住、同劳动，能够随时了解群众的意见。农民代表和工作队员对村干部、赤脚医生都有监督作用。如果群众反映赤脚医生的服务不好、办事不公道、巴结干部、群众不满意，这个赤脚医生就可能当不下去了。"只要有群众经常反映，对你有意见，或者出了差错，就对你进行调整，要求你把药箱一交，你就停止工作了。在那个年代，交出药箱、停止工作，对赤脚医生来说，已经是奇耻大辱了。所以大家在工作中都特别小心谨慎。"①不但如此，赤脚医生还要经常接受群众的评议。山西赤脚医生刘万平介绍当时的情况时说："那阵儿不叫辛苦。人家叫你干这份工作，就得胜任，咱当时就怕说态度不好，贫下中农那阵儿每年都有一次评议，说这个人能用还是不能用，这不是糊弄，不能说当上就完事了，都得评议。"②有些严格的地方，"半月开一次讲用会，半年初评，年终总评"。③有的地方检查评议的内容包括："合作医疗站防病治病的情况，赤脚医生的思想和工作，还要审批经费开支等事项。"④当时有的地方的医疗站还建立政治工作制度。以江西省奉新县为例，"各医疗站都建立了一整套政治工作制度，开展大学解放军和创'四好'运动，每隔十天坚持进行一次讲用会，一次批判会，一次民主生活会。实行一季一整风，半年初评，年终总评"。⑤赤脚医生在群众评议过程中要做批评和自我批评，检查工作中是否有服务不周到、群众不满意的地方，上级交代的任务是否按时按质按量完成。如果工作出现差错的还要批判自己的资产阶级个人主义思想。

① 张开宁等编：《从赤脚医生到乡村医生》，云南人民出版社 2002 年版，第 49—50 页。

② 张开宁等编：《从赤脚医生到乡村医生》，云南人民出版社 2002 年版，第 69 页。

③ 招远县革命委员会：《沿着毛主席无产阶级卫生路线阔步前进》，山东人民出版社 1971 年版，第 8 页。

④ 《1969 年我省农村实行合作医疗的报告》，江西省档案馆档案，卷号：X023 - 1 - 046。

⑤ 《奉新县巩固和发展合作医疗的做法和经验》（1970 年 10 月），江西省档案馆档案，卷号：X111 - 1970 长 - 003。

这样，政治挂帅、突出政治便变成了道德挂帅、突出道德，政治教育便变成了道德教育，成了毫不利己、专门利人与无我主义的教育。

"制度形成的优越地位和约束办法，当然会给赤脚医生造成道德回报的压力。"① 所以赤脚医生在行医过程中心怀谨慎，服务热情，医德高尚，使医患关系处于一种良好的境况。反观"当今社会，政治时代的远去，思想文化和价值等的多元化发展，加上市场经济的冲击，使原有的带有应然性和较高层次要求的道德观念变得黯然，医学道德规范的约束力明显弱化。在这种缺乏对医疗行业的监督，医学道德规范的约束力不断弱化的情况下，医学一旦沦为主宰病人生死的权杖，以及谋生或牟利的工具，而又没有有力的约束和监督，必然滋生腐败"。② 所以医患关系紧张就在所难免。

3. 赤脚医生所处的社会环境容易生成一种平等的医患关系

合作医疗时代之所以会出现良好的医患关系，除重视对赤脚医生的医德教育和较强的约束监督机制外，与赤脚医生所处的熟人社会环境也有关系，使得制度约束和人情约束混合发生作用。张佩国在研究近代江南乡村地权时认为："从人际互动的角度看，中国社会实际上是一个关系本位社会，关系成为一种可供分配的资源。""关系网络是以亲缘、地缘关系为主要内容，将个人的时空位置相对凝固化的人与人关系的互动体系。"③ 合作医疗大多是以大队举办为主，赤脚医生所面对的患者或潜在患者都是熟人，他们低头不见抬头见，在这种熟人网络社会中，"赤脚医生和病人之间，除了医患关系之外，还有着多种的关系——乡亲关系、邻居关系、亲戚关系、熟人朋友关系……所以，病人在一般的伤风感冒、头疼脑热来向赤脚医生求医时，对医生在情感上的信任程度，自然也就比大医院的医生高，乐于接受赤脚医生的治疗。与城里大医院的医生相比，农村的赤脚医生能够在更大程度上了解与病人疾病相关的具体社会问题，这在相同的治疗和用药情况下，更能提高疗效。现代医学最提倡

---

① 杨念群：《再造"病人"——中西医冲突下的空间政治（1932—1985）》，中国人民大学出版社 2006 年 3 月版，第 390 页。

② 孙雯波：《我国医患关系中的诚信伦理研究》，硕士学位论文，华中师范大学，2004 年。

③ 张佩国：《近代江南乡村地权的历史人类学研究》，上海人民出版社 2002 年版，第 62 页。

的行医治病中的'人文关怀'，其实它的最质朴的形式在中国农村赤脚医生和乡村医生的身上已经体现。发现、肯定和倡导这种精神，是有积极意义的，因为它可以使赤脚医生在有限的医疗设备下，更有效地为病人治疗疾病，以经济成本意义上较低的投入得到治疗效果意义上较高的回报"。①

另外，"赤脚医生并不只是支配着病人，他们与病人在一般情况下处于一种较为平等的地位，病人的自我形象不因求医而降低。农村居民之所以更愿意找赤脚医生（包括现在的乡村医生）看病，除了方便和便宜之外，由于自己感到与医生有着平等关系，而不会受到医生居高临下的斥责和冷淡漠然的怠慢，农民和赤脚医生之间有一种较为平等的医患关系，这是一个潜在的心理因素"。② 而且，赤脚医生是本乡本土的人，他们与患者有共同的语言、共同的习俗，彼此相互了解，可以随心所欲地进行交流，克服了大医院中患者与医生交流的障碍。沃林斯基认为："医患关系中有两个障碍：影响交流的等级障碍；影响交流的文化障碍。当病人和医生相遇时会有一定程度的交流，病人要把迹象和症状告诉医生；医生要对病人提出探查性的问题并做出诊断和治疗。假如要使交流有成效，就必须有共同的基本知识、词汇和技术水平。因为医生（不管是什么社会阶级出身）是被上层社会阶级训练出来的，他倾向于采纳他们阶层的交流技巧。相应地，病人的社会阶层越低，交流的鸿沟就越深，病人—医生关系的有效性就越小。文化障碍也可能限制病人—医生关系的有效性。"③ 医患之间的沟通交流不畅，直接影响到医疗服务的成功率和服务水平，影响到患者对医疗服务的满意度。而赤脚医生与病人之间没有等级障碍，也没有文化障碍，所以病人和医生能够做到有一种比较贴近的交流。这既沟通了医患之间的情感，又让病人理解了医生的医疗服务，还体现了医疗活动的正义、公正、义务、尊重、理解、信任、厚德、仁慈、责任和同情，充满了人性的体验、人情的慰藉和情感的相互交融。

---

① 温益群：《赤脚医生产生和存在的文化因素》，《云南民族大学学报》2005 年第 3 期。

② 温益群：《赤脚医生产生和存在的文化因素》，《云南民族大学学报》2005 年第 3 期。

③ ［美］F. D. 沃林斯基：《健康社会学》，孙牧虹等译，社会科学文献出版社 1999 年版，第 232 页。

在对病人的治疗过程中，赤脚医生对病人所关心的事情也有着较多的了解，有共同的语境，治疗方式也不完全是由医生决定后命令和强加给病人，而是通过谈话，让病人知情，与病人取得了一致性，病人的很多问题或疑虑，基本上能得到解答。所以病人对医生给自己的建议都比较乐意采纳并服从，对治疗一般疾病较满意。在选择治疗方案和用药时，赤脚医生不仅仅依据"必要"，往往还会考虑"可行"，所以病人感到很"贴心"，医患关系自然和谐融洽。

再者，"医患关系"的改变是制度性的，也是空间性的。普通的医生和病人之间一般都是纯粹的医患关系，而"赤脚医生"不一样。他们是乡村里土生土长的，他们和病人不仅仅是医患关系，还有许多复杂的关系——乡里关系、邻居关系、亲戚关系、熟人朋友关系……这在某种程度上也是一种道德与伦理约束。他们的行为处于中国农村的社会网络之中，受到周边舆论的监督。山东省寿光市洛城镇的韩百胜接受访谈时，反映了"赤脚医生"当时的心态："说句实在话，净都是本村的老少爷们，都认识，没法说不干就不干了。不管怎么着，分（工分）虽然低了点，但老少爷们对咱们也比一般的社员要好一点……也是给他们看病看多了，挺照顾的，与他们关系还是挺好的。"①

赤脚医生群体的出现，"使医疗卫生服务在城乡之间架起了一座桥梁，通过这座桥梁，把大城市已经广泛应用的现代医学传到农村来。赤脚医生通过接受上级卫生部门的培训，巡回医疗队到农村为农民诊治疾病和对农村赤脚医生的培训，使现代医学深入农村，为现代医学的发展提供了广阔的空间。改变了过去农村居民只有依靠中医来诊治疾病的局面。赤脚医生对地方病、传染病的调查、登记以及向上级卫生部门的报告，对防治和消灭传染病有很大的帮助"。②

在赤脚医生制度下，由于加强了对赤脚医生的医德教育，对赤脚医生的医疗行为又有一种约束监督机制，加上医患之间生活在共同的生活区间，地位较为平等，彼此之间的关系有互动性，在制度和人情的双重

---

① 张开宁等编：《从赤脚医生到乡村医生》，云南人民出版社 2002 年版，第 101 页。
② 杨念群：《再造"病人"——中西医冲突下的空间政治（1832—1985）》，中国人民大学出版社 2006 年版，第 389 页。

约束下，医患之间的关系和谐融洽。对赤脚医生不论在培训时，还是在平时的政治学习中，都注意对他们进行政治思想教育（医德教育）工作，加上赤脚医生与农民患者没有直接的经济利益关系，避免了医方诱导消费的后果；群众与合作医疗管理委员会对赤脚医生又有严格的监督；赤脚医生还处于一个熟人社会的环境中。这些因素的结合，使赤脚医生在行医过程中与患者建立起了一种相互信赖、亲密合作、平等相待的关系。

赤脚医生是中国在社会经济不发达情况下产生和发展起来的，受政治观念和政治动员的影响较大。其体现为："首先，按照政治观念选拔和培养赤脚医生。其次，通过媒体宣传和社会表彰来鼓励和制约赤脚医生，使其按照社会对自己的要求来塑造、表现和发展自身行为。再次，赤脚医生和村民之间由于受到血缘、地缘关系的影响而表现为熟人社会下复杂的网络关系。在这一网络中受到相应的监督与社会道德制约。"① 赤脚医生和村民之间的道德性规范，"使其在心理上弱化了与村民之间不平等的劳作地位，同时赤脚医生并不完全支配着病人、治疗方式也不完全是由医生决定后命令和强加给病人，而是通过谈话让病人知情，与病人取得了一致性，所以病人对医生给自己的建议都比较乐意采纳并服从，对治疗一般疾病较为满意。除医患关系之外，赤脚医生和其治疗对象还有其他一些在共同生活的社区中所形成的人际关系，病人和医生之间在心理上的很容易取得较为平等的认同"。② 由于赤脚医生和村民是基于村落地缘的乡亲关系，两者具有共同的语境、文化和道德背景，这样既易形成建立在具体人格、品性、修养和认可基础上的信任关系，同时也易受到村落内道德舆论及文化习俗的约束。

① 梁立智、吕兆丰、工晓燕：《赤脚医生时期北京村落维系医患关系的道德规范体系研究》，《中国医学伦理学》2012 年第 1 期。
② 张奎力：《赤脚医生与社区医患关系——以社会资本理论为分析范式》，《社会主义研究》2014 年第 12 期。

第四章

赤脚医生的家庭社会生活

　　赤脚医生获得了社会的广泛赞同，赤脚医生群体与患者良好的医患关系，其原因是赤脚医生不仅受当时政治氛围的影响，并受到良好的医德教育，且与患者之间存在着邻里关系、熟人关系等。而当赤脚医生取得丰富经验，对医疗卫生问题更加熟悉时，就更能够获得群众的接受、信任和支持，使其在当地获得较高的社会地位，得到农村社会的普遍认同。这些都给其家庭社会生活带来正面的影响，使赤脚医生在当时的农村成为令人羡慕的职业。

第一节　赤脚医生的家庭生活

　　赤脚医生的家庭社会生活深受其自身医生职业的影响，因为这一职业，赤脚医生在日常的生活质量、个人婚姻、子女择业以及其在村落范围内的社会地位等方面，相对当地一般社员群众有明显优势。

一　赤脚医生的收入来源

　　当时的赤脚医生一般生活在一个大家庭中，很多年轻的赤脚医生和父母生活在一起，有兄弟姐妹多人；独立成家的子女也比较多，赤脚医生的收入是该家庭的主要经济来源。赤脚医生的收入来源基本上有生产队给予的工分（主要收入）、生产大队的补贴以及少量药品补贴。但是各个地方还是有差异的。比如，"湖北长阳乐园公社的赤脚医生和大队主要干部一样记工分，过去为工资行医，现在为革命行医"。① 而上海市川沙县江镇公社的赤脚医生，"他们的收入主要有劳动收入、注射费、出诊费和大队补贴。收入的标准为保持农村一般同等劳动力的水平"。② 湖北乐园公社的做法得到推广，纷纷为全国各地仿效——以工分作为报酬，且保持农村一般同等劳动力的水平。在此情况下，中央政府在 1971 年下发了《关于巩固和发展农村合作医疗的意见》，提出解决赤脚医生报酬的具体办法："赤脚医生一年的报酬，一般应高于同等劳动力水平，并纳入生产大队的统筹。男女赤脚医生应同工同酬。此外，考虑到赤脚医生进行防病治病的实际工作需要，各地可按具体情况酌情每月给以适当的现金补贴。"③ 1979 年山东省出台的《合作医疗章程》规定："赤脚医生坚持参加集体生产劳动，开展防病治病、计划生育和种植、采集、制药等工作，亦应根据按劳付酬的原则，合理解决他们的报酬。男女赤脚医生，应实行同工同酬。"这些政策条文虽然没有具体规定赤脚医生的报酬问题，但是各地基本采用的是"工分制"。

那么如何给赤脚医生计工分呢？庞新华把山东省赤脚医生的报酬解决方式分为四种类型："（1）记全年工分，由大队补助，小队分配，高于同等劳力水平，赤脚医生参加机动组农业集体生产劳动；（2）固定全年补助工分，其差额部分参加集体生产劳动补偿，相当于或高于同等劳力水平；（3）赤脚医生以看病为主，采取误工补贴的办法，年终统算，相当于或高于同等劳力水平；（4）赤脚医生参加农业集体生产劳动，采取包产定量，但要少于一般劳力的定量，差额部分由大队统一补偿，相当于一般劳力水平。"④ 江西省吉安市青原区富滩镇社山（大队）村的赤脚医生对"工分制"介绍得比较详细。他们说：赤脚医生和大队干部一样，他们的报酬都是于所在的生产队记工分。但为了表示对他们的尊重，

① 湖北省宜昌地区革命委员会：《深受贫下中农欢迎的合作医疗制度》，《人民日报》1968年12月5日。

② 《从"赤脚医生"的成长看医学教育革命的方向——上海市的调查报告》，《红旗》1968年第3期。

③ 全国卫生工作文件之二：《关于巩固和发展农村合作医疗的意见》，江西省档案馆档案，卷号：X111 - 1973 长 - 002。

④ 庞新华：《山东省农村合作医疗制度的历史考察》，硕士学位论文，山东大学，2005年，第20页。

生产队给他们的工分是全队最高的强劳力工分。李得圻、曾文生、肖年姑三人分别属于绕园村、棠洲村和社山村三个自然村，这三个生产队的最高劳动工分是每天满分 10 分。一般情况下，一个男劳力一天全勤 9 分，最高的 10 分，女劳力 6 分，最高 8 分；曾、李两位赤脚医生是每天 10 分，肖年姑每天 8 分，除此外很少有其他补助了。李得圻介绍说："当时的报酬是和大队干部一样记工分，是归自己所在的生产队记工分，没有补助，按生产队最高劳力算；由于赤脚医生是为全大队服务，所以大队要统一核算，抹平义务工分，[①] 大队核算赤脚医生的工分给生产队，我们的报酬则按生产队的收入核算，分口粮、菜油等都是在生产队。当时按 10 分算一个工作日，我们队一般的年份一个工分值三四毛钱，好的年份可以值五毛（钱）左右。"[②] 但是各生产队的工分值却有所不同，绕园村的要低些，棠洲村和社山村的要高些。据曾文生讲，他们生产队的一个工作日值一般是四五毛钱，好的年份可以达到六毛钱左右。[③]

　　由于各地经济发展水平不同，即使同一地区不同的大队赤脚医生的报酬落实情况也会差别很大。赤脚医生报酬的落实是根据当地的实际情况具有相当的灵活性，或者说赤脚医生的薪酬并没有一定的标准，完全取决于大队。乳山县的多数大队采取了"三定一评"的办法："即定任务、定劳动、定报酬，按同等劳力计酬，对于思想、工作好，技术高，贡献较大的，经群众评议，其报酬可略高于同等劳力；对个别思想、工作表现差的，除加强思想教育外，其报酬经群众评议，亦可略低于同等劳力。"[④]"南黄公社归仁大队，四名赤脚医生，其中有一名医术比其他三

---

　　① 所谓"抹平义务工分"就是，在当时实行"三级所有、队为基础"的集体所有制下，大队干部（由于他们要管理全大队的农业生产以及修桥、修路，植树造林，修建水库等公共事务），和合作医疗的医生、民办教师等是为全大队服务，回生产队参加劳动的时间较少，但他们的劳动报酬却是在所在的生产队以计"工分"的形式获取，而上述人员有些生产队没有，有些生产队则有好几个。那么大队就要将上述人员的劳动报酬均摊给各生产队，让没有上述人员的生产队在修路、修建水库等公共事务中多承担一些任务，或上缴大队积累（公积金和公益金）时多交一些，以达到各生产队平衡。

　　② 访谈人：李德成；访谈对象：李得圻；访谈时间：2014 年 7 月 26 日；访谈地点：江西省青原区富滩镇社山村 14 组其家中。

　　③ 访谈人：李德成；访谈对象：曾文生；访谈时间：2014 年 7 月 29 日；访谈地点：江西省青原区富滩镇宋溪街上其诊所。

　　④《俺欢迎这样的庄户医生》，《大众日报》1974 年 5 月 6 日第 3 版。

人高，但服务态度不好，在评议报酬时群众一致给他评九分，其余三人按同等劳力评满分。后经公社医院和大队党支部反复做工作，群众说：'他思想工作差，报酬总得有点差距'，于是就给他评了九分八厘。通过这次现实的思想教育，这名赤脚医生有了很大转变，第二年群众给他评了满分。"①

有些地方赤脚医生还要下地劳动，且劳动量根据其性别、年龄、体力、工作量大小，一般是每年定额劳动 120—160 天，少于一般劳力的定量，差额部分由大队统一补偿，相当于一般劳力水平。赤脚医生以看病为主，采取误工补贴的办法，年终统算，相当于或高于同等劳力水平；其余看病时间要随叫随到，随叫随诊，年终根据其劳动态度、服务质量评定工分补贴。这种做法进一步细化、量化了赤脚医生的劳动，可以有效地增强其工作积极性，提高其服务水平。在实际过程中，男赤脚医生的报酬比女赤脚医生的报酬要略高一些。比较普遍的标准是男赤脚医生每天的工分为 10 分，女赤脚医生每天的工分为 8 分，也有的地方男女大致相同的。从一些对当年赤脚医生的访谈记录中，也可以了解到一些关于男女赤脚医生待遇的基本情况，"当赤脚医生时，在大队拿工分，此外，每月还有 14 元的补助。每天 10 个工分，值当时的 0.42 元人民币，对此很满意。当时的女赤脚医生的工分为每天 8 个工分，低于男的，但她们对此满意。村里人对男女赤脚医生都喜欢，只是女性喜欢找女医生看病"。② 上面的访谈反映出同等医术的男女赤脚医生同样受当地群众欢迎，但他们在相同工作时间内所得的工分并不相同，多是男性略高于女性。

杨念群认为："大部分地区的赤医都是与社员一样拿工分，但分值均高于普通社员。"③ 山东日照地区五莲县的一个赤脚医生待遇较好，"该医生的工分与支部书记的工分一样多，1 年能比普通老百姓高 300—500 工分。1 个工分 0.35 元，所以日子还是比一般老百姓要强一些。寿光县稻

---

① 转引许三春《清以来的乡村医疗制度：从草泽铃医到赤脚医生》，博士学位论文，南开大学，2012 年。

② 张开宁等编：《从赤脚医生到乡村医生》，云南人民出版社 2002 年版，第 373 页。

③ 杨念群：《再造"病人"——中西医冲突下的空间政治（1832—1985）》，中国人民大学出版社 2006 年版，第 386 页。

田镇的赤脚医生王素英提到'大庄'就和支部书记一样的待遇，比如支部书记500分，赤脚医生就500分。'小庄'可能就没有这么多了，同时，'小庄里没大补贴'。学习的时候，小庄是1天1毛（钱），大庄是1天3毛（钱）"。① 这与大队的规模与经济发展水平有关，大队的规模大，经济基础就会好，相较而言，赤脚医生的待遇就会好点，补贴也会多一些。

山东招远县的赤脚医生赵名训又是一个说法，他说："赤脚医生拿大队干部的平均分，而不是社员的平均分。比如，大队干部高是8千分，赤脚医生一般是六七千分，而社员一般是5千分。社员生病、天气等原因不出工就没有工分。他还提到负责的赤脚医生工分比一般的赤脚医生高。"② 从以上材料看，赤脚医生能像大队支部书记一样拿工分的还是少数。但是，由于赤脚医生的政治地位较高，一般情况下所得工分应该高于社员的平均工分值。

除记工分以外，赤脚医生还有现金补助和药费差价收入。"寿光县侯镇赤脚医生李万臣刚开始干的时候，1天给赤脚医生补贴1角5分钱。后来，村里开设了卫生所，就按标准工来记，就没有补贴了。"③ 五莲县赤脚医生冯志奎"当赤脚医生的收入主要是补贴，大队也给一部分，也记工分，再就是药费的差价，总起来说收入在村里处于中等水平"。④

从政策上看，赤脚医生的报酬要按劳分配，高于或等于同等劳动力水平。可是，如果单凭等于或略高于一般劳力的工分，生活不会比普通群众好多少，但是有了现金补助和药费差价的收入就会不一样了。而且赤脚医生使用现金要比普通社员方便，通过药品差价获得了较高的收入，他们的生活水平都比普通人高。

但到了20世纪70年代末80年代初，随着农村经济政策和生产责任制的调整改革，赤脚医生的收入问题就发生了很大变化。赤脚医生因为防病治病、计划生育任务繁重，没有时间搞家庭农副业，也得不到超产

---

① 张开宁等编：《从赤脚医生到乡村医生》，云南人民出版社2002年版，第88—89页。
② 《招远市大秦家镇卫生院赤脚医生赵名训访谈记录》，转引自许三春《清以来的乡村医疗制度：从草泽铃医到赤脚医生》，博士学位论文，南开大学，2012年。
③ 张开宁等编：《从赤脚医生到乡村医生》，云南人民出版社2002年版，第199页。
④ 张开宁等编：《从赤脚医生到乡村医生》，云南人民出版社2002年版，第203—204页。

奖励，特别是在农业生产水平较低，经济条件较差的地方，困难就更大，有的弃医务农，有的转做民办教师，甚至经过多次培训已有十年以上医疗经验、技术水平较高的赤脚医生也改行了。面对这种情况，1979 年 12 月卫生部颁发了《农村合作医疗章程（试行草案）》，其中第十四条关于赤脚医生的待遇问题做出规定："赤脚医生的报酬要体现按劳分配、多劳多得的原则，可以采取工分或工分加现金补贴等方式，一般应相当于同等劳动力，技术水平高、服务态度好的也可以高于同等劳动力。男女要同工同酬。对于表现突出，完成任务好的，应比照社员的奖励办法，给予适当奖励。"① 在此基础上，1981 年国务院批转卫生部《关于合理解决赤脚医生补助问题的报告》中指出："凡经考核合格、相当于中专水平的赤脚医生，根据各地经济条件和本人情况，也可以高于或低于民办教师的待遇。"补助来源于"社队企、副业收入、或社队公益金、或诊疗业务收入、或医疗站其他收入、或地方财政给予适当补助。"② 虽然文件对规范赤脚医生（包括乡村医生）的统筹管理，仍然具有积极、长远的指导意义。但是，很多地方不予执行，赤脚医生逐渐走上了个体行医的道路，那他们的收入就千差万别了。

二　赤脚医生家庭社会生活

（一）赤脚医生的家庭生活质量

通过前文的叙述，可以看到，赤脚医生收入上在当地要高于一般社员群众，这也使得赤脚医生的总体家庭生活水平也相对要高些。在调查中就有赤脚医生说："工分多些，比别人生活要好些，比一般的社员来说肯定要好些，我们是满额的工分，还有补贴费，又是全年标准工的，高于同等劳力收入。每个月还有补助钱的，其他社员没有呀，当时几十块钱就不得了呀，一年补助几十块钱，那就蛮多了，那时候猪肉才 7 角多钱一斤。米 1 角 3 分钱一斤，我们除了工分，还有几十块钱的补助，那肯

---

① 《农村合作医疗章程（试行草案）》，卫生部基层卫生与妇幼保健司编《农村卫生文件汇编（1951—2000）》（内部资料），第 593 页。

② 《关于合理解决赤脚医生补助问题的报告》，卫生部基层卫生与妇幼保健司编《农村卫生文件汇编（1951—2000）》（内部资料），第 533 页。

定高于村里其他人的收入嘛。""有时候上级卫生部门还有一点补贴经费的，如防疫补贴经费呀什么的，那肯定要比社员生活水平高些。"①

身居海外的高默宝记述了其故乡江西省高家村的赤脚医生情况："这个村有 3 个赤脚医生，1972—1981 年实行合作医疗。赤脚医生不需要等到年终分红，可以向诊所借现金来消费。每次打一个借条，到年终再算总账。诊所并没有秘书，更不用说会计。医生自己管账。挂号费是由大队规定的，每个医生对村民的收费被看作是诊所的收入。但是没有医生会保存病人或每季的花费记录……在这个制度下，三个赤脚医生不仅不需要赤脚（下农田劳动），而且吃穿都比较好……他们过上了当地人认为的好生活。高士华在 20 世纪 70 年代建了房子，是村里唯一在 1977 年前拥有手表和自行车的人。到 20 世纪 80 年代，他又建了一所砖木结构的房子。江医生建了一所十个房间的大房子，后院有一个池塘，前院有一个停车场大，还有一个独立的厨房。他是当地少数拥有摩托车的人之一。徐医生也建了一个像城堡的房子，大厨房里有一口井，能用电抽水，是清林唯一能用自来水的人，比压力井方便得多。"② 从中可知，赤脚医生使用现金要比普通社员方便；通过药品差价获得了较高的收入；他们的生活水平都比普通人好。因此，由于赤脚医生的工分与普通社员相差不多，其收入高主要还是来自现金补贴和医疗收入。

笔者自己访谈的江西吉安青原区的赤脚医生李得圻、曾文生的情况也相似。李得圻夫妻共养育 6 个子女，还在 20 世纪 70 年代建了一栋房子，在 80 年代初又建了一栋。曾文生也有 6 个子女，夫妻俩抚养，在 70 年代也建了较大的房子。而且，子女的衣着打扮比大多数农民家的孩子好很多。接受访谈的赤脚医生都表示，家境还不错，是中等偏上水平。当问及详细收入情况时，他们往往回避具体的细节。有的赤脚医生会提到他们手中有一点权力，就会比普通人生活好。显然他们默认了赤脚医生收入高的事实。可是，如果单凭等于或略高于一般劳力的工分，生活

① 访谈人：文育兵；访谈对象：张文忠；访谈时间：2015 年 1 月 30 日；访谈地点：甘肃省陇南市西和县蒿林乡段庙村一社。

② Mobo C. F. Gao, *Gao Village: Rural Life in Modern China*, Hawaii University Press, 1999, pp. 83 – 89.

不会比普通群众好多少，但是有了现金补助和药费差价的收入就不一样了。这也是很多人想当赤脚医生的原因。

　　当然，全国各地的赤脚医生的生活状况不是都质量很高，千篇一律。我们也不能高估这种优势。这是因为，除了在工分待遇上赤脚医生仅略高于当地同等劳动力，在正常情况下，同一生产队社员之间的工分差距也不大；而且，当时各地的经济发展状况也不同，有的大队经济发展较好，对赤脚医生的补贴就高一些，有些发展差则补助少些，有些则完全没有补助。通过众多的访谈材料看，有补助的大队也不是很多。

　　而一些经济状况不是很好的农村，赤脚医生的收入比当地社员稍微高些，一旦某些赤脚医生家庭中存在一些影响生活水平的情况，如人口较多而劳力较少，或者家中有人生病，这种优势则荡然无存，有些赤脚医生家庭甚至还会成为当地的超支户。接受笔者访谈的赤脚医生中就存在这种情况。有赤脚医生说："工分就高那么一点点，在全大队我们家生活水平并不算好的，人口少的就好些，人口多都不好，比我差的也还有，比我好的就多了。我们家生活水平在本大队属于中下等。"① 赤脚医生王正国在工分上能得到高于当地一般社员的标准工，但由于其父多病，他们家还是当地的超支户。他说："与社员比我工分高些，但我家条件比较差，主要差在我父亲身上，我父亲是多病呀，从年轻的时候就有病，常年生病，所以他也就拖累了我家了。当时如果不是我父亲多病，花钱多，生活就不紧张了，那我家条件就好多了。如果那时我父亲不生病，能挣到工分了，那我家就有几个劳力了，加上我的工分是满的，靠工分就应该够了，那我家就不会有超支了。"② 这也反映，不同地方、不同家庭的赤脚医生，家庭生活状况是有较大差异的。

　　对赤脚医生来说，医生工作对个人生活有优势，也有不如意之处，其优势在于他们可以因此无须从事繁重的体力劳动。虽然当时的各级文件也规定，赤脚医生要从事农业生产不少于 120 天，但这些规定在现实的

　　① 访谈人：肖建珍；访谈对象：王振梅；访谈时间：2013 年 1 月 29 日；访谈地点：甘肃省白银市景泰县红水镇宋家庄村卫生所。

　　② 访谈人：肖建珍；访谈对象：王正国；访谈时间：2013 年 2 月 6 日；访谈地点：甘肃省白银市景泰县红水镇城华村卫生所。

运行中，因不合实际而无法实施，事实上赤脚医生不用从事农业生产。但不如意之处则是晚上经常要出诊，不管刮风下雪，还是三更半夜，病人家属来叫，都得出诊，觉都睡不好。虽然与一般社员相比，赤脚医生在体力消耗上要轻松许多，但被人看不见的辛苦也很多。当然，大多数赤脚医生对这一职业还是很满意的。

他们说："当赤脚医生不干活（指田间农活），那时候当赤脚医生，等于是村里脱产，专门给人看病，属于拿工分的脱产人员，与卫生院医生的区别就是不拿工资。与大队干部，民办教师一样，只是比他们辛苦些。那时候大队里脱产的人有教师、医生、民办教师，都基本上是脱产拿工分的，工分比一般的是好些，又不做事（指从事繁重体力劳动），一年到头，在当时是很满意的。"①

在人民公社时期，集体劳动、集体分配，赤脚医生每个月还可以得到一定的经济补贴，并且伴随着其技术的提高，地位、名誉也在升高，其生活令人羡慕。相对一般社员，赤脚医生高于同等劳动力的报酬，让他们在总体上占有一定优势，但这种优势并不大。相对而言，这个职业带来的更大优势是他们无须从事繁重的农业劳动，体力付出不多，这让他们在身心上要轻松愉悦很多。这两点就足以让当时的赤脚医生在生活质量上，大大高于当地一般社员。

（二）赤脚医生婚姻

由于赤脚医生有一门大家都需要的技术，较为体面的工作，相对较高的收入，且在事实上不用务农，所以，这一职业在当时普遍被人看好。在中国人的传统观念中，务农一直都不是一个好的职业选择，既脏又累、日晒雨淋劳作辛苦，收入又低。也因此，农村人才会十分向往城镇、脱离农村。事实上，在中国农民的内心深处，一直存有摆脱农民身份的强烈渴望，而在当时城乡二元结构社会下，农村人更是时刻梦想摆脱农民身份，成为其他职业的人。在中国农村中绝大多数人有从农的背景，赤脚医生这样一种基本不从农的职业，当然会受到人们的羡慕和青睐。同时，作为一种从医职业，在当时农村人看来，就相当于掌握了一门手艺，

---

① 访谈人：肖建珍；访谈对象：翟宗发；访谈时间：2013 年 2 月 16 日；访谈地点：甘肃省白银市景泰县草窝滩镇黑嘴子村卫生所。

而且是关系到人的身体健康的手艺。医生在乡村作为有文化、有知识的人，长期以来是受人尊敬和羡慕的。因此，赤脚医生在当时非常受人追捧。

这样的一种现实必然会影响到人的择偶观念，从而，这就使得当年的未婚赤脚医生在自身婚姻对象的选择上在当地占有相对优势。这一点，很多受访赤脚医生都有提及。"那时找对象肯定容易些，大家都认为当'赤脚（民办）老师'的，当赤脚医生的，都不一样，有文化、有本事，都好找对象呀，那小女孩没成家肯定就容易看上他嘛，哪个女孩不想嫁给条件好的。当赤脚医生条件好，收入也好，又受人看重，女孩肯定喜欢。有更好的选择，哪个愿意跟种田的呢？如果有年轻人（赤脚医生）要找对象，那说媒的人就多了，而且尽往标致的说，或者家里条件好的说了。"①

未婚女赤脚医生在婚姻对象的选择上更具有优势，在当时往往嫁得很好。有的嫁给大队干部或公社干部的儿子，或家里祖传行医的，或有工作吃商品粮的。笔者与赤脚医生的访谈中见到好几个。一位赤脚医生在讲到他们大队女赤脚医生的婚姻时说："有一个女的，她丈夫在县里吃商品粮，公公还是县里的小干部，她在大队当赤脚医生，合作医疗停办以后，就带着孩子到她老公那里去了。"②

从中可以看出，赤脚医生由于有一定的文化，有一门好的技艺傍身，社会地位在当时的农村较高，受到人们的尊重，他们寻找对象有较好的选择，多数人娶妻嫁人都能使自己较为满意，有一个较好的婚姻归宿。

（三）赤脚医生的养老问题

大部分的赤脚医生将自己的青春全部奉献给了农村的医疗卫生事业，他们曾为此而自豪，但有些赤脚医生后悔自己从事了这一职业。究其原因，主要还是合作医疗停办后的报酬及退休养老问题。和他们同时代的"赤脚老师（民办教师）"，后来大多转为正式编制的教师，退休有保障，

---

① 访谈人：李德成；访谈对象：李得圻；访谈时间：2014 年 7 月 26 日；访谈地点：江西省青原区富滩镇社山村 14 组其家中。很多赤脚医生的说法都相似。

② 访谈人：张雨萌；访谈对象：王明寿；访谈时间：2013 年 2 月 15 日；访谈地点：四川省德阳市广汉市小汉镇高槽村卫生所。

很多赤脚医生心里会不平衡。加上随着农村经济的日益发展，有的赤脚医生（乡村医生）的收入已经赶不上普通民众。在当今贫富差距日渐扩大的情况下，一些老乡村医生（即赤脚医生）的心理落差更大。"现在后悔当医生，当时还不如去当老师（曾医生先当了民办教师，后做赤脚医生）。说那时候赚钱，能赚多少钱呢，根本剩不下来什么钱。退休后待遇水平太低了，每月只有 200—300 元生活补贴。他们是觉得比老百姓高一点就行，哪有这样弄法的，我们是为全民服务的。同样是为国家办事，防治也没有钱，全是义务的。但最后待遇却相差太远，付出没有得到相应的回报。"① 在笔者接触到一些赤脚医生中，将近一半的人对目前自己的现状不满意。有一批赤脚医生，由于资格较老、年龄大，他们没有参加后期举行的许多考核。因此，没有获得乡村医生资格证。但是，他们现在很多已六七十岁，没有生活来源。据访谈者介绍，持有乡村医生资格证的赤脚医生，退休后每个月可以领取一定的退休金（各地不等，经济较发达的地方每月有 1000 多元，少的有几百元）。而那些因资格最老而没有参加考试的人并没有资格证书，则很多没有生活补贴，没有退休金（有的地方有 300—400 元）。笔者访谈的几十位赤脚医生中，他们都提到了退休后的待遇问题。"当初我们吃了那么多苦，受了那么多罪，现在一个月才给我们几百块钱生活补贴，没有退休金，连个证明退休的本子也没有。早些年我还能帮别人看看病，现在年纪大了，没有人找我看病。帮人看病的时候，还经常有人来干扰，不让看。我帮人看了几十年的病，还说我没有资格，属于非法行医。你说气人不气人。现在好了，我不看病了，那我吃什么。"② "赤脚医生名称更换后，最倒霉的是赤脚医生，付出没有得到相应的回报，其他很多地方基本已解决赤医的生活问题，而我们却没有，生活难以保障。我们把青春献给了卫生事业，但老年没有得到国家的重视，没办法安度晚年。"③ 这些谈话表明无论是在赤

---

① 访谈人：李德成；访谈对象：曾文生；访谈时间：2014 年 7 月 29 日；访谈地点：江西省青原区富滩镇宋溪街上其诊所。

② 访谈人：李德成；访谈对象：李得圻；访谈时间：2014 年 7 月 26 日；访谈地点：江西省青原区富滩镇社山村 14 组其家中。很多赤脚医生的说法都相似。

③ 访谈人：周先云；访谈对象：甘全秀、周天仁；访谈时间：2013 年 2 月 15 日；访谈地点：江西省丰城市桥东镇更新村委会。

脚医生制度发展时期，还是当今，赤脚医生的经济状况是一个问题。可见，"任何一项事业的发展，都必须有财政的支持。另一方面，60、70年代开始行医的赤脚医生现今大多已到了退休的年龄，而退休后的生活问题则是他们最关心的。他们对'赤脚医生'的退休后生活补助政策感到十分不满。一些受访者也曾多次向政府反映，但至今很多地方问题仍没有解决"。[①]

（四）赤脚医生子女的从业状况

一般来说，赤脚医生在当地农村人脉广，身份特殊，地位较高，家境较好，不但为他们自己，也为其子女的婚姻家庭生活带来较多的便利。他们的赤脚医生身份和从医经历极大地影响到其子女的职业发展道路。在笔者及张开宁先生等人访谈的上百位赤脚医生当中，大多数赤脚医生都有子女继续从事医生工作，有的甚至有多个子女从事医生工作。有的赤脚医生有一个子女在当地做乡村医生，另外的子女在县医院或省城医院当医生。有的则儿子、媳妇一起在当地行医，有的则女儿、女婿在一起开诊所。可见，在其父辈的影响下，赤脚医生的后人继续延续了他们的职业之途。继续从事医生行业的赤脚医生子女的情况一般是这样，赤脚医生的子女中学毕业后（有的初中没有考上高中，有的是高中没有考上大学），就送他们到卫校或一些民办学校培训，回来或跟着其父母行医。江西吉安的李得圻医生、曾文生医生都是子承父业，继续做乡村医生。甘肃白银的陈智宏医生、范正珠医生、冯国盈医生、冯宜贵医生、刘喜强医生等都有子女继续行医；江苏的方胜华医生、安徽的黄芹献医生、纪来发医生、王文白医生也都有子女继续当医生。

黄芹献说："我大的（孩子）毕业了就是到铜陵人民医院里去了，就是……他是当医生的，当时也认为当医生这个职业不错，小孩以后能当医生。"纪来发说："我把一个学了医，那一个学了教师。""一个儿子当了兵，（整共）三个（孩子）。"王文白说："我一个儿子是学医的，那个

---

① 张满：《我国农村"赤脚医生"制度研究——以江苏省为例》，硕士学位论文，南京大学，2014年。

也有……那这个（与我从医）也是有影响的。"① 他们的基本情况是，在当地做乡村医生收入相对较高，也受尊重，所以，基于经济、地位等方面的优越，加之父亲的影响，他的子女也乐意从事这一职业。

当然，也有少数当年的赤脚医生子女没有继续行医的。但有的是有更好的选择，如通过高考，考取了别的专业，从事别的工作。"更有少量的是当年的赤脚医生认为当医生没有前途，太辛苦，子女也没有这方面的兴趣，故而没有延续其父辈的职业道路。还有些经济比较发达的地方，乡村医生赚钱不多，就使得他们更不赞成自己的子女学医，或者子女本身不愿意学医。有的即使最开始选择从医，后面也改行了。""我们家三个小孩都没有学医的，我也不让他们学医。医生现在不是个好行业。不管是在大医院还是农村卫生机构，医患关系都很紧张，有时不管是不是医生的责任，都得由医生负。六七十年代做医生，只要不是你真的把人治死了，基本是没什么问题的。但是现在不管是不是你医生的责任，他都不让（放过）你。而且，医生没有干出什么名堂的，没有前途。经济收入又不高，维持不了一家人的生活"，江苏的姜汉笑医生如是说。张兆刚医生则是这样的一种情况，"子女对这方面不感兴趣，不是受我的影响，而是时代的影响，因为这行赚不到大钱，只能说是养家糊口。你看有几个医生现在富了的？也就那么一两个，大部分的人的收入都不怎么样。两个子女，都不做医生。之前学过，但是没从医就转做别的，因为那个比较赚钱"。②

从以上一些言论可以看出，赤脚医生长期的从医职业生涯，以及他们长期行医的职业习惯，对其子女的就业道路有较为深刻的影响。很多赤脚医生子女在自身发展上也相对优于一般农民的子女，赤脚医生子女中基本无人务农，多数从事在农村中看来较为体面的医生工作。由于有相当一部分人在于其父或其母从医，能为他们带来如经济、文化、地位、视野、人脉等方面的诸多优势，而这些对当地一般农民子女来说，是有

---

① 转引左银凤《农村赤脚医生研究（1968—1983）——以安徽省枞阳县为个案》，硕士学位论文，安徽大学，2013年，第80页。

② 转引张满《我国农村"赤脚医生"制度研究——以江苏省为例》，硕士学位论文，南京大学，2014年，第61页。

很大差距的。从赤脚医生子女的就业选择上还看出，在经济相对落后的农村地区，相对于从事农业生产等体力劳动，乡村医生这一职业仍是一个较好的选择，也不乏许多赤脚医生的子女现仍在农村医疗机构工作的情况。但在经济发展较快或者有其他相对兴旺产业的农村地区，许多赤脚医生的子女并不愿从事乡村医生这一职业。即使曾经行过医，但也因赚的没有其他当地民众多而改行。并且，在这些地区许多赤脚医生的心理优越感已经大大减低甚至觉得自己生活得不如普通民众。由此可见，经济发展的程度在一定程度上也决定了许多赤脚医生的心理状态以及对这一职业的态度。

第二节　赤脚医生的社会地位和社会认同

一　赤脚医生的社会地位

除在日常生活质量上享有优势外，赤脚医生在所处的乡土社会中，还享有相对较高的社会地位。

在与农村居民的接触过程中，不少民众对20世纪六七十年代的赤脚医生给予很高评价，赤脚医生自己也认为他们的社会地位较高。一般来说，赤脚医生在村里受到尊重，甚至崇拜。他们享有较高的威信和地位。在当时人们的心目中，赤脚医生不仅是一个治疗人们身体疾病的医生概念，更是维系熟人社会和乡村伦理关系的价值符号。从身体到心理，继而延展到社会关系、道德秩序，张开乡村社会民间网络。因此，在农民心目中，"赤脚医生"超越了其身为医生的职业性，形成了政治明星的效应。正如杨念群所提到的"身体与日常生活的联系……导致社会的信任网络建立，政治的规训，地方性知识的塑造过程"。[1] 所以，对当时农村居民来说，从生理到心理的双重依赖，"赤脚医生"不仅是医生而已。

赤脚医生的地位，不仅在当时政治地位较高，比起大队干部，经济地位也较高，除了有本生产队的最高满额工分，还有大队的补助，有些还有上级医疗部门的补助。社会地位也是很高的，赤脚医生人脉广，掌握了人人需求的一定的医疗资源，很多人都有求于他们，因为人不可能

---

① 杨念群：《如何从医疗史的视角理解现代政治》，《中国社会历史评论》2007年第8卷。

不生病。"社会经济地位可以从收入和财产两方面衡量，收入是货币的流量，财产是货币的存量，因为财产统计复杂，所以社会分层研究中通常用收入作为反映社会地位的主要指标。"社会分层研究领域"一般以财富、声望和权力作为划分社会阶层的主要依据，中国社会学研究中多采用经济指标作为社会分层的依据"。① 林坚等以不同职业农民的收入和声望为主要依据将农民划分为四个阶层："乡村管理者归于上层；乡村医生与乡村教师作为'乡村智力劳动者'归于中上层；雇工和农民工属于中下层，纯农业劳动者属于下层。"② 根据此看法，赤脚医生属于农民中的中上层阶层。一些当时做过赤脚医生的人也说："当时在大队里面，那人家都很羡慕得很呀，肯定都是属于上中等的，除掉大队里的干部，就是赤脚医生。"③ 不仅如此，当时的社员普遍对赤脚医生相当尊重，对此，很多受访的当地群众也说："对医生那当时怎么不尊重呢？那当时赤脚医生是很红的。""社员尊敬，他那当时看病，当然尊敬呀。""那当尊重了，那当年的医生很尊重。相比现在人（指乡村医生）尊重些。"温益群在《中国"赤脚医生"产生和存在的社会文化原因》一文中分析道：首先是调查表明"赤脚医生"的经济收入一般都高于当地村民的平均水平，据有的"赤脚医生"自己说，几乎和村干部差不多，他们对自己的收入情况是满意的。其次是普遍受到村民的尊敬和信任，家里有个盖房娶亲之类的大事小事，有很多人来帮忙；逢年过节大家杀猪摆宴都会请来吃饭，忙不过来去参加，请者还不高兴。云南省澄江县的"赤脚医生"李达就说："根本不敢去买菜，否则走到哪里，都有送菜的，拿都拿不完；如果付钱，他们就不卖给我了！"④ 山东省日照市五莲乡的"赤脚医生"姚廷俭则说："我老伴当年嫁给我就是因为我当'赤脚医生'。1988 年我从村里搬出去的时候，整个村里的人都出来了，他们擦眼抹泪地说：'姚大夫，你有什么困难俺们帮你，你的地就是我们的地，我们给你种，你别

---

① 李路路：《论社会分层研究》，《社会学研究》1999 年第 1 期。

② 林坚、马彦丽：《我国农民的社会分层结构和特征——一个基于全国 1185 份调查问卷的分析》，《湘潭大学学报》（哲学社会科学版）2006 年第 1 期。

③ 访谈人：文育兵；访谈对象：张文忠；访谈时间：2015 年 1 月 30 日；访谈地点：甘肃省陇南市西和县蒿林乡段庙村一社。

④ 张开宁等编：《从赤脚医生到乡村医生》，云南人民出版社 2002 年版，第 313 页。

走了。"① 这既反映了农村社会赤脚医生与当地农民的关系，也反映了当时的赤脚医生的社会地位。

"赤脚医生产生于整个农村卫生资源都十分紧缺的环境下，他们作为最基层的医疗卫生人员，掌握着大部分的农村医疗资源。农民总会生病，生病就要看医生。为了能够获得治疗，用得上药，农民对赤脚医生自然也就十分尊重。"② "那时赤脚医生肯定受尊重啊，你要是到哪家去看病，他们都是相当热情，非常尊重你的，给你让座，给你撒烟，还弄点热水给你喝喝。那时赤脚医生很受群众尊重，比如你给别人看过病，病治好了，下次碰见你的时候，他会很热情地与你打招呼，以示感激。"③ "当时做医生，在农村公社时期地位比较高，群众也比较热情，上门看病，群众都会留吃饭。"④ 受访者在被问及当时在村里的地位时，都一致表示，村民都很尊敬他们，见到他们都十分客气，笔者可以明显地感受到他们的自豪之情。

但是，随着农村经济的发展，人民生活水平的提高，农村闭塞的面貌得以转变，特别是交通和医疗卫生条件也有所改善，农民可以从多渠道获取医疗资源。选择的多样性使如今的赤脚医生（乡村医生）的地位急剧下降。

二　赤脚医生社会认同及原因

赤脚医生在农业集体化时期不仅有较高的社会地位，还得到农村社会居民和当时各级政府的普遍认可，也就是社会认同。社会认同是"个体认识到他（或她）属于特定的社会群体，同时也认识到作为群体成员带给他（或她）的价值意义"。对于赤脚医生的社会认同，王胜在《赤脚医生群体的社会认同及原因分析》一文中认为有这几个方面：首先，

① 张开宁等编：《从赤脚医生到乡村医生》，云南人民出版社 2002 年版，第 209 页。
② 张满：《我国农村"赤脚医生"制度研究——以江苏省为例》，硕士学位论文，南京大学，2014 年。
③ 访谈人：朱春华；访谈对象：夏邦庆（1945 年生）；访谈时间：2015 年 2 月 9 日；访谈地点：江西省宁都县大沽镇刘家坊夏邦庆家。
④ 访谈人：肖建珍；访谈对象：陈智宏；访谈时间：2013 年 1 月 29 日；访谈地点：甘肃省白银市景泰县红水镇羊城村卫生二所。

"'本地人'的身份认同，和看病成本低和方便"。① 其实，赤脚医生群体的社会认同首先是由国家不断建构的结果；其次，随着赤脚医生的专业知识不断丰富，专业技能不断得到应用，且服务态度良好，使赤脚医生不断得到农村居民的认可和信任；最后，赤脚医生本地人身份以及同为农民身份等身份符号特征，也是赤脚医生得到社会认同的原因。

（一）赤脚医生得到社会认同首先是由于国家的干预

赤脚医生之前，农村并没有医生群体的概念，"农村行医者都是个体身份，是分散开业的职业医生，包括：坐堂医、游医、民间医者、宗教医与巫医，国家对乡村医疗管理是比较松散"的。② 1949 年后，这种多元化的格局随着新政权的建立而有所改变，"国家对乡村医疗资源进行整合。政府提出团结中西医的方针，对医疗从业者进行调查登记和政治教育。并随后成立了农村医疗组织——集体所有制性质的联合诊所。1958年'大跃进'时，一些区卫生所、联合诊所合并为人民公社卫生院，实现了国家医疗体系向农村的延伸。'文化大革命'改变了联合诊所的模式，并建立了党支部，从而把它纳入国家医疗体系，与赤脚医生形成农村两级医疗体系。而民间医者有的成为赤脚医生，代表了民间疗法的延续。宗教医与巫医作为封建迷信受到批判。个体行医作为'单干风'和'资本主义尾巴'受到批判，要么加入联合诊所，要么停止医疗工作。这意味着传统的多元化医疗体系终结"。③

赤脚医生群体出现后，国家把传统的民间医者视为非法行医，并禁止对赤脚医生的批评，还教育群众要全力支持赤脚医生，这都有利于赤脚医生群体身份的发展和认同。从 20 世纪五六十年代开始，国家对赤脚医生赋予其行医的合法性，扩大其医疗权力，并限制或取消其竞争对手，使其得到了广泛的社会认同。

国家利用各种媒体，对合作医疗制度进行宣传、报道，对赤脚医生

① 王胜：《赤脚医生群体的社会认同及原因分析——以河北省深泽县为个案》，《中共党史研究》2011 年第 1 期。

② Xiaoping Fang, *Barefoot Doctors and Western Medicine in China*, New York：University of Rochester Press，2012，pp. 20 – 22.

③ Xiaoping Fang, *Barefoot Doctors and Western Medicine in China*, New York：University of Rochester Press，2012，p. 41.

形象进行塑造。当时最大的报纸《人民日报》的第一篇"赤脚医生"报道，《从"赤脚医生"的成长看医学教育革命的方向——上海市的调查报告》，开篇便对"赤脚医生"的身份进行了界定："'赤脚医生'是上海郊区贫下中农对半农半医卫生员的亲热的称呼。"① 这篇报道的主角之一，医生黄钰祥在多年后接受访谈时解释说，这个称呼是农民自行叫起来的，因为南方的农村都是水田，种水稻的，赤脚下水田是不能穿鞋的，所以赤脚就是参加劳动的意思。"赤脚"这一符号，代表了"赤脚医生"们的农民身份，区别于受过专业教育的且在城镇各级医疗机构医疗"坐班（工作）"的卫生技术人员。而"赤脚医生"们的来源，"绝大部分都是贫下中农子女"。

　　当时的电影《春苗》《红雨》都是塑造赤脚医生形象的影片，电影《红雨》的主题歌《赤脚医生向阳花》更是红遍全国，老少皆知："赤脚医生向阳花，贫下中农人人夸。一根银针治百病，一颗红心暖千家。出诊愿翻千层岭，采药敢登万丈崖，迎着斗争风和雨，革命路上铺彩霞。赤脚医生向阳花，广阔天地把根扎。千朵万朵红似火，贫下中农人人夸。"这首歌词可以说是赤脚医生社会认同的形象表述。《人民日报》用了大量报道批判坐在大医院里等病人上门的"资产阶级医生"，而褒扬随时出诊、对病人有着深厚"阶级情谊"的"赤脚医生"。虽然是政治斗争的需要，以此批判"修正主义路线"，宣扬"文化大革命"的"正确"。但对赤脚医生的正面影响却巨大而深远。在报道中，"赤脚医生"们创造"奇迹"的动力，往往归之于强烈的阶级感情和为人民服务的精神，他们的成功"完全是毛主席思想哺育的结果"。在艰苦的学习与行医过程中"一个伟大的声音在向他召唤着：'救死扶伤，实行革命的人道主义'"。②

　　《人民日报》报道对"赤脚医生"光辉形象的塑造，也可以理解为一种意识形态对主体的召唤，召唤的对象就是现实中众多的"赤脚医生"。意识形态的客观存在，一方面体现于它外在并有力地作用于绝大多数人，

---

　　① 《从"赤脚医生"的成长看医学教育革命的方向——上海市的调查报告》，《人民日报》1968 年 9 月 14 日第 1 版。
　　② 新华社记者：《这样的知识分子，工农兵是欢迎的——记上海川沙县江镇公社卫生院医生黄钮祥》，《人民日报》，1968 年 9 月 17 日第 1 版。

另一方面体现于它渗透于日常生活，并在日常生活中内化为人们体验自己与外在关系的一种认知实践模式——生活实践。如同马克思所说："通过传统和教育承受了这些情感和观点的个人，会以为这些情感和观点就是他的行动的真实的动机和出发点。"① 从这些对赤脚医生的报道，可以看出是国家对赤脚医生社会认同的建构。

不仅如此，对于模范的"赤脚医生"，国家和媒体还慷慨地给予他们荣誉和成就感，将他们树立为英雄、模范。上海川沙县江镇公社王桂珍说："她开始的时候只读了 51 天培训班。人家开始不相信，她能给人家看病。"然而，凭着一腔热情，赢得了乡亲们的信任。1968 年，随着《红旗》杂志和《人民日报》的报道，王桂珍成了家喻户晓的名人。"1973年王桂珍担任了江镇公社党委副书记。1974 年 5 月，第 27 届世界卫生大会在瑞士日内瓦召开。王桂珍代表中国的'赤脚医生'出席了会议，在大会上做了交流发言。在'文化大革命'的特殊政治环境下，她还到卫生部工作，成为了'三三制'的副部长级干部，可谓达到了'赤脚医生'荣耀的顶点。而湖北长阳乐园公社合作医疗制度的创始人覃祥官则一度任湖北省卫生厅副厅长、厅党委委员。除王桂珍与覃祥官之外，还有不少原本普通的'赤脚医生'成为媒体树立的英雄式人物。"②

（二）赤脚医生具备了一定的专业知识与特殊技能，使其得到农民认同

赤脚医生先是通过卫生学校或其他医疗教育机构对医学知识的简单培训，就会回所在大队的合作医疗站当赤脚医生，开始时，由于培训时间短，医学知识不够丰富，农民对他们的信任还有一定的限度。但从事医生工作一段时间后，又要经过上级医疗部门和巡回医疗队的复训、轮训，使其获得了较为丰富的基本医学知识，当赤脚医生取得丰富经验，对医疗卫生问题更加熟悉时，就会获得农民群众的信任和接受。还有少数的赤脚医生在参加合作医疗前还学习过中医，他们的医学专业知识也能得到当地农民的认可和信任。

另外，赤脚医生在农村医疗卫生服务中属全科医生，内科、外科、

① 《马克思恩格斯选集》（第 1 卷），人民出版社 1995 年版，第 611 页。
② 李静：《医学、现代国家与传媒》，博士学位论文，复旦大学，2009 年。

五官科等什么科都看；感冒、发烧、胃病、皮肤病、传染病，只要遇上
了，什么病都要治，治不了的病，就帮助病人转诊；中医、西医，甚至
草医，什么治疗方法都用，所以杨念群先生说："这群人是'不中不西、
亦中亦西'。"① 正是这种"不中不西、亦中亦西"的职业身份，"使赤脚
医生的具体工作涉及农村医疗卫生的各个方面：一是在群众中开展卫生
政策及卫生知识的宣传教育工作，普及与提高群众的科学卫生知识水平，
指导开展以'除四害、讲卫生'为中心的爱国卫生运动；调查研究当地
疾病情况和发病规律；对群众进行预防注射、接种及消毒工作；对群众
进行经常性的疾病治疗，农忙时节进行田间巡回医疗和现场急救工作；
普及新法接生及新育儿法，进行计划生育宣传及技术指导工作，监督妇
女劳动制度的执行；培养训练生产队卫生员、助产员及其他卫生服务人
员；开展计划生育工作，组织推销中、新成药，避孕用具及家常储备药
械等"。② 涉及的这些医疗卫生方面的内容，关系到每一个家庭、每一个
人的身体健康。这些工作都是具有一定的专业性和专业技术要求。而赤
脚医生在完成这些工作时都是兢兢业业，任劳任怨。特殊的专业技能和
良好的工作与服务态度，能得到各级政府和当地农村居民的赞赏与肯定，
获得大家的认可。当时的赤脚医生石长炉对此有深刻的体会："你医技
好、态度好，别人无形中就认可你、尊重你了。你技术好，在关键的时
候才能救他的命。""过去打农药中毒的多。有人中毒先叫我去治，轻的
我可以弄好，严重的治不了就赶快同社员一起将病人抬到公社卫生院去
治。那时没有交通工具，我们用竹床抬病人，太阳很毒的，人都要晒死
了，但没有人叫苦，救人要紧嘛。""一般的都说我态度好，随喊随到，
能吃苦，雨雪天、夜晚都是一样，都出诊。""老百姓对我都很好，印象
不错，看到你，见面就打招呼，对我很客气，经他门口过还要拉你吃
饭。"③ 从这些可以看出，由于赤脚医生服务态度好农民满意，从而获得
他们的信任，另外，在文化技术方面，赤脚医生时代的很多农村群众由

---

① 杨念群：《再造"病人"——中西医冲突下的空间政治（1832—1985）》，中国人民大学
出版社 2006 年版，第 372 页。
② 庞新华：《山东省农村合作医疗制度的历史考察》，硕士学位论文，山东大学，2005 年。
③ 访谈人：洪小丹；访谈对象：石长炉；访谈时间：2015 年 1 月 16 日；访谈地点：江西
省乐平市塔前镇马家村。

于自己没有进过学校读书，不识字，对医生非常相信，对"公家"选派培训出来的从医者的能力毫不怀疑。当时农村普通老百姓对医生（哪怕是只受过很短时间的培训、医术极为低级的人）的相信程度几乎近于盲目。这就使得有一定医学专业技能的赤脚医生能够得到老百姓的认同。

（三）赤脚医生"在地化"及其农民身份使其获得农民认同

前文提到赤脚医生的选拔条件是：在当地贫下中农中选拔有文化的男女青年。选拔出来后到医学机构短暂培训，培训结束后回到原籍为农民社员服务，采取"社来社去、队来队去"的原则，赤脚医生作为乡村社会的本地人，熟悉当地的生活环境，了解当地人的身体状况、家庭状况和发病特点，与患者几乎能通过血缘、地缘、业缘扯上关系，他们或是邻居、或是亲友，等等。因此，"乡民对'医生'的信任不仅取决于治疗效果的彰显，还取决于对医生本乡本土资格的认定，以及由此引发的口碑和评价"。① 赤脚医生的"本地人"身份使之易于得到村民的身份认同，和病人之间较易形成良好的互动关系。

赤脚医生除了本地人的身份，还同时为农民身份，与农民处于平等地位。赤脚医生既是医务人员，也是农民，是当地集体社员中的一分子，这样，会让农民觉得大家都是平等的，给人一种打破了社会固定分层，追求社会公平的感觉。农民把赤脚医生作为"同类人"，从农民中选拔培养出来的赤脚医生与他们服务的对象具有同样的出身，从根本上弱化了赤脚医生与村民之间不平等的地位，缩小了他们的社会地位差距。"1975年，北京市对12000多名赤脚医生进行不完全统计中，有1/3的赤脚医生劳动在120天以下，有1/4的赤脚医生劳动在120天以上，有些达到240天以上。这种半农半医的工作方式也极大地缩小了以脑力劳动为主的医生和以体力劳动为主的农民之间的社会分工差距，避免赤脚医生脱离群众。赤脚医生的工作方式也时刻提醒着他们与村民身份的平等性。"② "'赤脚医生'的农民身份在一定程度上解除了医生的社会特权，使对身

① 杨念群：《再造"病人"——中西医冲突下的空间政治（1832—1985）》，中国人民大学出版社2006年版，第361页。
② 梁立智等：《赤脚医生时期北京村落医患关系内容及特点调查研究》，《中国医学伦理学》2012年第1期。

体的管理、修复和重建的主体，由他者变成自我。由于赤脚医生是由公社挑选的，所以，赤脚医生基本上是以农民代言人的身份出现的，由此可以实现病人的权利保障。"①

赤脚医生作为农村的知识分子，且有一技之长，在当地农民中的社会声望和地位较高，加上其所掌握的医疗资源在农民心中有着至高的权威，他们掌握了一门实用技术，这门技术还关系到每个社员的身心健康、家庭幸福，在当时那种封闭生活环境中，医疗市场也相对封闭，村民们要去其他医疗机构看病都必须经过赤脚医生；并且当时的村民们经济条件有限，根本无力出去治病，他们又不懂得医疗知识只有求助于熟悉的赤脚医生，于是，农民对赤脚医生就容易产生依赖、尊重、信任、羡慕的心理。根据采访的村民回忆：当时很多农村的村民都很羡慕赤脚医生，他们到年底都能拿到很多工分，又受人尊敬。他们去病人家里治病，患者家属经常要留他吃饭，因为那时候穷，就算没酒没肉，都会拿出家中最好的来招待他们，等等。

另外，由于赤脚医生的农民身份，他们生活在农民中间，工作在农民身边，与农民同吃同住同劳动，农民如果有小伤小病，就能够方便、快捷地得到治疗。而这种便利性、优越性，报刊定性为："……是为贫下中农开辟了一种新的治病救人的好方法。"当时，《赤脚医生杂志》登载了一篇持这种说法的文章："许多情况下，在劳动的过程中就可以看病。因为社员群众是小病不下'火线'的，能够到生产第一线看病，正是赤脚医生深受欢迎的原因之一。另外，农村常见病、多发病、地方病，有许多是同当地的劳动条件、生活环境有密切联系的。经常参加劳动，还能找出当地防治这些疾病的具体方法来……广大赤脚医生只要在劳动中注意改造思想，发扬全心全意为人民服务的精神，就能够创造出许多正确处理劳动和看病关系的宝贵经验来。"②

赤脚医生不但能了解当地农村的常见病、多发病，找出治病的具体方法，还能随叫随到，出诊在田间炕头，还没有架子。相比之下，在赤

① 祝勇等：《疾病在革命中的命运：赤脚医生的圣徒式描述》，《书屋》2006年第6期。
② 韦革：《进一步抓好农村卫生工作》，《新医学》1975年第11期；贫农社员白云山：《送医送药上门是社会主义的医疗作风——批判"医不叩门"》，《赤脚医生杂志》总第303期。

脚医生出现之前，村民若要请当时农村中的郎中出诊，则不仅麻烦，而且需要的花费也不少。一位接受访谈的赤脚医生讲过："过去农村有些地方有这样的传统，我们这边将医生叫郎中，过去请一个医生都是用轿接，那代价就大了。而我们这些个医生，他叫你去你就去，他觉得你这样做事（出诊行为）相当的可以了。在大队成立前，看病的话医生都是要带轿去接，不带轿子，没哪个医生来的。来了，也只是看看，再开张单子，你自己去买药，还要包钱给他。要好多钱，跟我们那时候就不同了，我们不要多少钱，有些病就能解决。人们都把我们当好医生看待，你只要有一点本事，人家都很尊重你，信任你。"① 赤脚医生的这些行为，尤其是在出诊上与之前的郎中相比有巨大不同，让社员很是尊重和赞赏，这种尊重和赞赏很容易转化为对赤脚医生的认同。

当然，其中还有一个不可忽视的重要原因，即当时的社员与赤脚医生之间没有直接的利益联系。在当时的合作医疗制度下，赤脚医生的收入不是直接从病人手中获得，而是回生产队领取工分作为医疗服务的报酬。出诊的赤脚医生也不收出诊费，因此，赤脚医生是否积极出诊，出诊看病的态度以及认真负责的程度等这些与卫生服务相关的方面，完全不跟赤脚医生自身的收入挂钩。因此，在这样的制度设计下，赤脚医生能够获得广泛的社会认同。

总之，农村居民对赤脚医生的信任大致表现为政治信任、"本地人"身份信任以及文化技术信任三个方面。在政治信任方面，当时对赤脚医生的选拔条件要求是家庭出身好、政治思想好，使村民对赤脚医生在阶级基础和思想感情上趋向信任。由于"本地人"的身份，赤脚医生和病人之间除了医患关系，还具有其他在共同生活的社区中所形成的多重关系，并在某种程度上形成一种道德与伦理约束，使村民形成了对赤脚医生传统角色和身份的习惯性认同。在文化技术方面，赤脚医生相对来说有知识、有文化、有技术，使很多没有进过学校的农村居民，对政府选派并培训出来的，作为"本地人"的从医者的能力更是信任有加。

① 访谈人：朱春华；访谈对象：李祖新；访谈时间：2015 年 2 月 21 日；访谈地点：江西省宁都县大沽镇刘家坊李祖新家。

第五章

赤脚医生:政治与卫生工作相结合

赤脚医生制度的出现与社会主义国家制度的构建以及国家在基层的政治有着十分紧密的联系。赤脚医生制度的推广,是当时社会经济落后状况下的明智选择,更是中国共产党和毛泽东主张消灭"三大差别",替农民摇旗呐喊,进一步巩固政权合法性的重要举措。当然,与人民公社体制及"文化大革命"这个背景也是分不开的。我们知道,从中国共产党成立之初,其奋斗目标就是要建立社会主义国家制度。在中国共产党领导的革命中,农民的贡献最大,他们得到的关注也应更多,但不可否认的是农村地区医疗资源的匮乏,基本的医疗需求得不到满足。因而,中华人民共和国成立之后,中共中央对人民平等待遇、卫生现代性、缩小城乡差别等问题都较为重视。赤脚医生制度的出现与这些政治理念相关联,赤脚医生是政治与卫生工作相结合的产物。

第一节 社会主义国家制度构建
中的赤脚医生

中国共产党从其成立起,就高举共产主义的大旗,其奋斗目标就是要在中国建立社会主义制度。1949 年以后中国共产党执政后,对国家进行了一系列社会主义的改造,首先是土地改革,接着是"三大改造",在农村实行合作化。随后,开展社会主义教育运动,改变了传统中国乡村的政治、经济、文化样貌。但中国乡村历经千年、积淀深厚的文化传统与习性,不会瞬间消失。乡村的组织形式发生了改变,但人们的生活方式没有多大改变，社会关系仍然渗透着儒家的伦理精神。于是，从20世纪60年代开始，中央政府在农村进行社会主义教育运动，在思想上清除贪占思想、封建思想、资产阶级思想，在制度上确立"一大二公"的集体所有制制度。社会主义制度虽然在中国建立起来了，但当时的工农差别、城乡差别却依然巨大。在各个方面，特别是医疗卫生领域方面，存在着极大的不平等和不公平。而当这种不平等、不公平超过了当时占大多数人口的农民所能承担的限度，就会带来社会的、政治的危险。这一切不符合中共领导人构建人人平等的社会主义国家制度的宏伟蓝图。特别是新中国政府的合法性是建立在社会主义的原则基础之上的，不应当，也不能容忍这种不平等无休止地发展下去。所以，当时为缩小城市与农村医疗卫生领域的差别，把平等当作政府的优先目标，开始构建社会主义国家的制度权威。

一   制度与制度权威的阐述

制度权威指"制度的规则、规范等客体性要素，'嵌入'到主体的心理结构中，从而实现人们对制度的服从。制度权威的逻辑包括合法性、认同和权力强制三个方面，其中合法性是起点，认同是关键，权力强制是保障，三者构成完整的逻辑链条"。[①]

要阐述制度权威先要对制度进行剖析。对制度的理解，社会科学各个学科各有自己的见解：政治学因其与制度研究密切相关，所以其主要关注现实和理想中的政治制度架构。而社会学则侧重于从制度的形成机制和制度功能两个层面阐释制度。拉赫曼认为："社会中诸如宗教信仰、道德规范等文化价值能够注入和塑造组织和制度，文化价值和制度之间有直接联系，这揭示了制度的形成机制。"[②] 经济学家对制度的理解各不相同，诺斯认为"制度是社会中的游戏规则，正式来说制度是人为设计的，用于人际互动的约束条件。制度规则由正式约束和非正式约束构成。

---

① 卢德生，廖大凯：《学校多元文化建设应该处理好三对关系》，《教育科学论坛》2018年第3期。

② ［美］W. 理查德·斯科特：《制度与组织》，姚伟、王黎房译，中国人民大学出版社2010年版，第18页。

社会中的各种正式和非正式制度,建构了社会行动的意义"。① 通过以上观点我们看出:"制度是一种规则,规定权利义务关系,制度还是一种规范,承载价值观念,建构社会行为的'意义';制度有一定的作用范围,即制度运行的场域、环境会影响制度运行;制度生成及演化具备'历时性'特征,制度是持续演进的;人的理性是制度运行的前提,也可能是制度运行的障碍。"②

制度权威涉及制度与权威两个基本要素,如果制度在制定、执行和适用过程中,具备了权威的基本属性,制度权威就建立起来了。"权威"一词,是从拉丁文"autoritas"衍生出来的,现代社会对权威的谈论与马克斯·韦伯密不可分,韦伯从支配与服从的角度界定权威,他认为支配是人对某种命令的服从,基于合法性的支配与服从,谓之权威。美国学者菲尼斯则认为:"当某一个人把某个事物看作是给予他相信或者按照这一事物而去行动的充分理由,那么这一事物就被视为权威性的。"③ 在他看来,"共同善"是论证、限定权威的重要参照者,而正义和人权则是共同善的重要内容。通过以上分析可知,权威是权力使用的一种特殊状态,与权力密切相关,是权力的理想化状态;权威具有规范性属性,与道德有直接的关联;权威还涉及服从。"基于制度的逻辑和权威的属性,可以认为制度权威是指制度的规则、规范性要素,通过与制度主体的互动,内化到主体的心理结构内部,并影响外在行为方式,从而实现人们对制度的服从,实现制度所承载的秩序和价值的一种状态。制度权威包括合法性、认同和权力强制三个方面,其中合法性是起点,认同是关键,权力强制是保障。"④

合法性作为制度权威建构的起点,而认同则是制度权威建构的关键,两者结合,使人群形成心理认同感和价值归属感。我们知道,任何政治

---

① Douglass C. North. *Institution*, *Institutional Change and Economic Performance*. Cambridge University Press, 1990, p. 3.

② 程同顺、邢西敬:《合法性、认同和权力强制:制度权威建构的逻辑》,《上海行政学院学报》2016 年第 9 期。

③ John Finnis. *Natural Law and Natural Rights*. Oxford:Clarendon Press, 1980, p. 233.

④ 程同顺、邢西敬:《合法性、认同和权力强制:制度权威建构的逻辑》,《上海行政学院学报》2016 年第 9 期。

都是权利政治，作为政治规则的制度，其功能是分配社会资源、调节权利义务关系和承载价值规范，这就决定了制度演化的内在规定性使认同走向权力强制。

二 社会主义制度权威建构中的农村基层社会改造

"制度权威建构的起点是制度要具备合法性。近代以来，卢梭首次在社会契约理论背景下，提出合法性的概念。他认为国家是人们相互订立契约的产物，人与人之间的约定是合法权威的基础，因此，人民的同意是合法性的最终来源。"① 中国共产党是工农阶级的政党，其通过发动组织工农运动，进行土地革命、武装斗争夺取了全国政权，在人民的支持下建立新中国。又在人民的支持下，通过土地改革、三大改造运动，确立了社会主义制度。社会主义制度确立了，但制度的权威性在农村中还不够凸显。因为中国农村长期以来处在小农经济状态和宗族社会形态下，这种耕织结合的小农经济具有天然的封闭性、孤立性和分散性，小农经济生产方式以相互独立分散的家庭作为基本的生存单位，除血缘关系外，相互间缺乏紧密的经济社会联系。费孝通曾形象而生动地描述了这一现象："种地的人却搬不动地，长在土里的庄稼行动不得，伺候庄稼的老农也因之像半身插进土里，土气是因为不流动而发生的"；因此"乡土社会的生活是富于地方性的。地方性是指他们活动范围有地域上的限制，在区域间接触少，生活隔离，各自保持着孤立的社会圈子"。② 诚如马克思所说："小农人数较多，他们的生活条件相同，但是彼此间并没有发生多种多样的关系，他们的生产方式不是使他们互相交往，而是使他们互相隔离……每一个农户差不多都是自给自足的，都是直接生产自己的大部分消费品，因而他们取得生活资料多半是靠与自然交换，而不是靠与社会交往。"③ 正是这种分散性特征决定了农民群体以两种形态交替存在，即和平时期的一盘散沙与官逼民反而造成的集团状态。在承平时期，农

① 程同顺、邢西敬：《合法性、认同和权力强制：制度权威建构的逻辑》，《上海行政学院学报》2016 年第 9 期。

② 费孝通：《乡土中国 生育制度》，北京大学出版社 2005 年版，第 7、9 页。

③ 《马克思恩格斯选集》（第 1 卷），人民出版社 1972 年版，第 693 页。

民由于居住方式的分散性、生产方式的封闭性、社会交往与联系的局限性、思想观念上的保守性等因素,不能形成一个紧密的利益集团,人数众多的优势被组织程度的松散所抵消,更多地像散落一地的沙子,表现出来的群体力量十分微弱。这样的情形,没有权威的机构或人士的组织和管理,农民很难组织起来,形成利益集团来主张自己的利益。所以,马克思认为:农民"他们不能代表自己,一定要别人来代表他们。他们的代表一定要同时是他们的主宰,是高高站在他们上面的权威,是不受限制的政府权力,这种权力保护他们不受其他阶级侵犯,并从上面赐给他们雨水与阳光"。① 中国共产党充当了这种权威,通过数量浩大的农民干部整合了广大农村社会,打破了传统的宗族社会形态。中国革命的胜利和土地改革的完成真正铲除了"土豪劣绅"生存的社会基础,为国家权力进一步扩张提供了机会。1949 年,共产党利用其强大的组织能力,在每个村建立党支部,在每个乡镇建立党委,把国家权力深入社会基层,并打破了此前的国家政权的状态。"解放后,党政权力渗透到每一个自然村,直到每家每户。"② 共产党有效地管理着整个中国,结束了中国农村社会一盘散沙的局面,并使党和政府的方针、政策能得到及时、高效地贯彻。

共产党这种组织严密的"一体化"结构,其组织、动员社会的有效性在革命战争年代就已经形成,并发挥着巨大的作用。中华人民共和国成立后,在农村进行了土地改革和社会主义建设。在土地改革后不久,就加快了农业合作化步伐,并且循着互助组、初级社、高级社到人民公社的步骤,用短短几年时间,就完成了对农业的社会主义改造。合作化将土地等主要生产资料的个人所有制转变为集体所有。合作化过程中,乡村所有成员(包括经过劳动改造好的原地主和富农阶级的成员)都已成为社会主义集体的农民。乡村社会由分散性向有组织性转变,分散的农民无一例外地组织在集中统一的国家体系内。合作化是从政治与经济上消除了乡村社会分散状态的基础,传统的以一家一户为单位的生产方式及其封闭性的家族社会结构发生了重大变化,农民作为平等的集

---

① 《马克思恩格斯选集》(第 1 卷),人民出版社 1972 年版,第 693 页。
② 张小军:《理解中国乡村内卷化的机制》,《二十一世纪》(香港),1998 年 2 月号。

体一员在超越了血缘、家族关系的劳动集体内生活，与家族外的社会发生广泛的交往。农村社会的这种社会结构的改变，为合作医疗和赤脚医生制度迅速在全国推广提供了经济和制度上的保障。

"制度合法性还源于制度承载的价值。制度范畴包括了形式与实质两个层面，作为形式的规则承载特定的价值，价值是第一位的，而作为形式的规则是第二位的，价值是制度权威的基础。制度价值互为表里，一个社会为什么要制定和实施这样的而不是别的政治制度……凡此种种皆有人们的价值准则决定。这些价值准则是政策、制度与法律的根，而后者只是前者的藤蔓和枝叶。"① 社会主义制度经济形式是生产资料公有制，人民是国家和社会的主人，中国人民愿意接受社会主义制度，既有中国共产党努力推行的影响，因为这是中国共产党奋斗的目标，也是中国人长期以来的梦想。中国人向往的"大同社会"，向往的"有饭同吃，有衣同穿，无处不均匀，无处不保暖的社会"，与社会主义思想有很大的契合度，人们长期追求的平等、平均和公平公正，这是社会主义制度承载的价值。在这种价值目标追求中，也符合当时对社会主义制度的设计。1956 年社会主义制度确立后，1958 年就在农村大力推行人民公社制度，并将其作为社会主义制度中的一项重要制度。当时响彻全国的口号"共产主义是天堂，人民公社是桥梁"，给农民以丰富的想象及强力的意识形态引导。这一制度在中国推行了二十多年，而人民公社制度与赤脚医生制度紧密相关。当时要将人民公社改造成一种全能式的社会，其间融合各行各业，容纳各类人才，并将人不断地进行思想改造，把他们塑造成文武兼备，亦工亦农且具有高尚的共产主义道德风尚的人。这一思路也影响到对执行合作医疗制度的"赤脚医生"的塑造，赤脚医生培训时的一门重要课程就是学习《为人民服务》《纪念白求恩》《愚公移山》，而且报刊也大量宣传"白求恩式的好医生"。其目的就是要求赤脚医生像白求恩一样，成为一个高尚的人，纯粹的人，全心全意为人民服务的人。赤脚医生开始称作"亦农亦医"或"半农半医"，1968 年后改称"赤脚医生"，这些称呼既反映了基层卫生人员不脱离农业生产劳动，确认其身

---

① 程同顺、邢西敬：《合法性、认同和权力强制：制度权威建构的逻辑》，《上海行政学院学报》2016 年第 9 期。

份的认同,但也说明了培养什么人的问题。当时河南省卫生厅的一篇报道可以说是反映了这方面的观点,该报道写道:"由于随生产组织设立医疗机构,两者统一了起来,基层党组织在抓生产时,可以同时加强的党领导。通过实行合作医疗,个体开业和联合诊所都改造成为人民公社的福利单位,医药上的私有制也随之消灭;另外,由于医疗机构与生产组织密切结合了起来,也就使得医务人员与劳动人民的联系更为密切,生活在一起,随时随地向群众学习,可以大大促进医务人员的改造,加速又红又专,红透专深的进程。"①

现代政治的本质是权力政治,政治制度的功能主要是围绕社会资源的分配,形成权利义务关系和社会价值规范。对于人们的需求而言,资源永远是稀缺的,社会资源稀缺性导致公正或者正义成为人类社会生活的永恒价值诉求,因此公正或者正义被视为制度价值的首要原则。"正义是社会制度的首要价值,正像真理是思想体系的首要价值一样。某些法律和制度,不管它们如何有效率和有条理,只要它们不正义,就必须加以改造或废除",② 公正或者正义是社会主义制度的灵魂,也是社会主义国家制度权威的重要根源。中华人民共和国成立不久,劳保医疗和公费医疗制度就先后确立,初步解决了企业职工和国家公职人员的医疗问题,但广袤的农村却缺乏与之相匹配的医疗覆盖网,城乡之间的差距明显,农民几乎无力去求医问药,更不可能有富余的财力来供养专门的医生,这很不公正。城乡差别、工农差别巨大,明显有违社会主义制度原则。所以毛泽东会认为:"建国后官僚主义在党政机关的表现主要是高高在上、脱离群众、主观主义、脱离实际、贪污浪费、玩忽职守、横行霸道、压制民主、依仗权势、贪赃枉法等。"③ 这些观念与毛泽东对农村问题的关注很容易结合起来,因此,他极力要求改变农村医疗问题的现状。当时毛泽东及中央政府提出的卫生工作方针,其中"面向工农兵",是社会主义卫生工作的根本方针。"我国百分之八十以上的人口是农民,如果不

① 河南省卫生厅:《实行合作医疗是卫生事业的又一飞跃》,健康报编辑部编《介绍民办合作医疗的经验》,人民卫生出版社 1958 年版,第 4 页。

② [美]约翰·罗尔斯:《正义论》,何怀宏译,中国社会科学出版社 1988 年版,第 54 页。

③ 李长印:《对毛泽东反官僚主义思想的再认识》,《河南师范大学学报》2003 年第 5 期。

认真解决广大农民的医药卫生问题，社会主义卫生工作的方针就会落空。必须把卫生工作的重点放在农村，认真组织城市卫生人员到农村去，为农民服务，培养农村卫生人员，建立和健全农村基层卫生组织，有计划有步骤地解决农村医药卫生问题。"① 农村合作医疗和赤脚医生制度就是在这样的社会大氛围下搞起来的。

为了维护社会主义制度的公正或者说正义的首要价值原则，20 世纪60 年代开始医疗资源向广大农村倾斜，制度合法性容纳了时代价值。在当时资源匮乏的社会中，中央政府想通过制度以最大共识分配权力和资源，维持国家和社会秩序的稳定，保证社会主义制度必须是正义或者公正的，这样才能取得农民对社会主义国家的心理认同，才能使社会主义制度的功能得以实现。

"合法性要求制度彰显符合社会主义制度取向的价值观念，充分体现制度的公共性属性。社会主义制度的价值取向包括民主、平等、集体主义等，其中在社会发展层面，平等是核心内涵。平等的价值原则投射到制度领域，体现为制度必须充分体现公共属性。"② 具体到医疗卫生领域，医疗卫生建设要体现其公共属性：一方面，通过对具体身体的救治和疾病的防范，更好地增进国民的健康水平，并进而通过强健的身体，培养出勇敢的精神、有魄力和奋斗的决心，来保卫和建设好国家；另一方面，建立起一种国家与基层社会民众间的有效关联，从而激发出民众的国家意识和对国家的责任心、义务感，同时，在医疗卫生建设过程中，又通过现代科学和卫生行政等方式对国民心理和行为进行规训，从而动员社会力量、集聚社会资源达到国家崛起和强盛的目标。中华人民共和国成立后，特别是农村合作医疗和赤脚医生制度推广后，我国的医疗卫生建设取得了十分辉煌的成就，仅人均预期寿命就得到大大提高。同时，在城乡的二元结构的情况下，形成了医疗卫生建设的"群体本位"模式。

---

① 中共中央批转卫生部党委：《关于把卫生工作重点放到农村的报告》（1965 年 9 月 21日），第 25 页。

② 程同顺、邢西敬：《合法性、认同和权力强制：制度权威建构的逻辑》，《上海行政学院学报》2016 年第 9 期。

所谓"群体本位"模式，即"围绕整体国家建设需要的安排，首先将国家居民划分（主要依据身份和空间）成不同的社会群体，并为不同的社会群体设计了不同的医疗卫生提供模式：公费医疗、劳保医疗和农村合作医疗，现实的提供过程则大体按照空间的位置来具体展开。在不同的模式中，不同社会群体实际获得的医疗卫生服务和医疗卫生保障存在着较大的差异，而在同一群体内部则体现出一种相对均匀的特征"。①它可以使不同的社会群体获取到一种无差别的医疗卫生服务，从而打破了原有的身份的约束和空间的藩篱，得到人们的心理认同，并内化为心理的深层次结构性因素，对社会主义国家制度权威的建构起到了应有的作用。

三　社会主义制度权威建构中赤脚医生制度的建立

合法性是社会主义制度权威建构的起点，但是合法性并不会必然导向制度权威。"只有获得了行为体认同的力量，才能被视为建构行为体行动意义层面上的文化—认知要素，从而获得行为体内心的意义认同，成为决定其文化心理层面深层次的结构性要素，获得塑造外部行为的力量，从而制度权威得以构建。"②制度本身不会自动运行，必须依赖于制度执行者的贯彻和执行。这就是说首先要将制度的规则、规范等客体要素成功"嵌入"制度执行者的认知和心中，将制度的价值规范因素"内化"到执行者的自我意识中，使得执行者建构起制度的"意义"，增强认同感，进而采取行动，维护社会制度尊严。

中华人民共和国成立初期，在农村首先实施土地改革运动，废除了封建土地所有制，使普通农民无偿地获得了土地；但土地改革后部分农户缺乏生产工具和资金，独立地进行生产经营活动难以为继，有些地方就将原来解放区推行的互助合作形式借鉴过来，这种形式得到中央政府的关注和肯定，1951 年 12 月，中共中央发出《关于农业生产互助合作的

---

① 胡宜：《疾病、政治与国家建设》，博士学位论文，华中师范大学，2007 年，第 126 页。
② 程同顺、邢西敬：《合法性、认同和权力强制：制度权威建构的逻辑》，《上海行政学院学报》2016 年第 9 期。

决议（草案）》，"要求各级政府组织农民开展互助合作运动"。① 于是，全国各地不断举办临时性、季节性互助组，有的还搞起常年互助组。到1953年，全国开始大规模推行互助合作，组织农户进行劳动互助和合作经营。但互助合作运动没有改变土地私有制，与之相对应，这个时期的农村卫生事业也没有多大的发展，只是政府有关部门动员一些散居各地的私人诊所、药铺中的开业人员，组织起来，组建那种独立核算、自负盈亏的中医或中西医结合等形式的联合诊所。

当时我国经济刚刚恢复，正着手建立社会主义工业化基础，政府根本没有足够的物资和资金去解决农村所有鳏寡孤独以及其他严重贫困户的经济困难，保证他们的生活安全，互助组和初级社也不能解决这个问题，怎么办？毛泽东在1953年10—11月提出了走农业合作化道路、办大社的思想。"到1956年春，我国大部分的省、市、自治区已基本实现初级形式的合作化，到12月底，大部分初级社又转入高级社，加入高级社的农户占总农户的87.8%。"② 高级社"是以土地和主要生产资料集体所有制为特征的社会主义性质的生产合作组织，它取消了土地分红，把耕畜和大型农具作价归公，按劳动工分，统一分配收入"。③ 它废除了土地私有，"建立了统一生产、统一经营、统一核算、统一分配的农村集体经济制度。在这种集体经济体制下，有的地方如山西、河南、河北等省农村的农业生产合作社举办了一批保健站，建立了集体医疗保健制度"。④ 到1958年后，高级社逐渐演变为人民公社。人民公社的特征是"一大二公"和"政社合一"。《农村人民公社工作条例修正案》规定，人民公社"是中国社会主义在农村的基层单位，又是经济组织，又是政权组织，既管理生产建设，又管理财政、粮食、贸易、民政、文教卫生、治安、民兵和调解民事纠纷及其他基层行政任务，实行工农兵学商结合，成为经

---

① 傅雨田主编：《当代中国的江西》，当代中国出版社1991年版，第37页。
② 陈吉元等：《中国农村社会经济变迁（1949—1989）》，山西经济出版社1993年版，第134、208、212、236页。
③ 傅雨田主编：《当代中国的江西》，当代中国出版社1991年版，第38页。
④ 张自宽：《对合作医疗早期历史的回顾》，《中国卫生经济》1992年第6期。

济、文化、政治、军事等的统一体"。① 这样，人民公社作为一个多功能的综合体将农村的政治、经济、文化、卫生、社会生活等置于其控制之下。农户作为集体经济组织内的一个消费单元，不再是独立经营的单位，农民的一切都归在人民公社及其集体经济体制之下。"人民公社高度集中、统一管理体制，具有较高的资源动员能力来为农村建立医疗卫生体系。农村集体经济可以通过公积金和公益金的提取和积累，为农村初级卫生体系提供良好的组织和经济保证。为了适应计划经济体制下社会主义工业化建设的需要和为了保证国家对农产品高征购的需要，国家在农村确立了与计划经济体制相适应的、服从工业化积累资金需要，以集体经济为基础、以集体保障为主体的复合型社会保障制度框架。"②

"人民公社化后，将原有的独立经营、自负盈亏的联合诊所、卫生所、散在医务人员等基层医疗预防组织，经过审查改组为人民公社的卫生组织——公社卫生院"，③ 并逐步在生产大队一级建立保健站。1959 年11 月，卫生部在山西省稷山县召开全国卫生工作会议，会后向毛泽东主席和中共中央呈送了一份《关于农村卫生工作现场会议的报告》及其附件《关于人民公社卫生工作几个问题的意见》，对于推行农村人民公社卫生工作的发展起了较大作用，并对推行农村合作医疗的发展有一定的影响。随着农村医疗卫生机构的逐步建立和城市组建巡回医疗队对农村的支援，卫生行政部门不断为农村培养大批的卫生员和接生员，加强了农村医疗卫生队伍的建设。与此同时，政府为了改善农村医疗卫生状况，一方面开展爱国卫生运动，投资于预防活动；另一方面又整顿已有的卫生队伍，建立基层卫生组织。到 1965 年，农村绝大多数地区的县、公社和生产大队都已经建立起了医疗卫生机构，形成了较为完善的三级医疗预防保健网。毛泽东于 1965 年发出了"把医疗卫生工作的重点放到农村去"的指示，得到各级政府的卫生部门的认真贯彻执行，各地城市的卫

---

① 陈吉元等：《中国农村社会经济变迁（1949—1989）》，山西经济出版社 1993 年版，第309 页。

② 宋士云：《1949 到 1978 年中国农村社会保障制度透视》，《中国经济史研究》2003 年第3 期。

③ 河南省卫生厅：《实行合作医疗是卫生事业的又一飞跃》，健康报编辑部编《介绍民办合作医疗的经验》，人民卫生出版社 1958 年版，第 5 页。

生系统纷纷组织医疗队，奔赴农村、牧区，为广大农牧民治病查病，宣传卫生知识，帮助培训农村卫生人员，卫生保健网也延伸到村庄。另外，当时国家制定的西药药品价格不高，农村赤脚医生在看病过程中又普遍采用收费低廉的针灸和中草药，解决了农民看病吃药难的问题。这些措施，使农村缺医少药的局面大为改观。"文化大革命"开始后，卫生工作的重点更是向农村倾斜。大批城市的医务人员和高等院校的医科毕业生下放到农村，医疗器械和设备也调拨到农村。全国农村以短期速成、复训提高的方式，为生产大队和小队培养了大批赤脚医生和卫生员。特别是1968年毛泽东亲自批发了湖北省长阳县乐园公社办合作医疗的经验后，全国农村掀起了办合作医疗的高潮，很多生产大队建立了合作医疗站，每个医疗站都配备了1—3名赤脚医生。这样在全国就出现了一个像杨念群教授所说的"不中不西、亦中亦西"，掌握了初步的基本医疗技能农村基层卫生人员——赤脚医生群体。

合作医疗和赤脚医生的出现，使得农村无论在医疗网点的设置上，还是在医务卫生人员数量上，都达到了历史上的高峰，基本上解决了农村居民看病就医的问题，让绝大多数中国农民享受到了预防和初级卫生保健。

四　社会主义平等政治原则推动了赤脚医生制度的发展

中华人民共和国的成立，不仅标志着社会性质发生了根本变化，结束了半殖民地半封建社会的历史，开始从新民主主义社会到社会主义社会转变的历史时期，而且沿袭了几千年的城乡关系格局也发生了历史性的变化，开始形成城乡平等互助的新型关系。然而，当一个古老的饱经战乱忧患的中华民族获得新生的时候，人们又感到强烈的反差：一方面，人民群众载歌载舞欢庆解放，处处充满生机与活力；另一方面，旧中国遗留下来的经济千疮百孔，百废待兴。国内外形势严峻而复杂，中华民族生存和发展面临着巨大的压力。为了尽快改变国家贫穷落后的面貌和出于对国防军事的考虑，国家提出加快工业化的进程。但我国属于后发型的国家，资本原始积累不可能像欧洲资本主义国家一样实行海外掠夺。国家走上了采用苏联模式施行重工业超前的发展战略之路，实行工农业产品交换的剪刀差方式从农村汲取经济剩余来推动工业发展，实现原始积累。于是，在牺牲农民利益的同时，构建了以户籍制度为中心的二元社会结构。

二元社会结构理论是美国著名经济学家、诺贝尔奖获得者威廉·阿瑟·路易斯在 1954—1955 年提出来的。路易斯在比较系统地考察印度、埃及等许多发展中国家后认为，发展中国家经济发展的典型特点是二元经济结构，一元是以古代村落为载体的农业部门，另一元是以现代城市为标志的现代工业体系，我们习以为常的一些现象，如现代城市文明与愚昧肮脏的穷乡僻壤并存，先进的工业流水线与千年不变的农具并存，这就是二元经济结构的外在表现。

中国的二元经济结构又是以二元社会结构为基础的。二元社会结构是指城市社会为一元，农村社会为另一元，它的内涵是由 14 种具体制度构成的。即以户籍制度为核心，包括住宅制度、粮食供应制度、副食品和燃料供应制度、生产资料供给制度、教育制度、医疗制度、婚姻制度等。由这些制度构成的阀门把整个社会切成泾渭分明的两大板块——由市民组成的城市社会和由农民组成的农村社会。路易斯的二元社会结构理论虽然是对发展中国家一般状况所做出的概括，同样也适合于作为世界上最大的发展中国家的中国，而且中国更具典型性与代表性。

中华人民共和国成立之初，由于历史的原因，城乡差别很大，农村十分贫穷，大批农民涌入城市谋生，给城市的交通、住房、供应、就业、入学等带来了一定的压力，同时也影响到农业生产，给社会带来不确定因素。加之 20 世纪 50 年代后期，城市工厂减少劳动力，下放到农村，而农村又出现了暂时的饥荒，农民开始外流。面对这样的情况，为了避免农民盲目流入城市，政府在 1954 年全国户口登记的基础上，逐渐建立并推行一套新的户籍制度。1956 年和 1958 年，国务院连续发了四个文件，要求各级政府防止农村人口盲目外流。1957 年年底，中共中央、国务院联合发出制止农村人口盲目外流的指示。1958 年 1 月 9 日，第一届全国人大常委会第 91 次会议制定《中华人民共和国户口登记条例》，标志着中国的人口迁移政策的重大调整，改自由迁移政策为控制城市人口规模政策。到 1961 年，"国家逐渐确立了几十项固化的分割城乡的制度。这些制度体系把中国社会分成截然不同而彼此难以转换的社会身份体系，一类是拥有城镇居民户口，拿工资、吃商品粮、享受多种优惠待遇的城市居民；一类是只有农村户口，挣工分的农民。后一类人不享受国家规定的商品粮供应、副食品补贴、医药费用报销、住房分配、就业安置等一系列待遇。不仅如此，这道闸门两侧的社会还有遗传性与先赋性，农民的孩子永远是农民，只有通过上大学、当兵提干、子女顶替等狭小渠道才能'跳农门'，而城市居民的孩子一生下来就有非农户口以及相关福利待遇，除非长大以后犯罪才被注销城市户口，二元社会结构由此正式形成，并不断凝固化"。① 这种固化了的二元社会结构，属于行政主导型的二元结构，它从制度上截断了城乡之间的双向流动，造成了城乡之间的割裂，使大部分农民无法离开土地，也无法享受城市居民的社会保障。

这种以户籍制度为基础的城乡壁垒，事实上是已将城乡居民分成了两种不同的社会身份，这两种不同的社会身份又造就了在地位上的差别，这种差别就构建了对健康的呵护、对生命的尊重、对人生的认知、对生存的依附的城乡落差。由此，"国家在福利分配上有针对性采取了城乡有别的福利提供原则，即从 1950 年代初开始，我国逐步建立了与计划经济相适应的医疗保障制度，由国家向城镇公有单位机构提供公费医疗和劳保医疗福利"。② 国家每年为城镇居民提供数量庞大的各类社会保障费用，而农民生老病死伤残几乎没有任何保障。

但是，社会主义制度是一个追求平等的制度，许多社会主义者所谴责的不平等和权利的被剥夺，就有必要去消除。

国家被迫通过剥夺农村的方式来发展重工业，实现民族国家富强独立的这一历史使命；但赋予农民健康权，建立农民的主体性，实现较大范围的社会平等又是社会主义国家制度权威构建的道义所在。然而，工农差别、城乡差别、脑力劳动与体力劳动的差别渐渐拉开。到 20 世纪 60 年代中期，一方面，国家为工人及其家属已经建立了劳保医疗，而农民尚无医疗保障；另一方面，城市与农村占有的医疗资源极为悬殊。在这

---

① 葛志华：《为中国"三农"求解：转型中的农村社会》，江苏人民出版社 2004 年版，第61—68 页；詹玲：《社会主义和谐社会建设中的农民工问题》，博士学位论文，中共中央党校，2006 年。

② 丁名宝、蔡孝恒：《毛泽东卫生思想研究》，湖北科学技术出版社 1993 年版，第 22 页。

种情况下，国家对"三大差别"的焦虑就直接指向了医疗卫生领域。而此时，缺乏医疗保障的农民开始采取自发的互助形式来解决农村缺医少药的公共卫生问题，创建农村合作医疗和赤脚医生制度。而这一制度的创立，使国家看到了解决"三大差别"问题的途径，于是，不遗余力地大力推广。

赤脚医生的发展过程是一个乡村医疗改革的过程，也是国家对乡村社会大力动员的过程，在这个过程中，它所应用的社会动员、人民战争等动员策略让医疗与政治走得前所未有的亲近，医疗成了论证新政权合法性的有力资源。正如苏珊·桑塔格所说："以前是医生们发动对疾病的战争，现在是全社会发动这场战争。把战争转化为对大众进行意识形态动员的时机，这的确使得战争观念变成了一个有用的隐喻，可用于一切形式的、其目标是打败'敌人'的那些改善运动。"①

赤脚医生制度的出现，趋向于体现社会主义制度下农村医疗卫生服务的底线公平原则，使得我国城乡医疗服务公平性得到较大提高。"'底线公平'是指在社会保障体系中，全社会除去个人之间的差异之外，共同认可的一条线。这条线以下的部分是每一个公民的生活和发展中共同具有的部分——起码必备的部分，其基本权利必不可少的部分。一个公民如果缺少了这一部分，那就保证不了生存，保证不了温饱，保证不了为谋生所必需的基本条件。因此需要社会和政府来提供这种保障。所有公民在这条底线面前所具有的权利的一致性，就是'底线公平'。"② 对整个国民来说，卫生服务也应该体现一种公平，即"卫生公平"。"卫生公平"指公平、平等地分配各种可利用的卫生资源，使所有人都能有相同的机会并从中受益，也就是说所有社会成员均有机会获得医疗卫生服务。"卫生公平性"的评价可以从水平公平和垂直公平两方面评价，即无论是从收入水平的高低或支付能力的大小，居民对卫生服务应该具有相同的可及性，卫生服务的分配不应该取决于社会地位的高低与收入的多少，而应该取决于其需要水平（健康状况）。而按需分配受到社会和个人

---

① ［美］苏珊·桑塔格：《疾病的隐喻》，译文出版社 2003 年，第 88 页；许三春：《清以来的乡村医疗制度》，博士学位论文，南开大学，2012 年。

② 景天魁：《底线公平与社会保障的柔性调节》，《社会学研究》2004 年第 6 期。

承受能力的限制，因此应该有一个保障底线。

　　人类社会的发展进步最重要的目的之一，就是为了使每个成员都健康发展，生活质量不断提高，寿命不断延长，体现一种健康公平，而健康公平首先是社会公正的体现。从这个意义上说，健康作为人类生存最重要的前提，是人世间最宝贵的财富，是人类最基本的权利。生命权力对每一个人来说具有绝对的优先性。对生命有直接保护作用的因素是：卫生、保健和医疗。而 1949 年以前的中国，兵连祸结，疾病流行，人们的生存权受到极大的威胁，生命权利不要说优先，且随时有被剥夺的危险。而中华人民共和国成立之初，由于经济的落后，国家只向城镇公有单位机构提供公费医疗和劳保医疗福利，而缺乏医疗保障的农民只有采取自发的互助形式来解决农村缺医少药的公共问题。这种"一国两制"的极端不公平的社会福利政策，不仅危及广大农村居民的医疗卫生状况和身体素质的提高，而且也关乎着整个民族的生存和发展，因为在中国这样一个其长远发展主要靠提升人力资本，而又因存在严重的地区差别的国度，人们的身体素质和健康状况对国家经济的发展有重大的影响。赤脚医生制度适时地出现，缓解了城乡二元结构体制带来的医疗卫生政策不公平的困境。极大地提高了广大农村居民医疗卫生的可及性，从而缩小了城市和农村医疗可及性上的差距，从这个意义上说，赤脚医生制度的推行，也使得我国城乡医疗公平性得到了极大提高。

　　总之，20 世纪六七十年代，农村普遍推行的赤脚医生制度，不仅解决了广大农村居民看病难的问题，而且极大地提升了整个中华民族人口的身体素质，延长了人均寿命，保护了人力资源，促进了国民经济的发展，最大限度地实现了卫生公平。对此世界著名经济学家阿玛蒂亚·森给予了恰当的评价："在当代世界的发展中，中国做出了一项重大的贡献，既展示了一个国家即使在相对比较贫穷的时候也能在推进民众的健康与长寿方面取得重大的进步，也展示了卫生成就无须严格受制于经济手段，即使经济手段非常有限。……虽然当时中国的人均收入水平很低，但是中国的卫生成就已经开始同那些远比中国富裕的国家比肩了。"[1]

---

　　[1]　阿玛蒂亚·森：《人类发展与健康》，《二十一世纪》（香港）2006 年 12 月号，第 4—12 页。

第二节　意识形态引领下的赤脚医生

赤脚医生制度推广是在国家主导下以社会运动的形式展开的，是一种国家医疗行为，也是建立现代公共卫生体系的需要，更是巩固新生的社会主义政权的需要。在这场运动中，首先，带来的是乡村社会医疗卫生状况的大改观和缺医少药情况的大幅改善。其次，"经过运动，进行意识形态的引领，使国家的影响力通过医疗卫生延伸到了每一个医生和农村居民个体身上"。① 由于对医生反复地进行规训教育和思想改造，使赤脚医生对新政权的认同感逐渐提高，并将其传导给广大农村居民。而得到实惠的普通乡民也更加拥护新政权，使政府的控制力、执行力以及合法性基础极大地增强了，国家力量进一步壮大。最后，通过医疗卫生运动的开展，新的意识形态和国家主张渐渐为民众所熟悉并反复实践，同整个社会的集体化形势齐肩并进，形成了组织网络、情感体会和符号宣誓等构建起来的一个有机整体。这使赤脚医生不仅成为政治与卫生事业相结合的结晶，也是医疗卫生领域的政治载体。

一　国家公共卫生体系完善中的赤脚医生制度

传统中国，"卫生"概念与今天的含义不同，是卫护人的生命，维护人的健康的意思。传统中国卫生模式是以个体为中心、以疾病治疗为内容的模式。20 世纪中期开始，"卫生"的含义在中国发生转变，涵盖的内容开始增多，包含生物医学、公共卫生和个人礼仪等，显现公共卫生的特性。其实，在近代，不仅在中国"卫生"的内涵发生了改变，在西方也是。安德鲁·威尔指出在 19 世纪的欧洲，卫生的含义发生了重大变化。从古代到前现代，卫生包含了一系列广泛的保健行为，如饮食、运动、休息等。18 世纪，法国、英格兰和普鲁士的公共卫生方面发生转变，相应的卫生之道也有了重大转变。在西方知识分子看来，最重要的健康是民族的健康。政府的职责是通过卫生监督、公共事务和发展国家支持的医疗体系、医疗机构，以预防民族机体的疾病。到 20 世纪早期，"卫

---

① 李卫平：《医疗卫生与乡村社会》，硕士学位论文，山西大学，2010 年。

生"与一套强大的新含义的清洁、公共卫生等联系起来，这使得该词成为指定现代性最为重要的条件标准之一。根据这一标准决定谁将被纳入或逐出文明体系，谁将是统治与被统治民族，"卫生"成为一项决定文明等级的准则，也具有"现代性"。罗芙芸在其《卫生的现代性》一书中认为，"'卫生现代性'是指卫生不再是个人、家庭的问题，国家、政府开始介入，政府建立卫生行政系统，通过卫生系统来控制民众，塑造国民精神，由此政府通过卫生介入公民生活"。[①]"卫生"这件事在近代以来已经不再是个人的事情，成为公共性的事情了，且是政府的职能之一，是大众的事，政府作为民众利益的代理人，要为大众谋求福利，公共卫生上升为政治上的重要课题。"卫生"与民族国家有了交集，成为现代民族国家的构建过程中的重要一环。卫生观念与政府权力发生了联系，卫生的推行需要依托政府权力才能得到最大效果，成为政府的重要课题，也是民族国家在现代化进程中必须解决的问题。

"公共卫生"是以群体为中心、以防病保健为目标的模式。按照现在通行的定义，公共卫生是一种通过社会全体努力的科学和技术，可以达到预防疾病、延长寿命和促进健康与服务效率的一种科学与设施。为要完成上述目标，公共卫生必须开展防疫工作，改善环境卫生、普及卫生教育、投入医疗保健设施以维护与促进人民的健康。它是一种社会医学，需要政府、社会、团体和民众的广泛参与，共同努力。[②]正如时任国务院副总理兼卫生部部长吴仪在 2003 年 7 月全国卫生工作会议上对公共卫生作了一个明确的定义："公共卫生建设是一项社会系统工程。公共卫生就是组织社会共同努力，改善环境卫生条件，预防控制传染病和其他疾病流行，培养良好卫生习惯和文明生活方式，提供医疗卫生服务，达到预防疾病，促进人民身体健康的目的。"[③]社会性、公共性是公共卫生重要特性。政府施为、社会参与、服务公众是公共卫生的基本要求。公共卫生制度的建构过程也是医学国家化、社会化和大众化的

①　［美］罗芙芸：《卫生的现代性——中国通商口岸卫生与疾病的含义》，向磊译，江苏人民出版社 2007 年版，第 6 页。
②　毕汝刚、郭祖超：《公共卫生》，商务印书馆 1954 年版，第 107 页。
③　黄建始：《什么是公共卫生？》，《中国健康教育》2005 年第 1 期。

过程。

　　现代意义上西方公共卫生是在工业化的进程中诞生的,在卫生改良和社会改革的大潮中成长,在细菌学革命和随后的免疫学与现代药物学迅猛发展的时代里走向成熟。现代公共卫生制度植入中国标志着以个体为中心的医疗传统将被颠覆和超越。民国初期,西方医疗卫生制度传入中国,随着现代化变革步伐的加快,人们呼吁将医疗卫生制度纳入国家控制秩序中,医疗卫生问题从此得到重视。我国的公共卫生的建立始于1910年伍连德领导的东三省鼠疫防治行动,伍连德在哈尔滨、长春、沈阳等地采取一系列解剖疫尸查找病源、采取隔离检疫措施,东北鼠疫得到全面控制。1911年4月,伍连德在沈阳主持召开我国历史上的第一次国际医学会议——国际鼠疫大会,来自美国、法国、英国、意大利、日本、俄国等10多个国家的国际著名医学家出席会议。这次会议的最重要成果就是提出设立东三省防疫处的决议。决议指出:迫切需要对肺鼠疫病人进行隔离,应当设立永久性的隔离病院,应当设立一个永久性的卫生核心组织,在鼠疫发生时能及时扩充;应当尽各种努力创建一个中央公共卫生处,尤其考虑到未来对传染病暴发时的管理和报告。东三省防疫处成立后在哈尔滨建立一个卫生中心和一个隔离医院,医院设有现代化的细菌实验室,没有流行病发生时,医院可作为普通医院。防疫机构的建立对东北地区流行病控制发挥了重要作用。[1]　东三省防疫处的成立成为中国卫生体制近代化过程中一个重要标志性事件。[2]　此后,西方卫生防疫制度不断引进中国,如1912年广东省卫生处成立,开展大量的公共卫生工作。1920年,广州设立自治市,将原来的卫生行政处归于市府管理,加强了公共卫生管理。"1925年,北京协和医学院公共卫生系与北京京师警察厅合作,在北京市东城设立一个卫生示范区,为协和医学院学生提供公共卫生教学和实习,同时设立'京师警察厅公共卫生事务所'管理此区。1928年南京中央卫生署成立后,北京的'京师警察厅公共卫生事务所'更名为北平市卫生局第一卫生事务所。该所的建立对发展当时全国的公共卫生工作起到示范作用。1926年8月,上海市卫生科成立,胡

---

① 廖果等:《东西方医学的反思与前瞻》,中医古籍出版社2002年版,第65页。
② 张大庆:《中国近代疾病社会史》(1912—1937),山东教育出版社2006年版,第84页。

鸿基主管该科工作，负责公共卫生事务及街道清洁、生命统计、医务管理、肉食检查、传染病管理等。"① 但是由于民初政局动荡，公共卫生始终处于艰难维持的局面，直到南京政府成立后这种状况才有所转变。

"南京政府统管全国政权以来，随着国家建设步骤与现代化变革速度的加快，把医事制度收束进国家控制秩序之内的呼声时有出现。"② 国家在一个医疗体系应该做什么，成为医界和政界人士普遍关注的一个议题，杨敷海指出："强国之策，首在强民，强民之政，以注重民众健康为唯一要务……欲谋民众之健康，其责任不仅重于民众之自为，而亦重于行政当局之何如设计。"③ 此后，就开始了制度化推进的过程，主要表现为建立卫生机构，制定卫生法规，发动群众性卫生教育和卫生运动，并在传染病防治、环境卫生、食品卫生、学校卫生、妇幼卫生、海港检疫、战时卫生制度方面开展一些活动，为公共卫生建设突破传统走向现代化进行一定的探索。在公共卫生推进过程中多数学者认为很多地方还很欠缺，政府必须负起责任，"中国卫生法多属个人方面，缺于公众方面，外国之防疫即公众卫生，亦不只防疫一端。检查饮水与食料、清洁街道、疏泄河流、清除蚊蝇、工厂之勿近人居、深夜之不宜歌乐等事，俱当应有尽有"。④ "健康为达到个人与国家安全幸福之重要因素，而健康又为人类基本权利之一，政府自应予以保障。"⑤ 在这一理念强烈驱动下，"中国开始了由国家来全面操控医疗卫生事务的医疗'国家化'的改革进程"，⑥ 政府开始担当卫生建设的重任，成为卫生建设的主导力量，国家在卫生领域的作用明显加强。公共卫生作为一项社会性的公共事业被引入南京政

① 程之范：《中外医学史》，北京医科大学、中国协和医科大学联合出版社1997年版，第134页。

② 杨念群：《再造"病人"——中西医冲突下的空间政治（1832—1985）》，中国人民大学出版社2006年版，第97页。

③ 杨敷海：《近数年来国内卫生行政之观察暨以后施政方针》，《中国卫生杂志》1931年第17期；刘泽霖：《较早的〈中国卫生杂志〉》，《天津卫生史料》1987年第6期。

④ 黎伯概：《中央国医馆整理国医药学术标准大纲草案批评书》，《国医公报》1933年第5期。

⑤ 金宝善：《民国以来卫生事业发展简史》，《医史杂志》1948年第1、2合期。

⑥ 余新忠：《另类的医疗史书写——评杨念群著〈再造"病人"〉》，《中国近代史》2008年第2期。

府的行政体制。

在公共卫生制度建立的同时，南京国民政府试图在一系列卫生措施中重塑国民的体魄与精神，摆脱被欺辱的命运。在国民政府发起的以爱国卫生运动为主的新生活运动，并指出开展新生活运动的目的是：要求全国国民"从此能真正做一个现代的国民"。[①] 要促使"我全体国民之生命革命也"，[②] "依此为据，既适卫生，又合习惯，民族复兴，但看此举"。[③] 让国民认识到卫生问题不再是个人、家庭的私人问题，它关系到民族与国家的存亡。卫生的重要性不仅维护公众健康，也可以加强国民的国家意识，达到抵御外敌，保护国家要求。

"国家的生存与民族的自救，不但要靠经济的发展与军备上的自卫，更要谋求文化上的建设，科学新医就成为这种科学文化建设中非常重要的一部分。"[④] 当时的知识分子把疾病防治，隐喻为防止国家肌体衰败与身体衰败的关键制约因素，认为身体的强弱代表了国家力量的强弱。他们从民族生存与国家强盛的视角，认识到国家应该建立一套覆盖全国的医疗卫生体系，将个体分散的医疗活动控制在国家权力范围内。这套医疗卫生体系当时参照西方多国经验，称为"公医制度"。

"公医制度"，是"由政府计划全国的卫生事业。举凡国内一切的卫生设施，均由政府完全筹设。所有医师及护士等工作人员，均由政府训练供养，使医事人员，负保护人民生命安全的责任，与使警察负责保护地方人民安宁的责任，有同等的意义"。[⑤] "公医制度"是卫生行政作为一股新兴力量对实体空间格局的再分配，同时也是国家权力对基层社会空间控制的渗透。公共卫生医疗制度的实行表明国家对身体的控制也深入家庭的私人空间。

由此可见，现代医疗卫生在中国的发展并不是一个自发的过程，而是与近代以来中国政治发展和现代国家的建设等问题复杂地交织在一起。

---

① 贝警华：《新生活论丛》，青年出版社1934年版，第9—11页。

② 《新生活运动论集》，上海正中书局1938年版，第127页。

③ 《新生活运动论集》，上海正中书局1938年版，第141页。

④ 张娜娜：《医学与政治：计划经济时期的赤脚医生制度研究》，硕士学位论文，南京大学，2013年。

⑤ 王子玕：《现代的中国医学教育应采用公医制度》，"国立"中正医学院筹务处印行。

近代中国在面对西方强大压力逼迫的情况下，如何有效地动员国家和社会力量进行应对，成了一个十分重大的问题。在这个应对过程中，公共卫生开始被凸现出来。公共卫生的发展开始纳入国家的管理与建设之中。针对国民身体素质的低下，孱弱、多病、营养不良的状况和西方的压力与挑战，政府在各个方面进行了广泛和深入的社会动员，使各种社会资源与力量集中起来并指向一个共同的目标。国民政府希望通过国家对公共卫生的这种关注来体现的国家责任，以达成与大众对国家基本义务的交换，并在具体的公共卫生建设中，完成对国民普遍规训的过程。但国民政府施行的公医制度主要在城市空间中开展，在城市建立一套现代西医医疗体系，这就从历史上加剧了城乡之间医疗资源分布的不均衡，大量先进医疗卫生资源聚集在城市，乡村缺医少药的情况越演越烈。

中华人民共和国成立后，党和中央政府修正了民国政府的"公医制度"，高度重视公共医疗卫生体系的建设，自上而下迅速建立起包括国家、省、市、县各级医院、卫生防疫站、妇幼保健站、卫生宣教机构。"到1970年代后期，全国公共卫生机构发展到4千多家，卫生防疫人员9万多人，基本形成了包括卫生防疫、地方病控制、妇幼保健、国境卫生检验检疫等方面组成的全面的公共卫生体系。"① 但新中国建立的全国卫生行政体系依然是以城市为主，农村医疗卫生困境依然。因为，城乡二元的保障体系的形成，造成城乡之间医疗卫生资源的分配更加不均衡，广大农民仍旧剥离于国家公共卫生制度之外。这违背了现代公共卫生制度的原则，因为公共卫生制度就是国家行政，通过强制手段安排公共卫生资源，以达到卫生权利分配的普遍化与公平性的目的。公共卫生制度的核心就是人民医疗国家办，国家将医疗卫生制度的建设纳入国家机制中，这是政府不可推卸的职能与责任，政治合法性的维护，要求政府将公共医疗卫生体系的方向朝农村发展。

农村医疗卫生资源的缺乏与农民迫切的医疗卫生需求，要求政府建立覆盖全国的医疗网络。对应于城市已经具有了国家医疗保健系统，农村合作医疗与赤脚医生制度的建立填补了之前国家医疗系统的漏洞，让

---

① 张娜娜：《医学与政治：计划经济时期的赤脚医生制度研究》，硕士学位论文，南京大学，2013年。

广大农民获得了最基本的医疗卫生保健。赤脚医生制度就是我国在公共医疗卫生体系发展过程中对农村区域的倾斜,它将医疗卫生资源进行平均分配,既符合社会主义的平等原则,又符合医学国家化的核心理念。所以说赤脚医生制度是公共医疗卫生制度在农村的实践,它完善了国家公共卫生体系。

二　意识形态引领下赤脚医生制度发展

意识形态的引领,极大地推动了赤脚医生制度的发展。政治牵动经济,政治权力派生经济权力,这是近代中国社会发展的一个显著特点。"新中国成立以后,通过土地革命运动和社会主义改造运动,分别在农村和城市完成了对土地和私营企业的改革,集体主义代替了家族主义。至此,宗法社会的外部组织形式基本被消除,一种以马克思主义为理论架构的社会体制全面确立。与之相应,意识形态领域发生了从形式到内容的变革,政治在公共空间攫取了最高话语权。"① 对于国家来说,新政权的建立,需要确立与之相应的意识形态表述。意识形态是一种极其重要的制度安排,意识形态体制是国家政治体制不可或缺的组成部分。意识形态的传递,主要是通过大众传媒来表述。毛泽东说:"社会意识形态是理论上再造出现实社会。"② 所以,在政治、军事等方面取得优势后,新政权的管理者试图通过大众传媒重新勾勒国家发展的脉络,通过宏大叙事来营构一种主流政治话语。因此,国家控制的大众传媒就承担起自上而下的政治驯化和政治宣传功能,并且使广大人民有了表达个人利益,实现政治参与的机会。

新中国成立后,大众传媒除报纸、杂志等纸质媒介外,国家还大力推动广播事业,在全国建设了大量广播台、广播站和广播喇叭,使之成为一种能够顺利、便捷、快速传达政治思想的一种媒介。而且,所有的大众传媒机构都是隶属于各级党政部门,它们被称作党和政府的"喉舌"、政策的"传声筒",这一职责对于分布在国家各个地域的农民来说至关重要,因为它不仅是促进政治沟通,推动政治社会化,同时它通过

---

① 海阔:《大众传媒与中国现代性》,博士学位论文,浙江大学,2006年。
② 《建国以来毛泽东文稿》(第10册),中央文献出版社1996年版,第194页。

报纸、广播、电影等传媒工具，使广大民众领会党和国家的大政方针，并行使好自己的权利，从侧面影响政府的决策。

合作医疗和赤脚医生制度是农民的创举，是在当时国家经济落后，广大农村卫生资源匮乏、疾病流行，农村居民缺医少药，而国家又无法解决广大农民的医疗卫生保健问题，农民对防病治病有着迫切需要的状况下，农民依靠集体经济的支持创建起来的，表达了农民对健康需求的权利。农民的这种权利要求，通过媒体反映到了高层决策者那里，使之形成为国家的一项方针政策，在最高决策层的关注推动下，使这一有利于解决农村缺医少药、有利于农民防病治病医疗制度得以在全国推广。

20 世纪 50 年代中期，也是农业合作化高潮时期，山西、湖北、河南、河北等省份的农村出现了合作医疗这一新型的医疗制度，当地的报纸、杂志有所报道，引起了中央卫生部的关注；卫生部派人下去调查后，于 1958 年 9 月 13 日在卫生部的机关报《健康报》上登载了一组介绍河南省一些地方举办合作医疗的情况文章，并配发了《让合作医疗遍地开花》的评论。该评论写道："河南省在工农业生产全面大跃进的新形势下，伴随着人民公社的建立和民办医疗卫生事业的发展，一个规模巨大的共产主义的互助运动——全民性的'合作医疗'正在河南省全面展开。"并指出"合作医疗"是群众性的新的医疗制度，是具有共产主义性质的公共福利事业，便利群众，促进生产，且能贯彻预防为主的方针，加强预防和治疗工作，应当大力推广。[①] 接着，1959 年 1 月的《人民保健》杂志上，以"一个公社的合作医疗——拓城县慈圣人民公社"为题，又报道了河南省拓城县慈圣人民公社从 1958 年 7 月 1 日开始实行合作医疗的情况。1959 年 11 月，卫生部主持在山西省稷山县召开全国农村卫生工作会议，正式肯定了农村合作医疗制度。会后，卫生部写给党中央的报告及其附件《关于人民公社卫生工作几个问题的意见》，在总结了发展农村卫生工作的经验的基础上，提出了一套基本符合农村实际的，发展农村卫生工作的方针和意见。卫生部的这个报告以中央文件的形式下发给地方各级党委和政府，对于推进农村合作医疗和赤脚医生制度起到一定作用。1960 年 4 月 23 日和 27 日，《健康报》继续报道了湖北、河南等

① 《让合作医疗遍地开花》（健康报评论），1958 年 9 月 13 日。

省推行集体保健医疗制度的情况和经验。1960 年 5 月 18 日,《健康报》
又发表社论指出:合作医疗"这种集体医疗保健制度,是群众的创举";
"有利于贯彻'预防为主'的方针;有利于社员治病;有利于巩固和发展
公社的医疗卫生组织;更有利于生产,是乡村广大社员的迫切要求"。所
以"各地要加强领导,热情支持,大作宣传,统一认识,积极推行,认
真办好"。① 这个时期对合作医疗的宣传报道,主要是在卫生战线;舆论
工具也主要是卫生部的机关报——《健康报》,地方报纸也有少量报道;
报道的内容主要是介绍经验,树立典型,政治因素的影响较小,而且合
作医疗处在初创阶段,舆论宣传和报道的力度不大,还没有引起毛泽东
主席的注意,所以这一新的医疗制度在全国影响还不是很大,推行面
不广。

　　当时由于国家卫生工作的重点还集中在城市,因为中华人民共和国
成立初期的医疗改革方案,没有改变西医控制城市和医疗领域的状况,
对农村来说,卫生政策的方向走的是一条城市救济乡村的思路——派遣
城市医疗卫生人员组成巡回医疗队支援农村,无法真正与农民的长远需
求相契合。这种状况,引起了毛泽东高度重视。1965 年 1 月,毛泽东做
出组织城市高级医务人员下农村和为农村培养医生的指示,得到各地政
府和卫生部门的认真贯彻执行。但是,毛泽东还很不满意,当他看到湖
北省长阳土家自治县乐园公社贫下中农创办合作医疗的经验和体会时,
他认为找到了一条解决农村缺医少药、方便农民防病治病的有效途径,
所以,毛泽东批发了这个报告,并称赞"合作医疗好!"由于得到毛泽东
的赞许,这项制度的建设受到极大的重视。各种大众传播媒介开始对合
作医疗进行大力宣传,从 1968 年 12 月 8 日开始到 1969 年 12 月 4 日,
《人民日报》在整整一年的时间内,连续组织了 24 期"关于合作医疗制
度的讨论和宣传"。主题是赞扬合作医疗制度的优越性,交流巩固和发展
合作医疗的经验,提出进一步搞好合作医疗的建议。在《人民日报》的
带动下,地方党报及各类报纸、杂志,从 1969 年到 1977 年几乎不间断地
介绍各地举办合作医疗的情况,介绍赤脚医生的先进事迹。"以《人民日
报》为例,该报 1966—1968 年有 26 篇关于赤脚医生的报道,1969—1971

---

① 张自宽:《积极推行集体保健医疗制度》,《健康报》1960 年 5 月 18 日。

年有 454 篇，1972—1974 年增加至 563 篇，1975—1977 年更是达到了 627 篇，平均一天就有一到二篇有关赤脚医生的报道和讨论。"① 各地党委和政府将举办合作医疗作为头等大事来抓。因为当时正处在 "文化大革命" 时期，大众传媒及其承载的内容已经政治化，为阶级斗争扩大化的观点制造舆论。所以，当时舆论上将是否举办合作医疗看成执行毛主席的医疗卫生路线、还是执行反革命修正主义的医疗卫生路线的问题，上纲上线，把推行合作医疗和赤脚医生制度看成卫生战线两条路线的斗争，这些报道处处有一种浓厚的政治气氛。广播、电影也不遗余力地宣传、播放有关这方面的内容。在舆论的推动下，1969 年全国出现了大办农村合作医疗的热潮，合作医疗遍地开花。到 1977 年底，全国有 85% 的生产大队实行了合作医疗。②

《人民日报》等报纸杂志对合作医疗和赤脚医生的报道，和对 "赤脚医生" 光辉形象进行塑造，可以理解为一种意识形态对赤脚医生和农村社员群众的引领，引领他们对这一制度的支持和认同，使这一制度能够得到更好的推广。意识形态的客观存在，一方面体现在它外在并有力地作用于绝大多数人，另一方面体现在它渗透于日常生活，并在日常生活中内化为人们体验自己与外在关系的一种认知实践模式，即生活实践。如同马克思所说："通过传统和教育承受了这些情感和观点的个人，会以为这些情感和观点就是他的行动的真实的动机和出发点。"③ 意识形态是通过两种途径把个人传唤为主体的：一是通过 "生活前见"，此时意识形态发挥的是 "承认" 功能。在日常生活中，意识形态把个体 "征召""转换" 成主体，就是通过那些显而易见的生活小事强加于个体，对这些事我们每个人在经历时都深信不疑，形成了意识形态的惯例。二是意识形态在构形中让人产生幻觉，使人失去批判能力，从而相信自己就是

① 杨念群：《再造 "病人" ——中西医冲突下的空间政治（1832—1985）》，中国人民大学出版社 2006 年版，第 384 页。

② 《卫生部关于全国赤脚医生工作会议的报告》（卫党字〔1976〕第 17 号），卫生部基层卫生与妇幼保健司编《农村卫生文件汇编（1951—2000）》（内部资料），2001 年 12 月编印，第 420 页。

③ 《马克思恩格斯选集》（第 1 卷），人民出版社 1995 年版，第 611 页。

主体。①

当时对合作医疗和赤脚医生的宣传除报纸杂志外,各种信息传播手段如广播、电影、小册子、墙报、漫画、讲演、小组讨论、戏剧、街道宣传、展览等都加入舆论宣传的行列,尤其是广播、电影现在发挥了巨大的作用。人民公社成立后,每个公社都建立了广播站,广播线通到村村户户,笔者记得在 20 世纪六七十年代的老家农村每家每户都装了广播,村里的小山上还有高音喇叭。由于当时农村的广大农民文化水平不高、文盲很多,从报纸杂志获取的信息比广播喇叭所获得信息要少得多,对他们来说,对国家的方针、政策的了解,除开会时由干部传达外,最主要的是通过广播来获取。笔者在调查社山村合作医疗的举办情况和村民对赤脚医生的医疗行为时了解到,当时该大队合作医疗管理委员会每次对大队合作医疗的审查情况,大多是通过广播告诉社员的。广播不仅经常宣传其他地方举办合作医疗的经验,先进的赤脚医生事迹,还可以让农民了解本地举办合作医疗的情况,并对合作医疗的运行进行一定的监督。电影对歌颂赤脚医生和宣传合作医疗也起了很大作用。电影《红雨》《春苗》,从那个年代过来的人可以说都很熟悉。电影《红雨》主题歌《赤脚医生向阳花》中"一根银针治百病,一颗红心暖万家",《春苗》主题歌"翠竹青青哟披霞光,春苗出土哟迎朝阳。顶着风雨长,挺拔更坚强,社员心里扎下根,阳光哺育春苗壮",至今仍给人留下了深刻印象。在当时电视尚未普及的情况下,电影成为国家进行影像传播的最重要的大众媒介。"政府不仅在城镇建设影院,而且通过 2000 多个流动放映队,电影被送到工矿企业和乡村。1954 年,全国电影观众达 8.22 亿人次,其中工农观众占 70% 以上。"② 在"文化大革命"期间,由于受极"左"政治的干扰,电影数量有限且品种单一(以几部样板戏为主),上述两部反映合作医疗和赤脚医生的电影,其观众数量更是可观。巨大的放映网络、低廉的统一票价,保证大多数民众都能够享受到电影这种娱乐方式,同时,也增强了他们对合作医疗和赤脚医生的了解与支持。另

---

① 梁立:《传唤与臣服——阿尔都塞的意识形态与主体的关系》,《科技信息》(学术研究) 2008 年第 6 期。

② 戚吟:《十七年电影再反思》,《文艺理论与批评》2005 年第 5 期。

外，这方面的小说、歌曲、诗歌、散文等更是铺天盖地。小说《映山红》也是歌颂赤脚医生和合作医疗的力作；当时，有一支歌是这样唱的："山前山后石榴花，满坡满岭映彩霞。赤脚医生走苗寨，一支药箱肩上挂。一颗红心为人民，行行脚印遍山崖。翻山越岭采草药，细探病情做调查。毛主席教导记心间，合作医疗开红花。药箱虽小情意重，银针闪闪放光华。风里雨里勤出诊，医药送到社员家。劳动治病相结合，群众当中把根扎。"歌曲的名字是《合作医疗开红花》，歌词里既歌颂了合作医疗的好处和赤脚医生不辞辛劳、全心全意为人民服务的精神，又表达了农村最基层医生的工作方式：出诊、送医送药到田间炕头；治疗方法是：草药和针灸。所以，经历过那个时代，参加过合作医疗的农民，一听到那样的歌曲，就会想起那个时代的赤脚医生和合作医疗，并对其表露出无限的怀恋。

另外，对于模范的"赤脚医生"们，媒体更是大肆宣传，政府并给予他们很高的荣誉和成就感，将他们树立为英雄、模范。各种宣传报道对"赤脚医生"光辉形象和"为人民服务"精神的建构，可以看作对现实中成千上万名"赤脚医生"个体的一种行为示范。例如，如何采集中草药，什么季节采集什么药材，有哪些比较有效的偏方验方等；如何为合作医疗节省资金、如何在深夜出诊、如何为了摸索针灸经验而以自己的身体作为试验品……报纸上都有细致入微地描述。各种舆论工具对"赤脚医生"的宣传报道，引领着他们按照打造的"赤脚医生"应有的行为模式行动，使他们自觉地把自己套入这一模式中，付诸实践。

可以说，合作医疗和赤脚医生制度能够在短期内迅速推广，赤脚医生形象能深入民心，大众传媒的舆论导向起了巨大的推动作用。这项国家政策通过传媒得到及时而准确的阐释，公众愿望亦通过传媒得以及时而全面地反映，由于传媒向政治系统输送了强大的社会动力，政府决策最大限度地获得了公众支持。这也表明由于强大的舆论宣传攻势，加上政治运动的推波助澜，形成一波波对合作医疗和赤脚医生宣传的舆论潮，使赤脚医生形象是家喻户晓、妇孺皆知。因为传媒提供的大量信息向各地农民灌输了"办合作医疗好""赤脚医生棒"这种主导价值观念，使他们认识到办合作医疗既对自己有益，又是贯彻执行毛主席的无产阶级卫生路线，传媒在这方面的潜移默化的宣传效力胜过政府的强制性力量。

所以合作医疗的普及率，高峰时期在幅员如此辽阔的中国大地可以达到90%多，而赤脚医生数量也超过百万人。这既是"一体化"结构的中央集权制的强大动员能力的作用，又是意识形态领域引领取得的巨大成就。

三　赤脚医生蕴含的政治符号

中华人民共和国成立初期，百废待兴，医疗卫生作为亟待解决的问题，不仅关乎国民身体的强健，更涉及国家合法性的建构。透过卫生概念的传播，国民身体的医治，也可以了解到国民对国家身份从朦胧到认知乃至认同的整个过程。由此，国家迅速建立了覆盖全国的行政网络，不仅是建立层层政府机构，还建立了文化体系、社会体系和医疗体系，形成了一个涵盖各个领域的广大系统工程。因为，新的民族国家需要在新的意识形态和制度框架中对国家的重建和实现对国民的"再造"，并将新的国民有机地融入新民族国家的机体和后续的建设过程中。而赤脚医生等的出现，既彰显了新国家对改变农村缺医少药状态所肩负的"国家责任"，又体现了国家对"新国民——具有共产主义思想觉悟的社会主义新人"的塑造。而在塑造"新国民"的过程中，国家在强化国家职能的同时，加强了对身体的控制。

（一）强化现代民族国家职能

中华人民共和国成立后，加快了现代民族国家建构的步伐。在现代民族国家的建构中，必然涉及国家职能问题。从一般的意义上看，国家的职能可以包括对内和对外两种基本职能，对外主要是抵御侵略和维护主权；对内则是提供社会服务和维持基本秩序。这种对内的维持基本秩序和提供社会服务职能的体现，就是国家的公共性。国家的公共性从本质上来说是国家合法性的基础，因为，国家作为一种特殊的权力机构，其存在和发展，都必须以一定的合法性作为前提和基础，否则就难以维持。而要确立其"合法"的统治，一是要加强和扩大国家职能，二是必须经常性地借助各种可以体现其公共性特征的机会与场合并将这一特性展示和传送到它的民众之中，如救灾赈济、卫生防疫、基础教育、社会保障等。正如恩格斯所说，"政治统治到处都是以执行某种社会职能为基础，而且政治统治只有在它执行了它的这种社会职能才能持续下去"。①

　　国家是由政权、国土和国民组成的。国民形成了整个国家，国土是它活动的基本空间，而政权则表现了一种基本的内部关系。其中，国民是一个能动的主体，它不仅是各种社会财富的直接生产者，也成为政治权力的管理对象。有了国民，进而才有政权和领土的延续性。国家的变动首先需重构国家与其国民的关系模式，从这种意义上说，国家—国民的关系更具有基础性。而国民是以生活的方式存在着，因此，国家与国民的关系便不断被转化为生老病死和衣食住行这样的日常生活，并集中表现为统摄和关照两个基本的层面。所谓统摄，即国家通过权力的渗透和下沉以及权力技术的运用，对整个社会加以整合与规范，以形成共同体生活的基本规则和秩序，并动员国民对任何一种企图改变和破坏这种秩序和规则形式的内部、外部挑战进行回应和抵制；从关照层面的角度看，国家自身的合理性基础以及国家目标的有效达成，又必须时刻建构在对其国民要求的满足之上。换言之，正是在这种对国民日常生活的关照中，最为真切地表现了国家的"公共性"的特征。②

　　国家公共性首先缘自其产生、存在的目的性，国家的产生首先起到了一个基本的救济作用：避免社会被消灭。恩格斯在《家庭、私有制和国家的起源》一书中对国家产生的动因进行了深刻的论述："国家是表示：这个社会陷入了不可解决的自我矛盾，分裂为不可调和的对立面而又无力摆脱这些对立面。而为了使这些对立面，这些经济利益互相冲突的阶级，不致在无谓的斗争中把自己和社会消灭，就需要一个表面上凌驾于社会之上的力量，这种力量应当缓和冲突，把冲突保持在'秩序'的范围以内：这种从社会中产生但又自居于社会之上并且日益同社会脱离的力量，就是国家。"③ 从恩格斯的这些论述来看，国家的产生首先起到了一个基本的救济作用：避免社会被消灭。虽然在其产生之后又成为具有自我行动逻辑的自居于社会之上并且日益同社会脱离的力量，而一

---

　　① 恩格斯：《反杜林论》，《马克思恩格斯选集》（第3卷），人民出版社1972年版，第219页。
　　② 胡宜：《疾病、政治与国家建设》，博士学位论文，华中师范大学，2007年，第123页。
　　③ 恩格斯：《家庭、私有制和国家的起源》，《马克思恩格斯选集》（第4卷），人民出版社1972年版，第166页。

旦脱离这种基本的救济功能,国家自身能否存在也就成了问题。因此,国家合法性的获取与实现,不仅需要考量权力的来源方式,更取决于国家扮演的实际角色,即国家在多大程度上显示了其公共性的特征。

中华人民共和国的成立后,建立了具有现代意义的医疗卫生体系,在医疗领域承接现代性观念,使民众在现代民族国家建构中对现有的政治经济文化体制趋向认同。而赤脚医生制度推行所形成的覆盖全国农村的基层医疗网络,是国家于医疗卫生方面公共性特征在农村社会的体现,农村的医务工作的完成,解决了广大农民看病吃药问题,强化了现代民族国家职能。国家在赤脚医生制度推广中,将中医纳入国家医疗制度,并进行积极的科学化尝试,从而保证在现代化逻辑下保存"民族"的正当性,使赤脚医生制度凸显出了一种中国特色的现代化治理手段。

赤脚医生制度中强调对中医的重视,整合传统的中医资源,表明新中国医疗卫生政策没有沿袭国民政府时期对中医的排斥方针,而是提出了"中西医结合"的方针。之所以如此,是由于当时国家医疗卫生资源十分缺乏,而中医作为千年传统的医学文化,其存在有很大的实用价值。在赤脚医生制度出现前,国家就大力扶持和推广中医,整合农村中医资源,开办联合诊所,并吸收中医医生参加爱国卫生运动也,逐渐改变五四运动以来中国弥漫的"科学主义"称霸的局面。在毛泽东的影响下,中央提出了卫生工作的"四大方针",其中"中西医结合"的方针得到很好的贯彻和执行,中医也得到越来越多的关注和重视。即使在"文化大革命"中,很多中国传统文化习俗与传统方法都得到清算,而属于传统范围的中医文化,没有成为"医学革命"的整治对象,反而成为"医学革命"中的重要条件与方法,传统的中医与针灸在农村大地上风靡一时。赤脚医生"一根银针治百病,一颗红心暖万家",到处传唱,赤脚医生使用针灸与草药为农村村民治病的画面充斥着主要媒体资料中。

赤脚医生制度中对中医文化权力的肯定,是国家在建设新的政治、经济、社会体系中国家对基层进行国家控制的一种手段,也是民族国家建构的手段。中医、草医被纳入国家医疗制度中,是将本民族的传统资源整合到国家体系里面,使作为传统的中医实现了民族与现代的对接。这种对传统具有民族主义资源进行整合的手段,不但有利于减少国家建设中的动荡,保证现代国家建设的稳定性,更是使民族主义的传统有利于人民接受，增强国家政府的政治合法性与正当性。

从一定意义上说，"现代化的目的是建构独立的民族国家，现代化过程不但要遵循科学主义路径，同时也要结合民族主义，有中国特色的赤脚医生制度运用传统中医，把传统的民族特色与国家的现代化结合起来，实现了民族与现代的结合，亦强化了现代民族国家的职能"。①

（二）国家加强对身体的控制

身体在现今社会中是一个高度关切的议题。哈拉维指出："身体不是自然出生的，而是被制造的。身体已经彻底去自然化了。"② 同时"身体存在生物性及文化性的成分，这种自然与文化的混合特质，是所有古今身体都具有的共同点，因而身体无法被单一化呈现"。③ 在现今身体成为国家发展不可或缺的因素。随着医疗科技的发展，身体被看作医学控制的对象。在当代的消费文化中，身体被看作一种存在的"可变形式"，因此身体是可以被塑造的。

中华人民共和国成立后，接管政权的中国共产党，依靠强大的组织和动员能力，将传统社会中松散的社会结构严密整合，使之成为一个紧密的政治共同体。先将农村的个体中医，整合进联合诊所，后来的合作医疗和赤脚医生制度的实施，也是出于一种整体性的认识，以解决农村居民缺医少药的问题，进而实现对个体身体的全面控制。赤脚医生是为保护农村居民的健康权而存在的，健康权作为一种基本的生命权利，是法定的不可侵犯的公民权。对健康权的保护和医疗卫生资源变相控制和分配，实际上产生的效果就是将个人身体加以控制，以契合国家机器的运行。国家通过赤脚医生制度，在农村建构国家理性，而国家理性是建构在一个整体性社会之上的社会意识，国家理性希望将身体塑造成精确契合国家机器运行中的零件，通过铸造高质量的身体零件来保证国家机器的高效运行。因此，赤脚医生的出现既是国家为保护农村居民的健康

① 张娜娜：《医学与政治：计划经济时期的赤脚医生制度研究》，硕士学位论文，南京大学，2013年，第39页。

② Donna H. *The Biopolitics of Postmodern Bodies. in The New Social Theory Reader: Contemporary Debates*, edited by Seidman S and Alexander JC. Londer: Routledge. 2001, pp. 276 – 283.

③ 黄金麟：《历史、身体、国家：近代中国的身体形成 1895—1937》，台北联经出版事业公司 2001 年版，第 32 页。

权而为,亦是国家在实现对个人身体及资源的分配的控制。控制个人身体,一方面强调个体身体的生产效率,另一方面强调身体的社会效率。在对赤脚医生的宣传中,以无私和奉献为核心的政治话语,既是提升个体身体生产效率,又是从心理上对身体的控制。

身体的社会效率,"即国家对身体生产力的分配效率,也是国家干预个人身体的一个重要方面。出生和肉体成长本身并不能保证其获得社会成员的资格,因此社会文化和政治都会对'自然'的身体进行规训。在集体化的话语体系之中,接受社会对其身体生产力的调控也是其获得社会成员资格的一种途径"。① 让赤脚医生在全国范围内进行卫生知识宣传及对农民的身体的健康程度等医学资料的收集,也是为国家迅速而准确地对个体身体进行分配的认知基础。另外,通过这种人口状况的资料的积累和掌控,能够很好地对有危害性的因素进行认识和控制,以维护社会生产环境的稳定,确保生产的顺利进行。国家通过赤脚医生对农村居民个体的身体素质及动向进行了解和控制,进而实现对身体生产力的最优化配置,实则是一种人口经济学的认识。

赤脚医生不仅是疾病的对手,而且是意识形态的传播者,健康幸福的创造者,国家在农村医疗卫生领域中的政治载体。"医生的首要任务具有政治性:与疾病作斗争必须首先与坏政府作斗争。人必须先获得解放,才能得到全面彻底的治疗。"② "通过把医学与国家的命运联系起来,揭示了医学的一种积极意义。医学没有停留在原先的状态,即'对无数疾病进行枯燥和伤感的分析',或者说那种可疑的否定之否定,而是被赋予一种崇高的任务:在人们的生活中确立健康、美德和幸福的正面地位。"③ 赤脚医生的出现实现了国家在乡村社会对个人身体和资源的分配、整合和控制。乡村社会的整合与控制作为国家政权建设的一部分,赤脚医生群体在农村进行疗救与防疫时,承担了对乡村社会控制功能,促使了农民对身体背后国家力量的自觉意识,确保现代国家逻辑在乡村社会得以

① 李振:《国家理性与个人身体》,硕士学位论文,华东师范大学,2013年。
② 祝勇:《疾病在革命中的命运:赤脚医生的圣徒式描述》,《书屋》2006年第6期。
③ [法]米歇尔·福柯:《临床医学的诞生》,译林出版社2001年版,第32、20、7、36—38页。

推行和扎根，隐含了国家治理模式。

赤脚医生制度虽然是自上而下推行的结果，但赤脚医生本身作为源自乡村、服务乡村的代表，可以视为农民自身的映射，具有承接国家与社会功能的作用。"他们对卫生概念的传播也体现了国家权力试图在农村中弥散，以期达到培养和熏陶国民意识的目的。乡村社会的集体制对应于城市中的单位体制，找到了对国民控制的有效途径，而且这一切也恰恰是通过赤脚医生力量得以实现的。"① 农村合作医疗推广后，在农村建立起了以赤脚医生为核心的防疫动员网络，赤脚医生作为国家政权控制乡村社会的重要机制，在疾病防控和预警、疫病的报告和信息的传达等方面，能及时让国家掌控和有效传递国家的意志。

国家在强化现代国家职能中通常借用卫生的方式来达成渗透个体生活层面的目的，以达成对身体的控制，罗芙芸在她的《卫生的现代性》中有深刻的理解。她通过共产党如何以"爱国卫生运动"的方式来唤起民族主义情绪，如何以卫生作为对付细菌战的武器，如何将公共卫生与政治运动、群众动员相联系阐述了自己的观点："通过爱国卫生运动，对于污泥和细菌的意识经由官方语言宣示出来成为日常生活的一部分……国家机关对于个人生活的渗透成为生活公认而日常的一部分。"②

（三）女赤脚医生——男女平等的政治符号

中国共产党自成立以来，就扛起了妇女解放的大旗，把解放妇女、实现男女平等看作革命事业的一部分。男女平等的观念得到不断的宣传和实践。不论是在苏区，还是抗日根据地中，妇女已顶半边天。中华人民共和国成立以后，更是摒弃了一切歧视妇女的道德伦理和法律。我国历次宪法都规定，妇女在政治的、经济的、文化的、社会的和家庭的生活各方面享有同男子平等的权利。为妇女打开家门，走向社会，成为社会主义建设的新人，使妇女只从属于父亲、丈夫的家庭中人，变成了社会大家庭中的人，也即是国家的人，国家这个大家庭塑造着妇女新的解放历程。在阶级社会产生以来的漫长的历史过程中，女性之所以社会地

---

① 杨丽天晴：《疾病防控与国家建构》，硕士学位论文，复旦大学，2013 年。

② ［美］罗芙芸：《卫生的现代性——中国通商口岸卫生与疾病的含义》，向磊译，江苏人民出版社 2003 年版，第 304 页。

位始终低于男性，从独立、自由、平等、有生产能力的社会成员逐渐演
变为具有从属于男性、依赖于男性，受男性的监护保护和控制的人，是
私有制的产生所导致的。恩格斯在《家庭、私有制和国家的起源》中论
述了女性的社会地位是根据社会的政治经济发展的变化而变化的。随着
私有制的产生和发展，导致女性社会地位变化。因此，只有消除了私有
制，在公有制的社会主义社会中，女性社会地位才会变得与男性一样
平等。

　　社会主义新中国成立后，经过三大改造，废除了私有制，女性与男
性一样都成为社会主义的新人。这样的背景下，从 20 世纪 50 年代开始，
农村中出现了一批女性卫生员，但在男权控制十分严苛的农村，女卫生
员数量大大少于男性，女性且多为接生员。农业合作化之后，农村女性
与男性一样从事田间劳作，同样挣工分，女性在经济上几乎与男性平起
平坐。随着社会经济地位的提高，农村不仅女性走出家庭，走向了社会，
而且为自己争取到各项权益。但当她们生病时，面对男性医生，有些病
症难以启齿。一些病可以由男赤脚医生照看，但一些妇科病和妇女生产
这些情况最好是由专业女医生来照顾。女赤脚医生就在这样情景下应运
而生了，她们既是农村妇女治病需要，又是国家农村医学革命动员的
结果。

　　女赤脚医生的出现，可以看到社会的变迁、国家的发展中男女平等
的政治符号在医疗卫生行业的表现。赤脚医生第一人王桂珍就是典型代
表。21 岁女青年王桂珍于 1965 年 12 月参加了上海市川沙县举办的农村
医疗知识培训班后，回到家乡江镇公社大沟大队，成为一名正式的卫生
员。虽然其文化程度不高——只有小学文化程度，但由于她刻苦学习，
医疗水平不断提高，对农民群众服务热情周到，受到当地农民的喜爱。
1968 年《文汇报》在显要位置登载了介绍其行医过程的调查报告，将其
介绍给全国人民，使其成为家喻户晓的女赤脚医生，成为"中国赤脚医
生第一人"，此后还受到毛泽东主席的多次接见。1975 年 5 月，王桂珍走
出国门，作为中国卫生代表团成员的一员，参加在瑞士日内瓦举行的第
二十七届世界卫生大会，并在大会上发言。后来还进入中央政府，担任
卫生部防治局的副局长。王桂珍是众多女赤脚医生的一员，她的经历也
能反映新中国女性地位的提高，以及对女性平等权的塑造过程——女性

不但可以做以前男性垄断的职业，还可以成为全国学习的典型。

王桂珍是典型案例，但全国各地女性赤脚医生的出现，表明在赤脚医生群体中，女性医生是一股不可或缺的力量，女性已经成为这一群体的"半边天"，为农村的医疗卫生事业做出了应有的贡献。"1969 年，广东省赤脚医生近 2 万名，到 1977 年已经达到 73471 名，其中女赤脚医生2.3 万名，占 31.3%。"① "无锡县 1978 年，全县 583 个大队全部实行合作医疗，有赤脚医生 1468 人（男 758，女 710 人）。"②

女赤脚医生的出现是女性响应党与国家的号召，投身于农村医疗卫生事业的建设和发展中，为国家为社会做贡献。她们的行为表明，她们已经不再是一个个小家庭中的一员，而是整个国家大家庭的一部分。她们突破家庭的藩篱，走向社会，成为国家的人、社会中的人，并顶起了"半边天"，在各个行业与男性并驾齐驱，这是社会进步与政治民主的表现，也彰显了新时代男女平等的政治特征。

四　卫生工作与群众运动相结合

中华人民共和国成立初的医疗卫生领域存在着巨大的问题，民众中传染病、寄生虫疾病、地方病、营养不良造成的疾病肆虐，而全国性的医疗卫生防疫体系还没有建立起来。面对这些状况，尽快建立起覆盖全国医疗卫生体系，以有效解决人民当前迫在眉睫的健康问题，成为一项艰难的政治任务。如何解决这些问题？1950 年在北京举行了全国卫生会议，会议提出了卫生工作的方针："预防为主，为工农兵服务，中西医结合，卫生工作与群众运动相结合。"

卫生工作的第四大方针"群众运动与卫生工作相结合"，在当时"群众运动"与"政治运动"几乎是等同的概念。比如，爱国卫生运动是群众运动，也是政治运动。政治运动推动了农村医疗卫生的发展。农村合作医疗出现后，得到毛泽东的肯定和称赞。1968 年，毛泽东批示了湖北省长阳县乐园公社办合作医疗的经验。当时，"文化大革命"已经开始。

---

① 广东省地方史志编纂委员会编：《广东省志卫生志》，广东人民出版社 2003 年版，第520 页。

② 无锡县卫生志编委会编：《无锡县卫生志》，江苏人民出版社 2001 年版，第 19 页。

在那种政治气氛下，"支不支持合作医疗，关系到是不是团结贫下中农，是不是支持社会主义新生事物，是不是执行毛泽东无产阶级卫生路线的大问题"。① 由此，为了贯彻最高指示，各级政府把推行合作医疗列入政府重要日程，采取政治动员的办法加以推广。当时的很多地方文件都要求"革命委员会"大力宣传推广合作医疗，如江西省赣州地区一份文件就写道，各县要大力发展、广泛宣传合作医疗，"做到第一把手亲自抓，分管同志具体抓，其他委员会结合抓，有关部门紧密配合抓，各种会议强调它"。② 1971 年 8 月，江西省卫生局革委会针对有些地方对合作医疗不很重视的问题，下发了一份文件，要求合作医疗发展落后地区，"要提高认识，加强领导。要把搞不搞合作医疗提高到关心不关心群众疾苦，执不执行毛主席革命路线的高度来认识，把巩固和发展合作医疗列入党委和革委会的议事日程"。③ 显然，政府这种将合作医疗作为大力发展农村医疗卫生事业的主要途径的工作方针，极大地提高了合作医疗的环境适应性，使合作医疗制度获得迅猛发展。合作医疗与赤脚医生紧密相连，合作医疗的发展，使赤脚医生队伍不断发展壮大，而赤脚医生是合作医疗的忠实执行者，其推进和发展又相应地推动了合作医疗的前进。

改革开放前的中国，农村医疗卫生的每一次重大发展，都是与某项政治运动相关联，成为各种频发的政治运动的外显形态。合作医疗出现是农业合作化运动时期，人民公社化运动后得到一定发展，如 1958 年 8 月，健康报一篇评论写道："河南省在工农业生产全面大跃进的新形势下，伴随着人民公社的建立和民办医疗卫生事业的发展，一个巨大的共产主义互助运动——全民性的'合作医疗'正在河南省全面展开。目前，信阳、南阳和新乡专区已经普遍实行，全省 70% 的公社已经实行或正在实行。"④ 而合作医疗的迅猛发展是在"文化大革命"时期的 1969 年以后。1968 年 12 月 5 日，《人民日报》在头版头条的位置刊登了加编者按

---

① 蔡仁华主编：《中国医疗保障改革实用全书》，中国人事出版社 1998 年版，第 344 页。

② 赣州专区卫生局革委会文件：《多快好省建设农村合作医疗网》，江西省档案馆档案，卷号：X111 – 1970 长 – 003。

③ 江西省卫生局革委会文件：《关于全省农村实行合作医疗情况的报告》，江西省档案馆档案，卷号：X111 – 1971 永 – 005。

④ 《让合作医疗遍地开花》（健康报评论），《健康报》1958 年 9 月 13 日。

的《深受贫下中农欢迎的合作医疗》一文，说湖北省长阳县乐园公社举办合作医疗是"冲破了刘少奇在卫生战线上反革命修正主义路线。提出农村医疗制度的讨论，一定会促进毛主席无产阶级卫生路线的进一步贯彻执行"。① 由于受到毛泽东的赞扬，以及政治舆论宣传，合作医疗在全国迅速推广。在 20 世纪 70 年代初合作医疗在有的地方有所回落，后随着"批林整风"运动的开展，合作医疗又得到巩固与提高。江西省一份文件显示，在 1972—1973 年这段时期，江西省有些地方的合作医疗出现撤销现象。对此，1973 年 12 月"省革委会"批转了省卫生局的报告，要求"各地应以批林批孔为纲，从基本路线教育着手，今年内有计划对合作医疗进行一次整顿。对于垮了的或没有办的，要积极创造条件尽快办起来，对于转了向的要坚决纠正过来。使我省的合作医疗在 1975 年年底以前能普遍办起来"。② 这份文件下达后，各地借"批林批孔"运动，整顿合作医疗，促使了全省各地合作医疗的发展，截至"1975 年底，全省举办合作医疗达到 76.5%"。③ 打倒"四人帮"后，合作医疗又出现了第二次发展高潮，全国举办合作医疗的生产大队达到 90%多。

由于合作医疗和赤脚医生得到政治上强大的支持，政治动员所产生的强大推动力，使得合作医疗成为重要的政治任务。1968 年，毛泽东批示"合作医疗好"，这更是对农村合作医疗的最高政治动员，在当时贯彻领导指示不过夜的情况下，支不支持合作医疗，关系到你的政治态度、政治路线问题。在浓烈的政治气氛下，合作医疗很快在全国普及，自愿性的社区医疗转变成为强制性的集体福利。1978 年五届人大通过的《中华人民共和国宪法》将"合作医疗"列入进去。1979 年 12 月，卫生部、农业部、财政部等部委下发了《关于农村合作医疗章程（试行草案）》，这是第一次由政府部门正式发布的正式法规文件，标志着合作医疗的制度化。到 1979 年，全国农村约有 90%的行政村实行合作医疗，医疗保障覆盖 85%的农村人口。

---

① 《深受贫下中农欢迎的合作医疗制度》，《人民日报》1968 年 12 月 5 日。

② 江西省革委会文件：《关于巩固和发展全省农村合作医疗的报告》，江西省档案馆档案，卷号：X32—8—33。

③ 江西省卫生局工作简报：《1975 年全省合作医疗、赤脚医生的进展情况》，江西省档案馆档案，卷号：X111－1976 永－005。

"文化大革命"结束后，国家对"文化大革命"时期的反动势力进行清算，虽然赤脚医生与反动势力不沾边，且为农村医疗卫生事业做出了巨大贡献，但因其是在"文化大革命"中发展壮大的，受到很大的冲击。一部分赤脚医生受到了冲击，如曾经誉为"中国赤脚医生第一人"的王桂珍就被送回家乡接受审查。"文化大革命"的结束，在政治上就否定了赤脚医生和合作医疗。赤脚医生队伍开始松动，逐渐解散，每年以40万人的速度逐渐减少，赤脚医生制度也随着人员基础的崩溃而终结，赤脚医生所担负的政治责任也随之消解。

总之，赤脚医生群体的出现与社会主义国家制度权威的构建以及国家在基层的政治渗透有着十分紧密的联系。赤脚医生推广是在国家主导下以社会运动的形式展开的，是一种国家医疗行为，也是建立现代公共卫生体系的需要，更是巩固新生的社会主义政权的需要，凸显了一种中国特色的现代化治理手段。赤脚医生制度所形成的覆盖全国农村的基层医疗网络，基本上完成了农村的医务工作，解决了广大农民看病吃药问题；从而保证在现代化逻辑下保存"民族"的正当性，把传统的民族特色与国家的现代化结合起来，建立了具有现代意义的医疗体系。

现代意义的医疗卫生体系，是一个涉及政治、经济、医疗等多项内容的综合性工程。从医疗角度看需要有与民众（尤其是占有绝大多数人口的农村群众）物质和文化水平相匹配的现代医疗制度和充足的医疗卫生资源。如汪晖所言，中国的现代化进程非常特殊，中国的马克思主义本身就是一种现代化的意识形态，毛泽东带领的中国共产党希望建立的是以"社会主义"为价值诉求的现代化，毛泽东的社会主义是一种具有内在悖论的反资本主义现代性的现代性理论。[1] 所以我们看到，新中国在努力追求现代化的同时，企图打破以往其他国家的类似过程中随之而来的社会阶层固定化，如打破专业化教育、知识不平等造成的社会分层固定化。打破社会固定分层、追求社会公平。国家推动"赤脚医生"制度的发展，目的是既保障农民的健康权，又可以解决当时的社会公平问题。

---

① 汪晖：《当代中国的思想状况与现代性问题》，《天涯》1997 年第 5 期。

第六章

从赤脚医生到乡村医生的变迁

——以江西省全南县为考察对象

　　全南县位于江西省南端，隶属于赣州市。东界龙南县，南靠广东的翁源县，西临广东的始兴县，北接江西的信丰县。全县占地面积为1520.64 平方千米，下辖 9 个乡镇，87 个行政村，总人口为 20 万人，据不完全统计，其中农业人口为 13 万多人，非农业人口为 6 万多人。① 县域内大多数居民以种植业为主，经济并不发达。正是由于全南县农业人口居多、自然灾害多且是经济较为落后的山区县境和革命老区。

　　全南县按照"把医疗卫生工作的重点放到农村去的指示下，一批地、县医疗单位的医务人员下放到全南农村，各地借助这批力量，办起农村合作医疗站 38 所"。② 在全国农村合作医疗制度兴办高潮时，全南县的合作医疗也得到迅速发展，"1971 年，合作医疗站达 84 所，1971 发展到全县 82 个大队的 98%。但 1972 年由于管理不善，资金周转困难，合作医疗站只有 48 所，到 1973 年部分医疗站又重新恢复，合计全县有 53 所，占全南县 103 个大队的 51%，1977 年至 1980 年又增加了 44 所，全县合作医疗站 97 所"。③ "文化大革命"结束时，全县基本上达到各大队有赤脚医生。"到 1980 年，全县的赤脚医生已经达到 231 人，生产队的卫生员已经达到 800 余人。"④

---

①　《全南县志（1989—2000）》，方志出版社 2011 年版，第 15 页。
②　《全南县志》，江西人民出版社 1995 年版，第 581 页。
③　《全南县医药卫生志》，1988 年版，第 7 页。
④　《全南县医药卫生志》，1988 年版，第 7 页。

家庭联产承包责任制的实施后，农村集体经济瓦解，依托集体经济的合作医疗站也纷纷关闭。合作医疗制度瓦解，"赤脚医生"改称为"乡村医生"。"从1979年到1984年，全南县组织赤脚医生与个体行医医生（包括中医、草医）二百余名，分别进行了统一考试考核、110名赤脚医生、20名个体行医医生，经过考试合格，发给了乡村医生、赤脚医生合格许可证。"[1]"到1985年，全县有村医疗站136所，绝大多数赤脚医生重新通过考核已取得乡村医生或卫生员职称证书，其中：村卫生所乡村医生154人，个体诊所医生37人，接生员180人。"[2] 由此，赤脚医生演变成了乡村医生。

第一节　赤脚医生和乡村医生构成的比较

一　赤脚医生和乡村医生人员数量的变化

传统农村合作医疗发展过程中，农村基层卫生人员不断增长。1969年，依照"把医疗卫生的重点放到农村去"的指示，全南县内大部分大队办起了合作医疗，据县志记载："至1966年3月止，全县培训半农半医医生158名，卫生员533名。"[3] "文化大革命"时期，即随着合作医疗的不断发展，到1980年，"全县90%大队有医疗站，赤脚医生达到200多人，生产队的卫生员800余人，农民小伤小病队里医，常见疾病大队治，防疫、妇保工作有人管"。[4] 可见卫生人员增长速度较快，同时我们注意到，从1982年人民公社的解体到整个80年代，并没有导致农村基层卫生人员的消失。即使数量上有些许变化，但不是很明显。到1985年，形成了一支"已取得乡村医生或卫生员职称证书，医疗技术水平更高一些的农村医疗卫生队伍，总人数达到670人"。[5] 赤脚医生是由合作医疗制度而产生，有一技之长，随着国家经济体制的改革，对

① 《全南县医药卫生志》，1988年版，第9页。
② 《全南县卫生事业发展一百年》，2012年版，第291页。
③ 《全南县医药卫生志》，1988年版，第16页。
④ 《全南县医药卫生志》，1988年版，第16页。
⑤ 《全南县卫生事业发展一百年》，2012年版，第291页。

市场的限制放宽，使得大部分赤脚医生开始个人承包，凭手艺吃饭，变成乡村医生。

　　新型农村合作医疗制度实行后，乡村医生的数量整体下降，波动大。从 20 世纪 90 年代开始，由于农村居民条件的改善，其中包括农民收入的增加，"农民工潮"的出现，大部分农民进城务工，城乡人口比重发生较大变化，乡村医生服务的对象也逐年减少，这些原因造成乡村医生数量下降。城乡人口比重变化如表 6-1 所示。

表 6-1　　　　1990—2015 年市镇和乡村人口比重变化　　（单位:%）

年份	市镇总人口比重	乡村总人口比重	年份	市镇总人口比重	乡村总人口比重
1990	26.41	73.59	2003	40.53	59.47
1991	26.37	73.63	2004	41.76	58.24
1992	28.14	72.37	2005	42.99	57.01
1993	28.62	71.86	2006	44.34	55.66
1994	29.04	71.38	2007	45.89	54.11
1995	29.37	70.96	2008	46.99	53.01
1996	29.92	70.63	2009	48.34	51.66
1997	30.40	70.08	2010	49.96	50.05
1998	30.89	69.60	2011	51.27	48.73
1999	34.78	69.11	2012	52.57	47.43
2000	36.22	63.78	2013	53.73	46.27
2001	37.66	62.34	2014	54.77	45.23
2002	39.09	60.91	2015	56.10	43.90

　　资料来源：中国统计年鉴，1990—2016 年历年统计数据整理。

　　通过表 6-1 可知，从 20 世纪 90 年代开始，随着经济的发展，市镇的人口比重逐渐变大，而乡村的人口比重越来越小，使很多村医疗所由于没有营业收入最终关闭。"1990 年（全县）农村卫生所减少至 95 所，其中，达到省规定标准（有乡村医生、有接生员、有 25 平方米以上房屋）的 77 所，乡村医生和卫生员 170 人，个体诊所医生 10 人。1998 年，全县有 118 名乡村医生，1999 年，全县只有 116 名乡村医生。"① 数据显示乡村医生的数量在大大减少，20 世纪 80 年代的那种鼎盛时期已经过去，到 20 世纪 90 年代，不论是乡村医生和卫生员的数量，还是村医疗机构的数量，都在急剧地减少。自 2007 年在全县普及实施新型合作医疗以来，新农合制度下的乡村医生数量波动起伏大。就全国而言也是如此，全国乡村医生和卫生员的数量自 2007 年开始，其间虽然略有增长，但是最近几年便开始下降，村卫生室的情况亦是如此（如表 6 - 2）。

表 6 - 2　　　2007—2015 年中国村卫生室、乡村医生及卫生员情况

年份	村卫生室（个）	乡村医生及卫生员（人）
2007	613855	931761
2008	613143	938313
2009	632770	1050991
2010	648424	1091863
2011	662894	1126443
2012	653419	1094419
2013	648619	1081063
2014	645470	1058182
2015	640536	1031535

资料来源：中国统计年鉴，2007—2015 年历年统计数据整理。

就全国来说，新农合的前几年，即 2007—2010 年，村卫生室、乡村医生及卫生员的数量在上升；但是从 2011 年至 2015 年，新农合稳定发展的阶段，村卫生室、乡村医生及卫生员的数量却在下降。截至 2017 年 6 月，"基层医疗卫生机构 93.3 万个，其中乡镇卫生院 3.7 万个，村卫生室 63.8 万个，与 2016 年 6 月底比，乡镇卫生院和村卫生室在减少"。② 于全南县而言，"2009—2010 年，2009 年对 202 名乡村医生进行再注册，2010年，全县共有 86 个行政村，119 个村卫生所，村卫生室覆盖率达到

①　《全南县卫生事业发展一百年》，2012 年版，第 292—293 页。
②　资料来源：中华人民共和国国家卫生局和计划生育卫生会国家官网，《2017 年 6 月底全国医疗卫生机构数》，网址：http：//www.stats.gov.cn。

100%，乡村医生人数 196 人"。① 2015 年年底，"全县辖 9 个乡镇，86 个行政村，拥有 125 个村卫生所，乡村医生 189 名，其中执业助理医师 38 名"。② 截至 2016 年年底，"年末全县共有各类医疗卫生机构 201 个，农村拥有村卫生室 125 个，拥有乡村医生和卫生员 187 人"。③ 由此可知，2007—2016 年，总体来说，乡村医生的数量是在减少。当然乡村医生的数量减少，与前面提到的城市化现象、农民医疗保健要求和经济收入水平提高有很大关系，还有就是新农合实施下，很多村医疗室条件并不能达到医疗定点的要求，县局出台《全南县创建标准化村卫生所实施方案》和《全南县创建标准化考核标准》，对村卫生所进行考评，考评结果与《医疗机构执业许可证》年度检验和新农合定点村挂钩。④ 这样做的结果，是医疗管理的一大进步，但同时也会导致一部分薄弱的村卫生达不到医疗定点的要求，农民就诊从实惠角度出发，反而倾向去有报销的医疗定点机构或医院，造成乡村医生失业。比如，"2010 年 119 个村卫生所，考核达标的村卫生所 92 家，达标率 80.7%"。⑤ 此外，全南县积极实施基本药物制度，"2010 年 11 月启动了基层医疗机构全面实施国家基本药物制度，12 月 30 日前国家基本药物制度在全县各乡镇卫生院规范建立实施"。⑥ 实施药品零差价之后，由县卫生行政部门定期通过省医药集中采购网统一采购，再由乡镇卫生院按照实际进价向村卫生室供应基本药物，禁止村卫生所和乡村医生从其他渠道采购药品。取消药品批零差价的方式，降低了药品价格，从而解决农民看病贵的问题。但从乡村医生的角度出发，切断了村卫生室从药品销售渠道中获利。根据 10 位乡村医生的采访调查，大多数医生表示现在的收入比自己自负盈亏时要少很多。还有就是国家 2004 年颁布的《乡村医生从业条例》入门要求严苛导致，对此有的学者提到："条例明确规定，进入村医疗卫生机构从事预防、保健

　　① 《全南县卫生事业发展一百年》，2012 年版，第 293 页。
　　② 《全南年鉴 2016》，第 336 页。
　　③ 《全南县 2016 年国民经济和社会发展统计公报》，全南县人民政府网，http：//www.quannan.gov.cn。
　　④ 《全南年鉴 2006—2010》，第 534 页。
　　⑤ 《全南年鉴 2006—2010》，第 534 页。
　　⑥ 《全南县卫生事业发展一百年》，2012 年版，第 123 页。

和医疗服务的人员，应当具备执业医师资格或者执业助理医师资格。根据条例的要求，通过对在岗乡村医生的考试，换发了新的村医生执业证书。条例对进入乡村医生队伍的门槛进行了明确的规定，即必须具备执业助理医师以上资格。由于考取执业助理医师必须具备相关条件，即全日制大中专以上毕业生并在医疗保健机构试用期一年。由于门槛过高，导致乡村医生选材受到限制。"① 大多数乡村医生是由原来的赤脚医生转型过来，他们中一部分人并没有达到这些文凭要求，而从业的门槛过高，必然导致乡村医生数量下降。

二　赤脚医生和乡村医生年龄、学历结构的差别

传统农村合作医疗制度下，赤脚医生以青年为主，文化程度不一。全南县在 20 世纪六七十年代大办农村合作医疗，根据采访的 10 位赤脚医生调查显示，现如今他们的平均年龄为 66 岁，折合到传统合作医疗制度时期，他们的平均年龄为 24 岁，换言之，当时的赤脚医生年龄普遍年轻者居多，而且很明显男性多于女性。另外从学历上来看，大部分是初中、中专学历，但其中也有部分赤脚医生表示，他们的中专学历实际上是在被选为赤脚医生苗子进入省、市培训进修而获得的，也就是说，实际上在赤脚医生之前，他们还是属于初中学历。另外部分赤脚医生是源于家庭中有人从事医疗行业，因传承而从事这一行业，故学历偏低，但最基本的是必须认识字，具体如表 6－3 所示。

表 6－3　　　　　　　　访谈人物基本情况

姓名	性别	年龄（岁）	原属大队	学历
郭诗全	男	65	龙源坝公社炉坑大队	中专
钟建林	男	67	乌柏坝大队	中专
陈其豪	男	68	龙源坝公社寨下大队	中专
廖成新	男	71	陂头公社竹山大队	初中

① 李卫东：《乡村医生队伍建设研究——以烟台市牟平区为例》，硕士学位论文，山东大学，2014 年。

续表

姓名	性别	年龄（岁）	原属大队	学历
欧瑞兴	女	72	龙源坝公社雅溪大队	中专
曾庆胤	男	66	龙源坝公社水背大队	中专
谭洪群	男	86	中寨公社大庄大队	小学
马水林	男	60	大吉山公社马安大队	初中
石卫东	男	69	社迳公社水东大队	初中
黄明	男	65	南迳镇竹山下大队	初中

新型合作医疗时期，乡村医生人口老龄化比例高，医学学历普遍偏低。绝大部分乡村医生由赤脚医生转化过来的，同时根据表6-3情况了解，全南县9位赤脚医生转变为乡村医生，只有1位赤脚医生后期转行。10位赤脚医生中，后代继承其事业的有3人，新加入的乡村医生，年龄分别为45岁（高中）、56岁（中专），40岁（中专），因此可以看到，就目前调查访问的乡村医生的年龄平均在53.2岁。由此可见，乡村医生整体存在着人口老龄化的问题。如果按照国家60岁的退休规定，很多乡村医生存在着超龄服务现象，但由于农村基层医疗机构缺乏人才，很多乡村医生是返聘回来继续服务。实际上，全南县的这种现象在全国范围内来说都是普遍存在的，如根据学者的调研数据显示，"2012年对四川省的调研得出乡村医生平均年龄45.2岁，年龄最大的71岁，年龄超过50岁的乡村医生77人，占34.22%"。[1] 比如，据2010年的数据调查，"乡村医生队伍整体平均年龄为43.3岁。从各年龄段的构成情况来看，25岁以下的年轻一代乡村医生极少，35岁以下乡村医生合计构成比也仅占25.6%，55岁及以上的比例高达17.5%"，[2] 由此看这是普遍现象。

另外从全南县乡村医生的学历来说，也是普遍偏低。纵观全县，通

---

① 邹雄、李连凤、周东华：《四种综合评价方法在广西某三级甲等医院科研绩效评价中的应用》，《医学与社会》2012年第11期。

② 田疆、张光鹏、任苒：《中国乡村医生的队伍现状与发展》，《中国卫生事业管理》2012年第2期。

过对 2012 年全县的乡村医生调查，"2012 年，乡村医生人数 196 人，其中，本科学历 1 人、大专学历 8 人、中专和高中学历 113 人、初中学历 74 人"。[①] 从中我们可以看出主要以中专、高中和初中学历为主。另外根据一些学者的说法："用乡村医生的教育水平和向执业及执业助理医师转化的程度作为衡量其职业能力水平的指标。"[②] 即参加执业助理医师资格考试必须具有国家承认的医学专业中专学历，但是，很多乡村医生并没有达到学历要求，全南县内仍有一定数量的乡村医生不具备报考资格，如 "2015 年，乡村医生 189 名，其中执业助理医师 38 名"。[③] 也就是说仅有 1/5 的乡村医生向执业助理医师转化，按照当今医学划分来说，总体医学学历素质偏低。

由此可见，现如今大部分乡村医生的老龄化现象严重，整体医学学历层次较低。

第二节　赤脚医生和乡村医生选拔、培养方式的比较

一　赤脚医生和乡村医生选拔条件的变化

传统合作医疗制度下，赤脚医生注重政治素质，学历要求反而相对较低。首先要作一个说明，全南县的赤脚医生选拔分两个阶段。在 20 世纪 60 年代初，县内为解决本县医务人员紧缺的问题，首先，开始办起卫校，主要招收初中毕业生和社会青年，经过考试择优录取；其次，卫生部门报送一批具有初中文化程度的初级卫生人员。当时，由于缺乏卫生技术人员，对政治要求并没有这么严格，这点与国家政策也是相接的，"毛泽东同志看到当时广大农村缺医少药的现实和国家经济落后、卫生资源有限的矛盾，所以决定暂且不考虑基层医疗人员的专业技术如何"。[④]

---

① 《全南年鉴 2013》，第 534 页。

② 田疆、张光鹏、任苒：《中国乡村医生的队伍现状与发展》，《中国卫生事业管理》2012 年第 2 期。

③ 《全南年鉴 2016》，第 336 页。

④ 李德成：《新中国前 30 年农村基层卫生人员培养模式》，《当代中国史研究》2010 年第 2 期。

全南县内大部分赤脚医生来源于原来各乡村的中医或草药医生，"随着合作医疗的发展，根据当时的赤脚医生技术素质，大部分均系原有一技之长或草医草药医生"。① 从对赤脚医生的访谈中了解到，70 多岁的 3 个赤脚医生中，其中两个是家族从事草医草药经营，另外一个是跟徒，跟着师傅学习药理基础，最后由村上推荐进修几个月成为赤脚医生。其中几位医生反映道："当时群众推荐，我当赤脚医生，我是自己去学到的，我爸爸就是搞中药的，我爷爷也是搞中药的，世代都是搞这块的，然后当时大队推荐我当赤脚医生。"② "我是原来在人民医院上班的，是护士，后面下放到雅溪来，当时 60 年代的时候，缺医少药，雅溪当时也没有村医，当时我家的家公（公公），就是搞中药的，曾经跟着他也学过一段时间，所有我家公就喊（叫）我来学，我就想学，后面我自己也熟悉一些中草药的东西，后面大队搞起合作医疗，那时候就我还算比较熟悉这一块，大队就喊我去搞赤脚医生，我就去了。"③ "据我了解，赤脚医生大多数是学徒出来的，以前学徒是在医院学几个月，出来以后，在村上那里搞，一般做的都是比较简单的，打下针，拿下药。"④ 由此可见，刚刚开始的阶段，对政治成分的要求并没有那么严格。

但是从 20 世纪 60 年代末 70 年代初，随着上山下乡运动的开展，当时"文化大革命"时期的特殊背景下，讲求政治成分，赤脚医生也不例外，故这一时期的选拔相对更为严格，重视政治要求。从当时的档案可知，"广大贫农还满腔热情地关心赤脚医生的成长，常给赤脚医生讲旧社会无医无药……解放后，教育他们要牢记毛主席的教导，紧握听筒诊器，牢固地占领农村医疗卫生的阵地，为贫下中农服务一辈子。赤脚医生是基层卫生战线的一支强大的生力军，是办好合作医疗的主要力量，各大队必须认真做好赤脚医生的选拔工作，采取从上到下，从下到上提名、

---

① 《全南县医药卫生志》，1988 年版，第 8 页。
② 访谈人：陈慧；访谈对象：谭红群，男，1932 年出生，86 岁，原南迳镇的大庄村赤脚医生。
③ 访谈人：陈慧；访谈对象：欧瑞兴，男，1946 年出生，72 岁，原龙源坝公社雅溪大队赤脚医生。
④ 访谈人：陈慧；访谈对象：黄明，男，1952 年出生，65 岁，现为南迳镇竹下村乡村医生。

酝酿，由社员大会讨论，大队认真审查，报公社批准，一经选定，不要轻易变动，要相对稳定，确实因特殊情况要换的，经公社卫生院同意，报经公社批准。各级党组织要抓紧对赤脚医生的思想和政治路线方面的教育"。① 可见，这一时期从思想上、政治上加紧对赤脚医生进行教育，选拔程序严格。另外根据调查，大部分赤脚医生表示："按村上推荐的标准，他叫我去我就去了，当时挑选肯定也要条件好一点的嘛，特别是那个时候，最起码是贫下中农，贫下中农就属于什么都有份的，你都不是贫下中农，什么都没份。"② "大队推荐，那个时候不需要考试的，研究要人，大队干部说要谁去就要谁去。而龙源坝公社卫生院，则是由那些医师决定说要谁去，就要谁去。当然，如果非要讲的话，那还是要平时在村上要表现得比较好的贫下中农。"③ "那时候家庭成分还是有一定用处的，也有影响，一般来讲，家庭成分没太大问题，就很好。"④ 可见，伴随着合作医疗继续深入，反而越来越讲究成分。此外，选拔还要注重个人平时品德，其中一位赤脚医生就详细地说："一般要高中毕业，要有一点的兴趣，没兴趣肯定也不想去，要有责任心，这两个条件肯定是要的，大队叫我去，我那个时候还不到 20 岁，比较年轻。家庭成分肯定也有一点影响的，少说也要贫农，不是贫农，也不会叫你的。"⑤ 综上所述，政治成分和个人平时表现是其选拔的主要考虑因素，其中尤其强调政治成分。

除了出身于基层的农民青年通过选拔培训成为赤脚医生，还有一部分赤脚医生来自上山下乡的知识青年。其中一位谈道："我们是吉安卫校毕业的，那个时候，68 年毕业，知青下乡，当时全南县 12 个人一起分

---

① 全南县革命委员会办公室：《关于学习、宣传、文艺、妇女、节日活动、上山下乡、文教、卫生方面的方针》，全南县档案馆档案，卷号：A001—1974Y—005—116。

② 访谈人：陈慧；访谈对象：郭诗全，男，65 岁，1952 年出生，原龙源坝公社炉坑大队赤脚医生。

③ 访谈人：陈慧；访谈对象：陈其豪，男，68 岁，1949 年出生，原龙源坝公社寨下大队赤脚医生。

④ 访谈人：陈慧；访谈对象：石卫平，男，69 岁，1948 年出生，原社迳公社水东大队赤脚医生。

⑤ 访谈人：陈慧；访谈对象：谭洪群，男，86 岁，1932 年出生，原中寨公社大庄大队赤脚医生。

配，陂头、社迳、龙下都是我们的同学，当时 68 年，我就分配到乌柏坝大队里搞合作医疗，搞（当）赤脚医生。其他几个也和我一样，搞（当）赤脚医生。"①

传统合作医疗结束后到新型合作医疗时期，乡村医生大多要经过业务考核，不看政治条件，学历方面的准入门槛越来越高。不同于过去赤脚医生的由下而上的推荐选拔，绝大多数乡村医生是通过赤脚医生考核转化而来，"1985 年卫生部在召开的全国卫生厅、局长会议宣布，今后，凡经考核达到当医士水平的，改称'乡村医生'，达不到医士水平的改称'卫生员'，他们为政府承担起农村医疗的廉价服务和义务的公共卫生服务"。② 为此，全南县到 1985 年的时候，县内绝大部分赤脚医生已经重新通过考核取得了乡村医生或卫生员的职称。

随着新型合作医疗的发展，县政府和县卫生局不仅对基层医疗卫生机构的把关越来越严，对乡村医生的上岗要求也越来越严格。从 20 世纪 90 年代开始，国家实施村卫生室一体化管理，全南县在县内也开展了该项工作，伴随着该项工作的开展，对村卫生室的医务人员也进行了重新评定，如"1999 年，根据地区卫生局《关于全区开展乡村医生、个体医务人员职称评定的通知》，全县 130 名乡村、个体医生经培训，考试取得乡村（个体）医生（师）职称"。③ 同时，1999 年国家颁布的《执业医师法》和 2004 年国务院颁布了《乡村医生从业管理条例》规定："进入村医疗卫生机构从事预防、保健和医疗服务的人员，应当具备执业医师资格或者执业助理医师资格。不具备前款规定条件的地区，可以允许具有中等医学专业学历的人员，或者经培训达到中等医学专业学历的其他人员申请执业注册，进入村医疗卫生机构执业，具体办法经由省、自治区、直辖市人民政府制定。"④ 全南县遵循国家的这些指示，"县局按照《全南县 2005—2010 年医疗机构设置规范》，认真执行《医疗机构管理条

---

① 访谈人：陈慧；访谈对象：钟建林，男，67 岁，1950 年出生，原乌柏坝大队赤脚医生。

② 吕勇：《赤脚医生的历史作用对新型农村合作医疗的启示》，《卫生软科学》2006 年第 4 期。

③ 《全南县卫生事业发展一百年》，2012 年版，第 124 页。

④ 转引刘炫麟、赵双、陈鹏《乡村医生的培养现状、问题和对策》，《卫生软科学》2015 年第 3 期。

例》和《中华人民共和国执业医师法》，严把医疗机构设置、人员、设备准入关，2007 年对 48 所个体医疗机构进行全面清理整顿，对 29 所个体医疗机构重新核发'医疗许可证'，杜绝非技术人员上岗执业，5 年间，通过严格考核聘用 37 名中专以上医学专业毕业生到基层医疗卫生机构工作，加强乡村医生监管，严把乡村医生注册上岗关，2007 年注册的 6 名乡村医生均为赣州卫生学校卫生保健专业毕业生，并经江西省乡村医生执业考试合格者，2009 年，对 202 名乡村医生进行再注册。对注册后的乡村执业医生，每年还必须参加在岗乡村医生继续教育培训"。① 这些做法是医疗水平进步的表现，也反映出乡村医生的准入要求规范化。根据采访调查，其中有几位医生说："我们经常培训，都有两个毕业证，一个赣南卫校的，一个兴国卫校的，虽然讲祖传，但都是要考的，我是 92 年去考的乡村医生证。"② 新农合时代下，农民对医疗保健的要求越来越高，相应地对乡村医生的技术要求也会越来越高，乡村医生的准入门槛自然也会相应地提高。

二　赤脚医生和乡村医生学习培训方式的不同

传统合作医疗制度下，在培训方式上，赤脚医生以全员培训为主，择优培训为辅，或者说就地培训为主，交叉于省、市培训为辅；在培训内容上，以全科知识培训，而且中西医结合培训，重于实践，轻于理论；从培训时长上看，时间较短。

在全国大力培训赤脚医生和卫生员的浪潮中，江西省革委会在 1969 年初，下发了《关于大力培训"赤脚医生"的决定》的文件，要求"二年内大力培训赤脚医生 15 万名，建立农村卫生网，彻底改变全省农村卫生面貌。并提出了培养计划，1969—1970 年培训赤脚医生 15 万名"。③ 遵照这个指示，全南县加快了赤脚医生培训步伐，不断开设学习班，培养赤脚医生。主要培训的方式有就地办校办班、随师学习和县外函授学习、

---

① 《全南年鉴 2006—2010》，第 526 页。

② 访谈人：陈慧；访谈对象：谭冲，男，56 岁，1962 年出生，现为南迳镇大庄村乡村医生。

③ 江西省革委会文件：《关于大力培训赤脚医生的决定》（赣发〔69〕34 号），江西省档案馆档案，卷号：032—2—059。

进修这几种。首先考虑在本县各个公社地区设立培训班，方便学员的学习，"自 1965 年县城、大吉山、南迳、龙源坝、江口等 6 个点设立函授辅导站，各站设立站长 1 人，辅导教师 1 至 2 人，学习方法以自学为主，辅导为辅，集中函授，巡回辅导，课程结束后，实习两个月，再由省中医学校函授部统一命题，闭卷考试，成绩及格者发给证书"。① 各个公社办班集中学习的方式，能够一定程度上减少费用的支出。除此之外，县内还设立了培训学校，"1970 年，全南革命委员会决定，由全南县共产主义劳动大学开设医务班一期，学员对象由各公社赤脚医生骨干，学制半工半读 3 年，毕业以后社来社去，回到农村去，为大队合作医疗输送人才"。② 当然，为加快培养步伐和提高技术，除去这些长期的培训，县内也办起了短期培训，"1952—1980 年，根据我县的实际情况陆续开展了各种形式的卫生技术人员培训班，其中卫生员学习班 136 人，保健员学习班 168 人，接生员学习班四期共 175 人，赤脚医生学习班三期共 189 人，护理学习班 93 人，中医士学习班 34 人，西中班二期共 41 人，中医进修班 35 人，中医药剂学习班 28 人，针灸学习班 24 人，防疫人员学习班 65 人，西医基础学习班 18 人，历年前后共参加学习 1004 人次"。③ "自 1969 年以来，先后举办了赤脚医生培训班 6 期，参加学习的学员 360 余人次，至 1980 年，已经有 196 名赤脚医生超过三次培训，其余均达一次培训以上。"④ 除此之外，当时国家的卫生方针里涉及中西医结合，于是县内兴起发展中医药事业，采用随师学习的方式，培养中医药人才，"1970 年，我县革委会决定在全县招收中医中药学徒人员 20 名。学员条件：具有初中以上文化程度，年龄在 18 至 22 岁，本人愿意并热爱中医中药工作的男女青年（知识青年必须参加劳动一年以上），由各公社革命委员会推荐，报县审批，学习期限为 3 年，对其招收学员，为了利于学习和实践，由县统一分配到有学习条件的卫生单位随老中医（药）师跟班学习、实践。并于 1973 年 5 月 1 日至 7 月 30 日，县卫生局举办了对这批中医（药）学

---

① 《全南县医药卫生志》，1988 年版，第 3 页。
② 《全南县医药卫生志》，1988 年版，第 4 页。
③ 《全南县医药卫生志》，1988 年版，第 6 页。
④ 《全南县医药卫生志》，1988 年版，第 8 页。

徒的理论学习班，参加人员 14 人，学习期满结业考试 9 人。期满考试后，遵循‘社来社区、队来队去’的原则”。① 另外一部分赤脚医生都曾表示，类似于这样的帮、传、带的方式，也存在于他们的身上。“当时我们大队两个人，他去赣州读书去的时候，后面也有一个中学生，男的跟我，他爸是大队会计，就喊（叫）他跟着我来学，我都经常带着他下乡，去看看实践经验。”② “我们大队，就我一个医生，当时 2 个人，一男一女，男的初中文凭，女的好像是读了高中，他们都没有去哪培训，就讲让我带，跟着我一下（起）搞赤脚医生，后面他们两个人都去当老师，当时大搞草医草药，男的就去挖药，女的就裁（捣）药。”③ 总体来说，当时县内的学习培训，虽然受师资条件的限制，但一定程度上培养了一定数量的赤脚医生和卫生人员。

随着医疗卫生事业的发展，为了提高医护人员的医学理论和医学技能，县内还采用择优培训的方式，送出大批医务人员（其中包括赤脚医生）到省、市学习进修。比如，“县卫生局决定，逐年分期分批选派医务人员在县内，卫生技术人员主要还是去省外进行培训进修。1972 年送江西中医学院中医专业班 2 人，学习时间为 3 年，同年，送赣南卫校西医士专业班 3 人，中医士专业班 3 人，学习时间均为 3 年”。④ “从 1955 年到 1985 年，全县先后派出 179 人赴省、地医院和学校进修学习，其中 1955—1977 年赴省、地医院和学校进修学习的有 51 人，1978—1985 年，赴省、地医院和学校进修学习的医务人员有 128 人。”⑤ 从人数上说，这也是一个不小的数量，除进修学习外，部分卫生技术人员还通过省中医学院的函授学习来进行学习培训。“1974 年，省中医学院函授部在我县招收一期针灸函授学习班，32 名，1980 年，省中医学院函数部在我县招收 80 个三年制中医函授中专班，学员从在医务人员和赤脚医生中经省中医学院函授部统一命题考试后，择优录取，学习期满考试及格发给毕业证

---

① 《全南县医药卫生志》，1988 年版，第 5 页。
② 访谈人：陈慧；访谈对象：郭诗全，男，65 岁，1952 年出生，原龙源坝公社炉坑大队。
③ 访谈人：陈慧；访谈对象：陈其豪，男，68 岁，1949 年出生，原龙源坝公社寨下大队。
④ 《全南县医药卫生志》，1988 年版，第 6、3 页。
⑤ 《全南县医药卫生志》，1988 年版，第 4 页。

书"。① 根据 10 位赤脚医生的调查采访，有 6 位表示都曾去县外的赣州卫校、省中医学校和高安卫校进修学习，时限一般 2 年，然后再回到原公社、队服务。其中两位说："70 年代我当上赤脚医生，文化大革命的时候在茅山卫校读了 3 年，出来的时候就在大队搞合作医疗，然后大队就保送我去了江西中医院，读了两年，出来又搞合作医疗，当时就讲'社来社去'嘛。我们当时江西医学院中后期，大部分都没太正规，后面两个学校合并，我们学校就搬到吉安市，当时读了 4 个月，我们学校讲连排制。我们班 100 多人，都学外科的，后面就分到高安人民医院实习了一年半，当时教学点也搬到医院去了，就和那些老师、医生、护士一上班，上午上课，下午上班，后面就又归（回）南昌参加了毕业典礼，毕业后，没工分。回到公社，一部分去了公社，一部分回到大队，继续搞合作医疗。"② "在龙源坝公社卫生院培训了半年，70 年的时候在全南培训班培训了 1 个月，1971—1972 年在赣州卫校培训了 2 年。我在赣州的时候把户口都调去了，后面又调回来了，当时讲'社来社去'，所以后面又回到我们大队。我们大队当时还有 1 个人，我去读书了，然后就剩他搞合作医疗，不过后面，我读完回来了，他也读书去了。"③

从这些访谈和档案资料可知，县内赤脚医生培训的时间通常为 2—3年，这和当时国家下发的赤脚医生培养文件的年限几乎一致。另外前文提到县内从 1952 年至 1980 年也曾多次举行过短期培训班，从培训时长来说，虽然并没有详细的记载，但也可以从其中记载的一期培训资料略知一二。"1973 年 4 月，由县卫生局主办，共大全南分校协助，举办赤脚医生培训班，时间为三个月，学员 45 名。"④ 而从 1969 到 1980 年的鼎盛时期，县内共举办过 6 期的赤脚医生短期培训班，意味着其他几次的培训时长也不会有太大出入。前文还曾提到 1980 年时，赤脚医生的人数达到200 余人，196 人达到三次以上的培训，意味着虽然多数人曾参加过培

---

① 《全南县医药卫生志》，1988 年版，第 5 页。
② 访谈人：陈慧；访谈对象：陈其豪，男，68 岁，1949 年出生，原龙源坝公社寨下大队赤脚医生。
③ 访谈人：陈慧；访谈对象：郭诗全，男，65 岁，1952 年出生，原龙源坝公社炉坑大队赤脚医生。
④ 《全南县医药卫生志》，1988 年版，第 18 页。

训，但 11 年间在岗培训的时间平均每年一次都达不到，换言之，赤脚医生培训次数存在不足的情况。

至于学习培训的内容，大多数医生表示是全科学习。"什么都来，什么都要学，包括草药。那个时候也比较讲究，制草药，针灸，打吊针，各科都有的。"① "什么都来，就是学接生，我都在宜春学的，计划生育，我们都会学的。"② "我们当时的书本都是有的，大的，厚的，内科，外科，儿科，妇科，然后下到实习点的时候，就是学临床方面，我虽然是学外科的，但是其实什么都是学的。"③ "我们旁边的大队上高村，当时还没有卫生员，还没有培训到，就是接生叫只能喊赤脚医生去，他都搞医生，那肯定什么都晓得的嘛，接生都是简单的，就是生下来，剪脐带什么的。当时我们大队的，接生就去全南县培训或者公社医院培训，去看看，其实接生也是好简单的，接生都是有模型的，那边有医生都会和你讲怎么做，培训一段时间就好了，时间也不需要好长的，最重要的是你有那种胆量就可以了。其他比较简单的打吊针，搞药，基本上的感冒，简单点的病，其实都是要学，就像我们大队有三个人，其实另外两个都是卫生员，他们跟着我，什么都要学着些。"④

由此可见，赤脚医生大部分是全科学习，并且是边工作边培训，相比而言，实践培训重于理论培训。为了"建立一支又红又专的赤脚医生队伍。各公社卫生院要坚持每月一次的赤脚医生学习制度，同时，采取请进来，派出去的办法，以传、帮、带等方式，不断提高为人民服务的本领，培训的内容应以讲授中草药、土方土法、中医药结合，针灸，预防、计划生育等知识为主。要发扬理论联系实际的学分（风），坚持在实

① 访谈人：陈慧；访谈对象：郭诗全，男，65 岁，1952 年出生，原龙源坝公社炉坑大队赤脚医生。

② 访谈人：陈慧；访谈对象：石卫平，男，69 岁，1948 年出生，原社迳公社水东大队赤脚医生。

③ 访谈人：陈慧；访谈对象：陈其豪，男，68 岁，1949 年出生，原龙源坝公社寨下大队赤脚医生。

④ 访谈人：陈慧；访谈对象：廖成新，男，71 岁，1947 年出生，原陂头公社竹山大队赤脚医生。

践中学,在实践中提高"。① 另外大部分赤脚医生也提到培训学习是免费的,并且会有一定的补贴费用。"每天补给点给你,每月生活费 18 元,米补 27 斤给你,那都是国家补给你的,基本上也是够的。"② "当时都不需要家里交钱,那个时候吃饭都不用钱,每个月发个 10 余块钱,也算有点零用钱。不像现在去读医,就算我们去茅山读书,也不需要家里面交钱,就把你的粮食户口调去就可以了。"③

除此之外,还有城市巡回医疗辅助赤脚医生培训的形式,其中一位医生就提到:"当时搞合作医疗,赣州那边也会派人来,辅助合作医疗,那个时候其实是喊(叫)支农,下乡给老百姓看病,我就经常带他们去下乡,他们又不认识路,不过我也能学到点经验。"④ 这点与"文化大革命"政治大环境息息相关,一大批医务人员的下放为全南县的合作医疗带来了生机。

综上所述,传统合作医疗制度下,为尽快打造出一大批基本的基层卫生人员充实到农村队伍,赤脚医生的学习培训大部分采取全员培训、就地培训为主,同时辅之以随师学习、县外进修、城市巡回医疗辅培。培训的时间长短不一,最短的 3 个月,最长的 3 年,另外大部分赤脚医生都进行了复训,即次数不低于 3 次,总体上赤脚医生培养耗时短,培训次数不足。培训内容为全科培训,实践多于理论,能简单解决小伤小病即可,要求不高。培训以公费为主。

新型合作医疗制度下,对乡村医生的培训要求提高。培训方式上,就地培训为主,以县内在岗乡村医生培训为主、适当补充后备年轻乡医。时间上,培训次数明显不足,在内容上,培训内容贴近农村实际,专业分类精细。在形式上,重于理论教育,轻于实践。要声明的是,乡村医生的学习培训既包括在岗乡村医生的培训,同时也包括培养乡村医生

---

① 全南县革命委员会办公室:《关于学习、宣传、文艺、妇女、节日活动、上山下乡、文教、卫生方面文件》,全南县档案馆档案,卷号:A001—1974Y—005—116。

② 访谈人:陈慧;访谈对象:郭诗全,男,65 岁,1952 年出生,原龙源坝公社炉坑大队赤脚医生。

③ 访谈人:陈慧;访谈对象:陈其豪,男,68 岁,1949 年出生,原龙源坝公社寨下大队赤脚医生。

④ 访谈人:陈慧;访谈对象:欧瑞兴,女,72 岁,1945 年出生,原龙源坝公社雅溪大队赤脚医生。

人才。

从 20 世纪 90 年代到 21 世纪初，随着县内试图恢复合作医疗，学习培训也变得频繁，主要针对在岗乡村医生和个体医生，原因可能是这一时期，大多数乡村医生由赤脚医生转化过来，理论缺乏，知识技术老化，因此很有必要提高其业务水平和进行系统的专业培训。比如，举办乡村医生函授培训班、实践技能考核、集中学习法律，通常形式采取全员培训、集中学习培训为主。"1987 年 11 月，在全县党校举办农村接生员学习培训班一期，参加培训的学员有 27 人，1992 年全县'红色证书'工程证书正式启动，第一批第二层次'红色证书'工程乡村医生函授班，于1992 年 10 月 28 日在县党委举行开学典礼，学制三年半，开设政治思想、正常人体解剖学、诊断基础、疾病防治学，急救和护理常用技术等 12 门课程，有 97 人注册，其中，函授人员 86 人。1993 年 3 月 1 日，'红色证书'工程，第三层次乡村医生函授班开学，学员 33 名。1997 年初，开办第二批'红色证书'工程乡村医生函授班，参加学员 47 名，开设课程、学制和办学形式与第一批相同。1998 年，县卫生局组织全县 118 名乡村医生采取抽签相互操作的形式进行实践技能操作考核。1999 年，组织 116名乡村医生学习全南县卫生局汇编的《卫生法律法规》有关内容，经考试全部合格，2000 年，组织全乡乡村医生、个体医生 132 名学习新修订的《中华人民共和国药品管理法》。"① 另外从内容上看，这一时期的学习培训内容基本上还是停留在提高基础的卫生技能上，并且越来越倾向于临床医学，这点有一位乡村医生说："90 年开始学的临床医学，以西药为主，中药也有。"② 当然这也是总趋势，随着医疗事业的发展，当今西医的地位越来越高。

2004 年国家颁布《乡村医生从业管理条例》以来，规定其进入乡村医生行业的门槛必须具备执业助理医师以上的资格，门槛进一步提高。伴随着新农合的深入开展，这一时期针对县内乡村医生的培训反而更加关注在准入资格上，换言之，更加注重对乡村医生人才的培养。比如，

---

① 《全南县卫生事业发展一百年》，2012 年版，第 295 页。
② 访谈人：陈慧；访谈对象：曾清兰，女，45 岁，1972 年出生，现龙源坝镇雅溪村乡村医生。

"2009 年，今年我县新招聘了 38 名医学专业大学生充实到农村医疗卫生单位；选派了 76 名农村卫生技术人员到省、市、县级医疗机构进修学习；组织 196 名乡村医生参加在岗知识培训，使 100 名乡村医生完成了中等学历教育、16 名乡村医生取得了执业助理医师以上的资格"。① "5 年间，通过严格考核聘用 37 名中专以上学历医学专业毕业生到基层医疗卫生单位工作；从基层卫生院选派 12 名中医医生参加到省定教材及培训计划的专业培训，所有乡镇卫生院院长、副院长均参加市级专业培训。加强乡村医生的监管，严把乡村医生注册上岗把关，2007 年注册的 6 名乡村医生均为赣州卫生学保健学专业毕业生。对所有注册后的乡村执业医生，每年还必须参加在岗乡村医生继续教育培训，五年共举办乡村医生培训班 5 期，参加 830 人次。"② 可见，这一时期随着医疗事业的进一步发展，对乡村医生的要求越来越严格。并且县内已经注意到乡村医生年龄普遍偏大的问题，开始有计划地培养年轻的乡村医生，补充基层医疗卫生的队伍，根据国家的规定："2010 年 6 月 2 日，国家发改委、卫生部、教育部、财政部、人力资源社会保障部五部门联合发布了《关于印发开展农村订单定向医学生免费培养工作实施意见的通知》（发改社会〔2010〕1198 号），明确指出，要通过高等医学院开展免费医学生培养工作，重点为乡镇卫生院及以下的医疗卫生机构培养从事全科医疗的卫生人才，并可举办农村班。不能正常毕业的免费医学生，要按规定退还已享受的减免教育费用。"③ 在此后，县内也是有计划地开展定向医学生培养工作，注入乡医新血脉。例如，"2010 年，与 10 名录取定向生签订了协议"。④ "2011 年，与 3 名医学院定向录取签订协议书。"⑤

另外，针对乡村医生的培训内容，有明确的规定。"2011 年，乡村医生培训内容为农村卫生适宜技术，分为 10 个急诊急救项目，于 2011 年

_____

① 《我县深化医药卫生体制改革，为农民撑起健康保护伞》，2009 年 12 月 24 日，全南县人民政府网，http://www.quannan.gov.cn。
② 《全南年鉴（2006—2010）》，第 536 页。
③ 转引自刘炫麟、赵双、陈鹏《乡村医生的培养现状、问题与对策研究》，《卫生软科学》2015 年第 3 期。
④ 《全南县卫生事业发展一百年》，2012 年版，第 191 页。
⑤ 《全南年鉴 2012》，第 268 页。

11 月 16—20 日集中授课，参培人数 165 人，参培率为 88%，平均考试成绩 91.2 分，考核合格率为 100%。"① "2012 年，乡村医生的培训内容上为农村卫生适宜技术，分为 10 个急诊急救项目，即心脏呼吸骤停急诊急救规范、眼外伤急诊急救规范、淹溺急诊急救规范、中暑急诊急救规范、烧伤急诊急救规范，电击伤急诊急救规范、急性有机磷杀虫剂中毒急诊急救规范、急性酒精中毒急诊急救规范、急性呼吸道梗阻急诊急救规范、上消化道出血急诊急救规范。"② "2015 年，11 月 18—23 日，县卫生计生委举办了 2015 年乡村医生重点业务培训，来自全县 160 余名乡村医生和个体医生参加了为期一周的培训，此次培训由来自县人民医院的经验丰富的内、儿科进行授课，讲解内科常见症状、儿科常见的诊断和处理、儿科抗生素和肾上腺皮质激素的合理使用等知识，并做了模拟演示，突出针对性、指导性和可操作性，更好地满足乡村医生的需求，为广大农村居民提供更好的医疗保障服务打下扎实基础。"③ 有一位乡村医生谈到他们的培训内容时说："我们每年也去培训，培训一两天，今年 10 月去培训，培训的内容是以预防为主，很多流行病发生，现在的禽流感、手足口病、水痘之类的。"④ 从内容上分析可见，农村居民经常接触农活，例如，电击、中暑、中毒等情况时有发生，加上现如今留宿村庄的多为老人、儿童，因此儿科方面的症状，也是重中之重。总之，新农合下的培训内容更贴合农村居民的实际需要，同时也符合乡村医生的实际需要。不过，这些培训内容具有针对性，也存在片面性，根据 "《全国乡村医生教育规划（2011—2020 年）》对乡村医生的培训方式和内容上做了较为详细的规定，主张采取远程学习、自学、例会学习等多种适宜方式对基本医疗、公共卫生、中医药知识、基本药物、信息化技能等多方面进行培训，并加强考试考核和集中监测"。⑤ 可以看出，虽然全南县乡村医生

① 《全南年鉴 2012》，第 268—269 页。

② 《全南年鉴 2013》，第 252 页。

③ 县卫计委举办 2015 年乡村医生重点业务培训班，2015 年 11 月 19 日，全南县人民政府网，网址：http://www.quannan.gov.cn。

④ 访谈人：陈慧；访谈对象：曾清兰，女，45 岁，1972 出生，现龙源坝镇雅溪村乡村医生。

⑤ 刘炫麟、韩君滢、戚淼杰：《乡村医生的培训现状、问题与对策研究》，《卫生软科学》2015 年第 4 期。

的培训内容精细，但基本还是停留在常规的医疗保健上，缺乏中医药、基本药物、信息化技能方面的培训，这间接影响了乡村医生医疗卫生服务的多样性，不利于村卫生室一体化进程与新农合直报系统的连接，从长远来看，不利于三级防疫网"网底"——村卫生室的生存及持续发挥其功能。

关于培训时长和方式，"2011年《国务院办公厅关于进一步加强乡村医生队伍建设的指导意见》明确要求，县级卫生行政部门对在村卫生室执业的乡村医生每年免费培训不少于两次，累计培训的时间不少于两周"。① 但全南县"培训总学时为54学时，分为自学和理论教学两种形式，自学14学时，理论教育学习为45学时。自学为观看教学光盘或登录江西省卫生厅网站下载培训大纲及内容，教学光盘参考2009年乡镇卫生院卫生技术人员在职培训急救急诊指导手册，理论教学采取集中授课方式培训时间从2012年9月16—20日，共五天"。② 也就是说从培训时长上来说，实际上培训时间并不能达到国家政策要求。调查显示，6名医生平均每年都参加过两次培训，剩下的3位表示参加过1次培训，培训的时间一次2周的2个，一次1周的7个。其中两位乡村医生提到："我们从赣州卫校毕业，1998年去赣州读书，三年培训之后，前面还经常要去县里面再培训，继续教育，前面每年都还要去县卫生局培训一个星期，叫采光培训，八年每年都一个礼拜。"③ "我们现在也是经常都要培训，大部分时间都是去县卫生局培训，就是开会讲一些要注意的东西，政策上讲的我都要学。"④ 这些访谈结合2012年卫生记载的培训，从形式上分析，理论教育的学时占总学时的5/6，很明显，以理论教学为主，而缺乏实践，现如今乡村医生的培训多以开会的形式进行。谈及培训的总体方式，新农合下乡村医生仍然以就地培训、全员培训为主。另外，为了贯彻落

① 转引周洋、陶晶晶、陈珺《医改背景下乡村医生队伍建设的成效、困境及出路》，《卫生事业管理》2016年第9期。
② 《全南年鉴2013》，第252页。
③ 访谈人：陈慧；访谈对象：黄明，男，65岁，1952年出生，现为南迳镇竹下村乡村医生。
④ 访谈人：陈慧；访谈对象：谭冲，男，56岁，1962年出生，现为南迳镇大庄村乡村医生。

实国务院《乡村医生从业管理条例》，提升乡村医生业务水平，"2015 年 7 月选派了 15 名乡镇卫生院骨干医师作为师资到市级医院参加培训，培训结束后分别负责对本院医务人员及辖区内乡村医生进行集中培训"。① 大多数医生也提到，大多数培训是由卫生局举办，组织集中培训，也就意味着，相较传统合作医疗时代下的赤脚医生，乡村医生到省、市进修的机会明显少了，基本上以就地培训为主。

　　新时期继续保持了农村巡回医疗支农的传统，"2007 年，县局成立了'全南县卫生局卫生支农工作领导小组'和'卫生支农服务团'，制定了《全南县医疗卫生机构卫生技术人员定期到农村服务的实施方案》，2008 年，县级医疗机构派了 10 名中级以上卫技人员到乡镇卫生院进行为期半年的卫生支农工作"。② "县卫生局积极开展和组织农村巡回医疗及卫生支农工作，一是成立全南县卫生局卫生支农工作领导小组和卫生支农服务团；二是制定下发了《全南县医疗机构卫生技术人员定期到农村医疗服务的实施方案》；三是开展结对帮扶活动；四是开展卫生支农工作。2011 年县卫生支农服务团先后派出 44 人次中级卫生技术人员分别到各乡镇卫生院卫生支农。"③ "2012 年，县级医疗机构下派了 6 名中级以上卫生技术人员到乡镇卫生院进行不少于三个月的卫生支农工作；继续帮扶结对，指定县人民医院帮扶南迳镇中心卫生院、中寨乡卫生院；县中医院帮扶龙源坝中心卫生院、陂头镇卫生院。"④ "2015 年，继续巩固和深化县级医院对口支援基层医疗卫生机构长期帮扶机制，逐步在基层建立以全科医生为重点的医疗卫生队伍。积极开展城市医疗机构和专家对口实施医疗帮扶、卫生人才帮扶以及资金帮扶。"⑤ 可以说从 2007 年到 2015 年，农村巡回医疗队在县内开展多次的支农帮扶工作，促进了乡村医生与上级医疗卫生队伍的互动交流，一定程度能在业务上给予指导。

---

① 《全南年鉴 2016》，第 308 页。

② 《全南年鉴 2006—2010》，第 536 页。

③ 《全南年鉴 2012》，第 268 页。

④ 《全南年鉴 2013》，第 252 页。

⑤ 《全南年鉴 2016》，第 309 页。

第三节 赤脚医生和乡村医生医疗行为
与管理、待遇的比较

一 赤脚医生和乡村医生的医疗行为与管理的差异

赤脚医生的出现，主要是解决农村的缺医少药状况，或者说是给村民提供初级卫生保障，因此在工作上，也更适应农村卫生状况的特点。一般来说，其工作是治疗和预防农村中的常见病、多发病，侧重预防，使用并推广新法接生。在药品使用上，大多数能坚持中西医药结合，普遍使用中草药；另外在管理上，主要受生产大队和公社卫生院的双重管理。

当时国家的四大卫生方针：面向工农兵、预防为主、团结中西医、卫生运动与群众运动相结合。全南县坚决贯彻四大方针，各个公社大队赤脚医生坚决执行，尤其是"预防为主"的方针贯彻的较好，如陂头公社，"合作医疗站必须坚持'预防为主'的方针，预防工作做好了，发病率必然降低……几年来，我们充分利用各种方式宣传预防知识，发动群众起来同不良的卫生习惯作斗争，大队、生产队成立了爱国卫生组织，建立与健全了卫生防疫网，部分生产队有了卫生员，每逢元旦、春节、五一、国庆等节日都能结合生产，大搞爱国卫生运动。……在预防传染病方面，历年都能按时、按量、按质地完成各种预防注射任务。74 年以来，我们大队流脑、乙脑、白喉、麻疹、疟疾、肝炎、百日咳、小儿麻痹症、钩端旋体等传染病都没有发生，其他传染病（如流感）也比往年大幅下降。由于贯彻了'预防为主'的方针，全大队发病率 75 年比 74 年降低了 30%"。①

大多数赤脚医生也表示预防是他们其中最重要的工作，也是必要的工作内容之一。"预防保健，两个人要做，什么叫预防保健，就是当时预防针是我们打的，要下乡去打预防针，要到每个村巡回医疗，要拿着药

---

① 中共全南县委：《全南县农业学大寨群英会议的简报、全部活动材料》，全南县档案馆档案，卷号：A001—1976Y—011—025。

箱去，当时旁边的各个村都是我负责的，不只我们炉坑村。"① "我家有田的，当时搞合作医疗，巡回医疗和医疗保健，分田到户前，我们一开始要下田，后面倒是不需要去下田的，我们主要任务还是看病的，医疗保健。"② "我负责看病、打针，还有一个男的发一下药，女的就教会她打针。卫生防疫要搞得，上面就让你打预防针，上面防疫站布置下来，发下药来，让你打针、发药，几岁到几岁的小孩子，包括这个疫苗是打几岁年龄的，那个疫苗是打几岁到几岁的小孩子。肯定要完成任务的。那个时候看病，还得下田的，七八十年代也没有多少病，大家伙食比较差，基本上也没有什么病，就算来了看病，大人和小孩子就捡（拿）几包中药，拿几个药丸，最多打一针基本上就很快好了。"③ "当时的医疗条件差，还做过拿着药箱上门，经常走下村去，出诊。主要是看病，乡政府经常发预防针、麻疹疫苗什么的，预防方面肯定要做的。我们当时很少去下田的，就是会跟着村干部去下乡宣传一些防疫知识，主要还是看病。我们队上就我一个医生，没有其他人搞，没有时间去下田，不然没人看病，后面分田单干后，我有自己的田，就要下田了。"④ "基本上预防和治疗，去农村打预防针，基本上都是来医疗站，很少出诊。卫生防疫宣传肯定是要做的，基本上都是预防感冒，还有传染病，那个时候结核、麻疹比较多。有的医生要下田，我们大队人比较多，我不需要下田，主要就是医疗保健。"⑤ 由此可见，预防是每个医生必须做的，也是重中之重。

从这些访谈资料中也可以看到，在公社体制下，赤脚医生是属于生产队的一员，名义上对赤脚医生的要求是要边劳动边就诊，"开展革命大批判，坚持参加集体生产活动，不断提高三个觉悟，树立全心全意为人

———————————

① 访谈人：陈慧；访谈对象：郭诗全，男，65 岁，1952 年出生，原龙源坝公社炉坑大队赤脚医生。

② 访谈人：陈慧；访谈对象：廖成新，男，71 岁，1946 年出生，原陂头公社竹山大队赤脚医生。

③ 访谈人：陈慧；访谈对象：陈其豪，男，68 岁，1949 年出生，原龙源坝公社寨下大队赤脚医生。

④ 访谈人：陈慧；访谈对象：钟建林，男，68 岁，1949 年出生，原乌柏坝大队赤脚医生。

⑤ 访谈人：陈慧；访谈对象：谭洪群，男，86 岁，1932 年出生，原中寨公社大庄大队赤脚医生。

民服务的本领"。① 但在实际操作上却因生产大队而异，有的赤脚医生需要，有的则不需要，其原因可能受制于当时赤脚医生人员数量、生产队规模等因素的影响。

另外，除了从事预防保健，赤脚医生还会从事新法接生的工作，但并不是所有的赤脚医生都会接触接生方面的工作，这可能是由于当时还有接生员和卫生员存在的原因，"1958 年，人民公社化后，每个生产队都办起了新法接生站，每站都有经过培训、不脱产的新法接生员 1—2 人。各站都做到'四正规'（观察产程、保护会阴、护理新生儿、处理胎盘）和'三包'（处理包、敷料包、接生包），婴儿成活率稳定提高，此后，县卫生部门注意新法接生队伍的稳定提高"。② 当时的接生员或卫生员具有一定的医疗接生设备，但如果产妇生产过程需要药品救助，必然也会涉及赤脚医生的协助。换言之，具体视情况而定，或者说赤脚医生和接生员是交叉工作，并没有明确分工。这点在采访调查中也可略知一二。

"当时每个村都有接生婆子，我们村还有两个接生婆，一般搞不了的，碰到难产的，都会喊我去接生。我记得有一次碰到一个双胞胎，接生婆子来喊我去，半夜都来喊我，当时生下的第一个就是死胎，她们都不晓得还有一个，然后我一看，还有一个，马上给她补充营养，当时她都筋疲力尽了，然后接着生。"③ "要接生，全科，肯定要接生。"④ "我们村属边缘山区，候那个时候有些人偷偷瞒着计划生育，就有人喊我去接生，在山里面，我都要去接生，主要是我们村没有接生员，我是医生，医生肯定什么都学过的，接生什么都没什么问题。"⑤ "我们没有搞过接生，不过也有人喊我们去，我不想去，但是我们大队也有两个女的接生员、卫生员，一般都喊她们去，我们家两个孩子都叫她们接生，我一般

　　① 全南县革命委员会：《关于学习、宣传、文艺、妇女、节日活动、上山下乡、文教、卫生方面文件》，全南县档案馆档案，卷号：A001—1974Y—005—116。

　　② 《全南县志》，江西人民出版社 1995 年版，第 594 页。

　　③ 访谈人：陈慧；访谈对象：郭诗全，男，65 岁，1952 年出生，原龙源坝公社炉坑大队赤脚医生。

　　④ 访谈人：陈慧；访谈对象：欧瑞兴，女，72 岁，1945 年出生，原龙源坝公社雅溪大队赤脚医生。

　　⑤ 访谈人：陈慧；访谈对象：曾庆胤，男，66 岁，1951 年出生，原龙源坝公社水背大队赤脚医生。

都不管这些。接生员都有个包，是去公社医院里面领的，里面该有的设备都有，她们是没有药和针的。一般接生都是有钱的，接生一个多少钱，但是接生过程中，出现了什么问题，就会喊我去打针，如果难产，生不下来，就会喊我去打催产素，她们不会打针。"①　"当时还是比较辛苦的，我们队上都是我一个人，包括妇科、儿科、内科、外科、接生，生小孩子，全都是我一个人包的。我搞计划生育搞了很多年，结扎也搞了很多年。结扎、接生我都晓得做。"②　"我们没有做过接生、妇科方面的工作，这些不需要我们医生去。"③　由此可见，接生、妇幼保健方面的工作也是因人而异，但总体上大多数赤脚医生会承担这方面的工作。

　　另外，在具体的医疗用药上，由于国家经济限制，医药资源是十分紧缺的，正是这一实际情况，国家的四大卫生方针提出"中西医结合"，号召西医学习中医。全南县作为一个边缘的山城，物资尤其紧缺，赤脚医生的首选也是中医，当时的档案资料记录了开实践体会的情况，"龙下公社党委体会到：依靠群众，以土为主，自力更生办医办药，是巩固发展合作医疗的根本方向和办法。合作医疗站在开办初期，由于重医药轻中草药，不到三个月就花去合作医疗资金费的1/3，影响了合作医疗的巩固和发展，大队支部为了解决这个问题，充分发动群众，集中了群众的智慧，实行了中草药为主，使这个大队合作医疗站的费用很快就降低了。三年多来，由于公社党委加强了领导，积极发展中草药防病治病（中草药处方占60%以上）"。④　另外，从当时全县的合作医疗政策和实施情况来看，也能看出对中草药的重视。"合作医疗经费的开支，要坚持勤俭办医的原则，精打细算，力争用较少的钱办较多的事，少花钱治好病，不花钱也能治好病。因此，要坚持以土为主，认真推广简便有效的医疗方法，如推拿、刮痧、按摩、拔火罐等。坚持'以药为主'，'中医药集

---

① 访谈人：陈慧；访谈对象：陈其豪，男，68岁，1949年出生，原龙源坝公社寨下大队赤脚医生。

② 访谈人：陈慧；访谈对象：钟建林，男，67岁，1950年出生，原乌柏坝大队赤脚医生。

③ 访谈人：陈慧；访谈对象：谭洪群，男，86岁，1932年出生，原中寨公社大庄大队赤脚医生。

④ 中共全南县委办公室：《关于全县一九七二年度先进集体、先进生产（工作）者代表大会的全部活动材料》，全南县档案馆档案，卷号：A001—1973Y—010。

合'，充分发挥一根针、一把草（药）的作用。积极发挥祖国医学遗产，搜集民间草方、秘方、验方并在实践中不断提高。各地要积极推广武合大队自采、自种、自制的经验，认真解决好药材种植基地，药材加工原料供应等问题，以药养医，坚持因陋就简，勤俭办站。"[①] 赤脚医生时期，极力推崇中草药的运用。不仅如此，还出现了专业的中药药材供应站，"1968 年，全县实行了合作医疗所后，出现了药品紧缺现象，为解决这一矛盾，县革命委员会号召全县范围内开展采、种、制、用的中草药群众运动。1979 年，贯彻落实中共中央、国务院关于'大力发展中医中药事业'的方针，全县中医中药事业稳步发展，医药供应制逐步形成，除县城没有药材公司外，大吉山、南迳、陂头、龙源坝等圩镇都设立了购销门市，乡镇合作商店设有中成药丸"。[②] 另外，根据笔者的调查访问，在具体的行医过程中，9 个赤脚医生都表示会使用中草药，并且说到，合作医疗站内所拥有的药品种类，中草药的种类比西药种类更多，只有 1 个赤脚医生表示西药使用的次数多于中草药。

"我们大队有两个医生，当时大搞草医草药，以前基本上都没有医药，就一点吧，主要都是去挖中药，他们两个，一个挖药，一个栽药、制药。"[③] "中草药要用，西药也用，虽然中西药结合，但是还是中药多。"[④] "好简单的药，那个时候基本上没有什么西药，感冒、发烧、头疼、下肚，中草药也有，西药也有，就是比较简单的常用药材。"[⑤] "69 年在雅溪医疗站，那个时候西药更少，都是用些草药，而且还是自己上山去采。"[⑥] "那个时候中、西、草药都有，然后中、西、药的比例都差不

---

① 中共全南县委办公室：《关于全县一九七二年度先进集体、先进生产（工作）者代表大会的全部活动材料》，全南县档案馆档案，卷号：A001—1973Y—010。
② 《全南县医药卫生志》，1988 年版，第 2 页。
③ 访谈人：陈慧；访谈对象：陈其豪，男，68 岁，1949 年出生，原龙源坝公社寨下大队赤脚医生。
④ 访谈人：陈慧；访谈对象：石卫平，男，69 岁，1948 年出生，原社迳公社水东大队赤脚医生。
⑤ 访谈人：陈慧；访谈对象：谭洪群，男，86 岁，1932 年出生，原中寨公社大庄大队赤脚医生。
⑥ 访谈人：陈慧；访谈对象：欧瑞兴，女，72 岁，1945 年出生，原龙源坝公社雅溪大队赤脚医生。

多，条件比较差，设备都比较少，简单。"① "中草药都有，虽然政策是讲中草药，主要是解决药品不够的问题，话虽是那么讲的，但行不通，西药还是见效快，还是西药用得比较多。"②

大多数赤脚医生能坚持中西医药结合的原则，并且中草药普遍使用。从合作医疗最后消亡的原因来看，也能证明当时中草药使用具有普适性的特点，"根据山区药物资源特点，只好以草药为主，辅以少量的西药，这样既满足不了群众用药的需要，疗效也不够满意，致使合作医疗难于巩固"。③

与赤脚医生的工作内容密切相关的，是赤脚医生日常的工作管理问题。赤脚医生既属于合作医疗体制又属于人民公社体制，所以其日常工作必然受双重的约束管理。这种管理包括工作管理、组织领导和思想教育。

工作管理上，一方面，赤脚医生日常的医疗保健，其很大一部分工作任务来自上级的医疗机构安排，"合作医疗站，必须在大队支部的领导下，充分发挥（动）群众，积极开展爱国卫生运动，有计划有步骤地搞好'两管''五改'积极宣传卫生知识，做好计划生育和妇幼卫生工作"。④ 另一方面，赤脚医生的选拔、培训与业务工作自然也由其监管，"各级党组织要把巩固和发展医疗、赤脚医生列入党的议事日程，多讨论才能引起大家的重视，分管的副书记或副主任要经常督促检查，及时解决前进中的问题，使合作医疗不断得到巩固发展。各级卫生部门要认真当好党的参谋，主动地经常地向党委请示报告。各公社卫生院要把办好合作医疗和培训赤脚医生，作为工作重点认真抓好，赤脚医生是办好合作医疗的主要力量，各大队必须认真做好赤脚医生的选拔工作。采取从上到下，从下到上提名、酝酿，由社员大会讨论，大队认真审查，报经公社批准。一经选定，不要轻易变动，要相对稳定，确实因特殊情况要

---

① 访谈人：陈慧；访谈对象：郭诗全，男，65 岁，1952 年出生，原龙源坝公社炉坑大队赤脚医生。

② 访谈人：陈慧；访谈对象：钟建林，男，67 岁，1950 年出生，原乌柏坝大队赤脚医生。

③ 《全南县医药卫生志》，1988 年版，第 8 页。

④ 全南县革命委员会：《关于学习、宣传、文艺、妇女、节日活动、上山下乡、文教、卫生方面文件》，全南县档案馆档案，卷号：A001—1974Y—005—116。

换的，经公社卫生院同意，报经公社批准"。① 赤脚医生受到公社党组织和公社卫生院的双重管理，除此之外，赤脚医生的业务工作还必须接受合作医疗管理委员会或领导小组的监督，各"公社、大队、生产队都成立了合作医疗管理委员会，对赤脚医生的业务工作进行检查、监督。要认真落实党在农村的各项政策，切实加强合作医疗的管理，要充分发挥合作管理委员会或领导小组的作用，定期召开会议，实行民主管理，严格经济手续，账目要日清月结，定期公布，以便群众监督"。② 总体算起来，实际上赤脚医生工作管制来自公社党组织、公社卫生院、合作医疗管理委员会（小组）三方面。

另外，在人民公社体制下，所有的社员必须参加集体劳动和政治思想教育，赤脚医生也属于人民公社体制内的一员，因此，对其进行集体劳动的教育和思想教育也是其管理内容。比如，"各级党委组织要抓紧对赤脚医生的思想和政治路线方面的教育。教育他们认真学习马列和毛主席著作，开展革命大批判，坚持参加集体生产劳动，不断提高三个觉悟，树立全心全意为人民服务的本领"。③ 由此可见，除去业务工作的管理，思想政治教导也是赤脚医生重中之重，或者说是特殊年代体制下所独有的标准规范。

新型合作医疗制度下，乡村医生的工作特点是以提供公共卫生服务为主，以预防为中心的工作量加大。在药品使用上，西医为主，中草药几乎不用；在工作管理上，接受乡镇卫生院和县卫生局的领导。

按照 2004 年《乡村医生从业管理条例》的规定，乡村医生工作在农村卫生服务体系的最底层，为农村居民提供基本医疗、公共卫生服务和预防保健等综合性的服务。尤其是 2011 年《国务院办公厅关于进一步加强乡村医生队伍建设的指导意见》进一步明确了乡村医生提供公共服务

---

① 全南县革命委员会：《关于学习、宣传、文艺、妇女、节日活动、上山下乡、文教、卫生方面文件》，全南县档案馆档案，卷号：A001—1974Y—005—116。

② 全南县革命委员会：《关于学习、宣传、文艺、妇女、节日活动、上山下乡、文教、卫生方面文件》，全南县档案馆档案，卷号：A001—1974Y—005—116。

③ 全南县革命委员会：《关于学习、宣传、文艺、妇女、节日活动、上山下乡、文教、卫生方面文件》，全南县档案馆档案，卷号：A001—1974Y—005—116。

的职责，服务重心逐渐向基本公共服务转变。① 这就意味着新医改下乡村医生除了要承担起常见病、多发病的一般诊疗，乡村医生还要走入村里，继续贯彻"预防为主"，承担起农村计划免疫、疫情报告、妇幼保健、计划生育、健康教育、慢性病管理、卫生信息登记等大量的基本公共卫生服务。

对全南县而言，"2009 年起，根据《中共中央国务院关于深化医药卫生体制改革的意见》（中发〔2009〕6 号）文件精神，依照省、市医改部署和要求，全县精心组织，稳步推进医疗卫生体制改革。主要内容有制定印发了《全南县全面实施国家基本药物制度方案》《全南县新型农村合作医疗实施办法的意见》《2009—2010 年全南县农村公共服务逐步均等化实施方案》等具体方案"。尤其是其中提到的农村公共服务均等化，其"要求落实基本公共卫生服务项目与服务内容。建立居民健康档案、健康教育、预防接种、传染病防治、儿童保健、孕产妇保健、老年人保健、慢性病管理、重性精神疾病管理"。② 这些公共服务的内容，针对农村居民，有一位村医谈到其工作内容时谈道："我们这几年主要工作——国家基本卫生服务，提供免费的公共服务，基本公共卫生服务有 13 项，大概是健康教育服务，孕产妇保健管理，0—6 岁的小孩子健康管理，预防急诊，老年人健康管理，慢性病的健康管理，传染病健康管理，突发性事件的处理与报告，中医药的保健管理，肺结核的健康管理，严重精神病患者的健康管理和登记，这些都是对我们村里的人的。"③ 其所述内容与农村均等公共服务的内容几乎一致。"我们工作好辛苦，如有人喊你，你就要去打针，乡村医生现在的基本工作就是公共卫生、看病，现在又增加了公共卫生的内容。"④ 换言之，乡村医生的工作内容，很大一部分是提供公共服务。另外一位乡村医生也谈到其中儿童保健更是重中之重：

---

① 王滢、杨练、李胜：《四川省乡村医生培训现状及需求研究》，《卫生经济研究》2015 年第 2 期。

② 《全南县卫生事业发展一百年》，2012 年版，第 238 页。

③ 访谈人：陈慧；访谈对象：曾清兰，女，45 岁，1972 年出生，现为龙源坝镇雅溪村乡村医生。

④ 访谈人：陈慧；访谈对象：黄明，男，65 岁，1952 年出生，现为南迳镇竹山下村乡村医生。

"我们现在农村基本上都是老人，小孩子比较多，大部分年轻人都出去工作了，一年到头都不在，留下老人照顾小孩子，小孩子的预防比较重要，现在流行病也比较多，什么水痘、手足口病，我们都需要经常去造卡建证、查漏补种、登记、报告疫情、出生什么的。一天的工作都特别多，每个月至少要去卫生院两次，领药品，领疫苗，做报表。"① 综合来说，现如今乡村医生的工作内容主要以提供公共卫生服务为主，侧面也反映出乡村医生工作量明显加大。这点在卫生年鉴上也提到，从乡村医生每月规定的工作要求来看："每月投入基本医疗服务平均 21 天，疾病控制平均 4 天，妇幼保健平均 3 天，务农务工平均 2 天。"②

另外，新农合下对乡村医生的工作提出更高的要求，实行标准化、流程化，"2000 年，县卫生局制定了《乡村卫生组织一体化管理方案》村卫生所成为乡镇卫生院的有机组成部分，实行聘任制、工资制、养老保险制：要求看病有登记，发药有处方，转诊有记录，收费有发票；统一机构设置，统一行政管理、统一业务管理、统一进药渠道"。③ 其要求看病必须有登记、用药有处方、收费有单据、诊疗有记录，显然，乡村医生的工作已经具备一套标准的程序。但另一方面也会导致工作量加大的问题，对此有乡村医生谈道："现村上每天也有蛮多人来看病，具体多少，应该是一天几十次的样子，新农合报销也有一点，但是要求看病时要登记，用药要有处方单子，收费也要有单据，就连治疗都要有记录。这一套下来，我一个人一天大概需要四五个钟头才能搞好，我年纪大了，电脑也不是特别的会，比较慢吧。还有现在都是实行绩效考核，这些都是考核要看的，镇上的卫生院就是根据考核成绩判断你村卫生室情况怎么样，这是决定工资的。"④ 此外，工作量加大的另一原因是国家对基本药物管理加强。从 2009 年全南县实施国家基本药物制度以来，"2009 年 12 月起在 4 个乡镇中心卫生院实施国家基本药物制度试点工作，2010 年，

---

① 访谈人：陈慧；访谈对象：马水林，男，65 岁，1952 年出生，原赤脚医生，现为大吉山镇马安村乡村医生。

② 《全南年鉴（2006—2010）》，第 534 页。

③ 《全南县卫生事业发展一百年》，2012 年版，第 292—293 页。

④ 访谈人：陈慧；访谈对象：马水林，男，60 岁，1957 年出生，原赤脚医生，现为社迳镇水东村乡村医生。

全县基层乡镇卫生院已经全面实施国家基本药物制度，实行零差销售和药品网上招标采购"。① 截至 2015 年，已经扩散到每个行政村都有一所村卫生室实行基本药物制度，"2015 年，在全县乡镇卫生院、村卫生室开展新农合门诊统筹，将基本药物及基层医疗卫生机构一般诊疗费全部纳入医保报销范围……在全县 86 个行政村卫生室建立基本药物采购机制，实施基本药物制度后，村卫生室采购的基本药物（包括省增补品种），均由所在乡镇卫生院统一采购配送。进一步夯实村级卫生服务能力建设，提高基层卫生服务水平"。② 新农合下，基本上的村卫生室实行基本药物制度，实行药物价格的零差率销售，加上村卫生室门诊有部分报销，从而导致了门诊量大增。

　　经调查，当今的乡村医生多数采用西药治疗，当然这与当前医疗行业西药为主导趋势有直接关系，不论是赤脚医生转化过来的乡村医生，还是年轻后备的乡医，笔者采访的 10 个医生中有 9 个表示，目前西医西药基本上已经成为他们行医的主角，只有一个乡村医生以中医药为主。"90 年代开始的，我们当初学的是临床医学，以西医为主。现在讲那个中西医结合，但肯定西药多，大家都差不多，打个针，拿点药。"③ "现在基本上来我这看的人，都是感冒什么的，或者脚、手上的小伤，什么大病，我这里肯定也搞不了，基本上拿点药，打个针就差不多好了，见效也快。"④ "现在西药用得更多，中药只是附带的，可能他们更老的赤脚医生才是用中药多一点。"⑤ "我们家，我是从小跟着我老爹接触中药，没错，就是谭洪群，我们大庄村的老中医，现在还蛮清醒，还有人找他看病，我现在就是以中医为主，因为对于乡下来讲，中药比较难用出去的，大家都是打抗生素，打吊针，西药大家去哪都是一样的，用中药比较安全，

————————

　　① 《全南年鉴 2006—2010》，第 536 页。

　　② 《全南年鉴 2016》，第 308 页。

　　③ 访谈人：陈慧；访谈对象：曾清兰，女，45 岁，1972 年出生，现为龙源坝镇雅溪村乡村医生。

　　④ 访谈人：陈慧；访谈对象：陈其豪，男，68 岁，1949 年出生，原为赤脚医生，现为龙源坝镇寨下村乡村医生。

　　⑤ 访谈人：陈慧；访谈对象：黄明，男，65 岁，1952 年出生，现为南迳镇竹下村乡村医生。

就是比较慢，我用西药就是主要救急。"① 当然，这与各个乡村医生的技术水平高低也有关系，中医从理论上说，需要更长时间的技术培训，有些医生可能并未有这方面的能力。从这些访谈内容上看，随着农民经济收入水平的提高和医疗保健需求的增长，农民自身选择也是偏向于西医西药，这点从乡村医生的任务性质和培训内容上来分析，基本上以临床医学和农村适宜技术为主，针对的都是农村的小伤小病，结合实际情况，政策形式也是偏重方便见效快的西医西药。

乡村医生在工作管理、考核上，接受乡镇卫生院和县卫生局的统一管理，管理具有一体化、标准化的特点。

从管理上看，先是由乡镇管理，后来，村卫生室和乡村医生成为乡镇卫生院的一部分，自然也接受乡镇卫生院的管理，同时也接受其上级县卫生局的管理。"1992 年 2 月理顺卫生管理体制，各乡镇人民政府将各乡（镇）卫生院移交给县卫生局管理，各乡镇卫生院重新恢复由卫生局实施管理。"② "2000 年，县卫生局制定《乡村卫生组织一体化管理方案》，村卫生所成为乡镇卫生院的有机组成部分，实行聘任制、工资制、养老保险制，要求看病有登记、发药有处方、转诊有记录、收费有发票，统一机构设置，统一行政管理、统一业务管理、统一进药渠道、统一财物管理。"③ 此后，乡村医生在不改变身份的前提下，成为乡镇卫生院的下属机构，乡镇卫生院从机构设置、人员配置、药品配送、工作业务等方面对村卫生室进行统一管理和监督。

从考核上看，包括对村卫生所（室）的考核评比，同时也包括对乡村医生的业务考核。赤脚医生时代，集体经济下医疗站大多为队里面集体出资办，是公共财产。新时代下村医疗所大多为乡村医生私人财产，虽然政府会提供建设资金，但卫生室的所有权是属于乡村医生自身的。据笔者采访调查的 9 名医生中有 7 名为自家住房，2 名为自己租房。不可否认的是乡村环境本身就存在经济基础差、交通不便这样的情况，这些

---

① 访谈人：陈慧；访谈对象：谭冲，男，56 岁，1962 年出生，现为南迳镇大庄村乡村医生。

② 《全南县卫生事业发展一百年》，2012 年版，第 121 页。

③ 《全南县卫生事业发展一百年》，2012 年版，第 293 页。

都可能会导致部分村卫生所条件十分简陋，并不能达到卫生室的标准，其考核主要体现在建设标准化的村卫生所上。早在新农合一开始时，全南县就已经有目的性地加强村卫生所（室）的建设，"2006 年，为加强村级卫生所（室）的建设，一是制定下发了《全南县创建标准化村卫生所（室）实施方案》和《全南县创建标准化村卫生所（室）考评标准》（以下称《考评标准》），对村卫生所（室）的建设和管理进行了统一部署，二是根据《考评标准》对全县 114 个村卫生所（室）进行考评。评审结果与《医疗机构执业许可证》年度校验和新型农村合作医疗定点村医疗机构相挂钩。如在规定时间内要求达标的村卫生所（室）考评不能达标，给予三个月的整改期限，仍不能达标将吊销《医疗机构执业许可证》"。① 此后，这一做法得到继续推进，并且增加激励措施对合格的村卫生室发送建设资金，"2008 年度，根据上级要求，对全县 119 家村级卫生所（室）进行了严格考核，其中，对具备'五室五开'（治疗室、诊疗室、观察室、药房、值班室）和验收达标的村级卫生所（室）83 家，每家下拨了建设资金 1 万元，全县共计下拨村级卫生所建设资金 83 万元"。"根据考核标准对全县 114 个村卫生所（室）进行考评，2010 年度考核达标的村级卫生所（室）92 家，达标率为 80.70%。"② "2011 年，对全县 124 家村级卫生所（室）基础设施建设进行了严格考核，其中对治疗室、诊疗室、观察房、药房、值班室'五室分开'和验收达标的 86 家村级卫生所（室），每家下拨基础建设资金 1 万元，同时下拨每个行政村卫生所医疗设施和电脑等设备资金平均 5000 元。"③ "2012 年，根据考核标准，对全县 124 个村卫生所（室）进行考评，年末考核达标的村卫生所（室）96 家，达标率为 77.42%。"④ 直至 2015 年，"积极开展乡镇卫生院及村卫生室标准化建设，全县乡镇卫生院标准化建设达到 95%……标准化建设了南迳镇马古塘村等 10 个村卫生室。是年，还向上级争取了 21 个村卫生室建设项目"。⑤ 进一步推进了村卫生室服务建设。至于乡村医生的考

① 《全南县卫生事业发展一百年》，2012 年版，第 293 页。

② 《全南县卫生事业发展一百年》，2012 年版，第 294 页。

③ 《全南年鉴 2012》，第 277 页。

④ 《全南年鉴 2013》，第 252 页。

⑤ 《全南年鉴 2016》，第 308 页。

核，则是与其实际利益挂钩的工资，实行基本药物制度以来，实际上乡村医生的工资一改以前以药养医的状况，变为政府补助为主。换言之，乡村医生的工资直接与上级安排的各种卫生任务是否达标挂钩，"2010年，将医改任务列入年终综合考核，出台了《全南县公共卫生与基层医疗卫生事业单位绩效工资实施办法（试行）》《全南县乡镇卫生院绩效工资考核实施方案（试行）》，试行职工绩效工资制、与工作数量、质量、业绩、职业道德、群众满意度紧密挂钩"。① 直至今天，县内这项制度已经进一步延伸、完善，"2015 年，为进一步加强对乡镇卫生院、村卫生室综合绩效考核的有关程序和指标，县卫计委制定下达了《全南县基层医疗卫生机构综合绩效考核办法》《全南县农村基本公共卫生服务项目绩效考核工作方案》，实行年终（半年）一次的绩效考核，考核结果与基层医疗卫生机构补助挂钩"。② 对于绩效考核具体标准则是以公共服务为主，"每年镇上卫生院年底来考核，考核的标准就是我们要承担公共服务65%"。③ 这种做法，有点类似于传统合作医疗时期的医生不与农民直接发生利益关系，一方面在一定程度上能解决农民看病贵的问题，另一方面也能让乡村医生更能凸显出提供公共服务为主的宗旨。

二　赤脚医生和乡村医生待遇报酬的变化

传统合作医疗制度下的赤脚医生属于农民身份，而当时的农民属于人民公社体制内的社员，一般来说，他们的报酬完全取决于他们所在的公社和生产队给予的工分或者发放的补助。通常来说赤脚医生的工资实行工分计酬，即多为集体经济的工分补贴，不与患者发生利益关系；工资高于同等劳力，生活水平属于中上层；待遇上，可以不参加集体农业劳动，另外不具备养老保障。

随着合作医疗的兴起和赤脚医生的大量出现，关于如何稳定保持这只扎根于农村的队伍便提上日程。1971 年，中央政府向各地下发了一个

---

① 《全南年鉴 2006—2010》，第 533 页。

② 《全南年鉴 2016》，第 308 页。

③ 访谈人：陈慧；访谈对象：曾清兰，女，45 岁，1972 年出生，现为龙源坝镇雅溪村乡村医生。

文件，该文件指出，"关于赤脚医生的报酬，遵照中共中央号（召）《关于农村人民公社分配问题的指示》，赤脚医生一年的报酬，一般应高于同等劳动力的水平，并纳入生产大队的统筹。男女赤脚医生应同工同酬。此外，考虑到赤脚医生进行防病治病的实际工作的需要，各地可按具体情况酌情每月给予适当的现金补贴"。① 根据中央政府的文件，各地方上也十分重视执行。全南县针对赤脚医生的报酬上也有过明确规定，"赤脚医生的报酬合理评定，一般不低于同等劳力的报酬水平"。② 也就是说整体上当时县内赤脚医生的工资评定和中央文件的规定符合，都高于同等劳力的水平。但在具体落实上，可能因各个生产大队、生产队的集体经济发展水平的影响。比如，龙下公社规定，"如何正确处理赤脚医生的报酬问题，是关系到落实党的政策的大事。龙下公社党委在总结经验的基础上，组织全社大队的干部，反复学习党的有关政策，认真进行讨论，统一规定了赤脚医生的报酬标准，在粮、油、豆、工分补贴等各方面，实行与大队干部同工同酬"。③ 除龙下公社外，当时的南迳公社、乌柏坝大队的做法也是如此，其公社的两位赤脚医生说："待遇方面嘛，我们当时就计工分，就和村上的大队干部差不多，当时还算可以的。"④ "待遇就和大队干部一样，大队干部就是书记、大队长，他们多少，我们就多少，没有工资拿的。当时也不是计工分，好少的钱，不是每个月发的，大概就是十几块钱。当时要开支，就是你要钱，向大队上借。好像过年就发20块钱，我记得比较清楚，其他也没什么。"⑤

也有公社的赤脚医生表示报酬和当时的民办教师差不多，"当时村上补的非常的少，和当时民办教师差不多，具体多少我也记不得了，当时

① 全国卫生工作文件之一：《关于巩固和发展农村合作医疗的意见》，江西省档案馆档案，卷号：X111—1973Y—002。
② 全南县革委会文件：《关于学习、宣传、文艺、妇女、节日活动，上山下乡卫生方面件》，全南县档案馆档案，卷号：A001—1974Y—005—116。
③ 中共全南县委办公室：《关于全县一九七二年度先进集体、先进生产（工作）者代表大会的全部活动材料》，全南县档案馆档案，卷号：A001—1973Y—010。
④ 访谈人：陈慧；访谈对象：谭洪群，男，86岁，1932年出生，原中寨公社大庄大队赤脚医生。
⑤ 访谈人：陈慧；访谈对象：钟建林，男，67岁，1950年出生，原乌柏坝大队赤脚医生。

的老师多少我们也就多少，大概是一个月二十块钱以内"。① 纵使在同一个公社，其所属生产大队不同，也会产生不一样的待遇，如寨下大队和炉坑大队同属于龙源坝公社，但是寨下大队赤脚医生的报酬，则是按年来发，工资不固定。"按工分来算，那个时候一个劳动日就三四角钱，大队补贴务工补工，按年来发工资，大队评到你几百块钱就几百块钱，当时大队也没什么钱，有时候也拿不到钱，我们的钱肯定比不上大队干部，大队干部比我们多一点。我是主要人员，报酬上和另外两个跟着我的肯定是有区别的。"② "大队发工资，每个月和大队的会计结算，工资嘛，我记得应该是十多块钱一个月，加上一天如果去劳动，大人就按 10 工分计算。"③

　　可见，虽然人民公社时期，农村生产队所有成员普遍采用"工分制"作为劳动计量和收入水平的依据，赤脚医生也是公社的一员，理应按工分来算，但具体实践中，各个大队不仅给予赤脚医生的报酬不完全相同，采取的解决方式也并不一样，据笔者采访的 10 位赤脚医生，概括起来大概有以下几种方式：实行"工分计酬"，工资制、工资加工分补贴、年终评定奖励分红。产生差异的原因除了各个大队生产基础水平的区别，也可能是参不参加集体劳动的缘故。但整体来说，人民公社体制下的大多数赤脚医生的报酬不论是用大队干部报酬计算还是同民办教师的工资计算，必然高于同公社体制内的社员，即高于同等劳力水平，能达到当时乡村社会的中上阶层，"拥有乡村社会秩序中权威角色的尊重，使他们在村中无形中处于相当受人尊崇的位置"。④ 除此之外，由于当时生产大队经济基础的薄弱，有的大队确实无力解决赤脚医生的报酬，因此县卫生局为巩固赤脚医生队伍，合理解决他们的报酬，实行财政补助，"除了每年由大队补给与大队干部同等工分参加分红外，县卫生局从 1977 年至

---

　　① 访谈人：陈慧；访谈对象：郭诗全，男，65 岁，1952 年出生，原龙源坝公社炉坑大队赤脚医生。

　　② 访谈人：陈慧；访谈对象：陈其豪，男，68 岁，1949 年出生，原龙源坝公社寨下大队赤脚医生。

　　③ 访谈人：陈慧；访谈对象：欧瑞兴，女，72 岁，1945 年出生，原龙源坝公社雅溪大队赤脚医生。

　　④ 杨念群：《再造"病人"——中西医冲突下的空间政治（1832—1985）》，中国人民大学出版社 2006 年版，第 388 页。

1981 年 5 年间就拨出了合作医疗 50919 元用于支持合作医疗和补助部分赤脚医生的工资"。①

另外从待遇上看，"赤脚医生的待遇高还不仅仅反映在领取工分的数值上，还反映在较少的体力劳动上。'半农半医曾作为赤脚医生的政治要求被反复强调……赤脚医生都可以不必整天在地里干活，减轻了很大工作量。在地里干活很辛苦，消耗大量体力，所以不在地里干活成了一件好事"。② 对此，调查的很大一部分赤脚医生也表示，他们的主要任务是预防保健，并不需要参加集体田间劳动。除了这一项待遇，还有就是养老待遇，但是在合作医疗时期，大部分赤脚医生多为青年，所以纵观整个合作医疗时期，赤脚医生的养老待遇可以忽略不计。

传统合作医疗瓦解后和新型合作医疗制度下，乡村医生由开始的自负盈亏、与患者直接产生利益关系，慢慢转变为公共卫生补助为主、绩效考核同时进行。工资低于同等劳力，工资水平属于中下层；待遇上，养老保障缺失。

随着人民公社体制和集体经济的解体，赤脚医生化身为乡村医生，从 20 世纪 80 年代中期一直到新农合之前的这段时间，乡村医生的收入不再由集体经济解决，而是变为自负盈亏。换言之，乡村医生的收入取决自身的技术水平及每天的门诊收入。考虑这个时期农村居民城镇化现象并不明显，农村常住人口多，这也就意味着大多数村民有小伤小病，基本上选择在村卫生所就诊。据笔者采访调查，大部分医生提到那个年代收入还算可观，7 名医生表示对新农合之前的收入表示满意，2 名医生表示还可以，1 名医生表示不是很满意。其中一位医生提到，"90 年代那个时候还是可以的，不像现在大家都走城镇化，村上都没有什么人"。③ 从乡村医生收入结构来看，10 名医生表示这一阶段医疗服务收入和药品收入是其收入的主要来源。另外就全国范围来说，学者吕勇也提到这一观点，"2000 年底，我国乡村医生一百万，平均每个村 1.8 人；近 70% 的乡

① 《全南县医药卫生志》，1988 年版，第 8 页。

② 杨念群：《再造"病人"——中西医冲突下的空间政治（1832—1985）》，中国人民大学出版社 2006 年版，第 387—388 页。

③ 访谈人：陈慧；访谈对象：陈其豪，男，68 岁，1949 年出生，原赤脚医生，现为龙源坝镇寨下村乡村医生。

村医生接受了系统化正规化的中专医学教育，专业知识达到了中等专业水平。这一阶段乡村医生的费用和收入主要依靠药品差价收入，村集体经济也有一定的补贴"。① 此外，这一时期的县卫生局会拨给部分报酬，补贴乡村医生，如"1989 年 1 月，为解决乡村医生从事防疫、妇保、计划生育工作的一部分劳务报酬，县卫生局按 1985 年人口数（0.27213 元计算）一次性补助乡村医生补助经费 3900 元"。② 但从整体来说，这一时期政府的补助微乎其微，其中一位医生就谈道："什么都没有发，一分都没有，我现在从去年才开始有 300 元钱，以前都没有。"③ 可以说在相当长的一段时间内乡村医生的收入来源于本身。

随着农村卫生需求的上涨以及新农合的开展，乡村医生的工作模式发生了极大的变化，2011 年，国务院办公厅又发出了《关于进一步加强乡村医生队伍建设的指导意见》（以下简称《意见》），其强调"各地要合理制定村卫生室一般诊疗费标准以及新农合支付标准和办法。在综合考虑新农合基金承受能力和不增加群众个人负担的情况下，充分发挥新农合对乡村医生的补偿作用；除此之外，为保证在村卫生室执业的乡村医生合理收入不降低，各地还应采取专项补助的方式对在村卫生室执业的乡村医生给予定额补偿。可以按照服务人口数量或者核定后的乡村医生人数制定补助标准。补助水平与对当地村干部补助水平相衔接。此外，《意见》还特别强调，鼓励有条件的地方进一步提高对服务年限长和在偏远艰苦地区执业的乡村医生的补助水平"。④ 由此可见，新农合下政府财政积极嵌入乡村医生收入中，一方面是因为乡村医生实施新医改后，明确规定了乡村医生的工作模式转变为以公共服务工作为主，医疗业务为辅。与之相应，政府的财政补助也应该配套。另一方面，进入 2011 年以后，乡村医生老龄化严重，新时期乡村医生准入门槛提高，

---

① 吕勇：《赤脚医生的历史作用对新型农村合作医疗的启示》，《卫生软科学》2006 年第 4 期。

② 《全南县卫生事业发展一百年》，2012 年版，124 页。

③ 访谈人：陈慧；访谈对象：钟医生，男，67 岁，1950 年出生，原赤脚医生，现为乌柏坝村乡村医生。

④ 转引自张自宽《认真贯彻〈指导意见〉，进一步加强乡村医生队伍建设》，《中国农村卫生事业管理》2011 年第 9 期。

年轻人不愿意到乡村就业等多种因素的影响，导致乡村医生规模极大地缩减，同时农民卫生服务需求上涨，这些都让政府考虑采取多种有效方式去巩固加强乡村医生这支队伍。根据全南县《卫生年鉴》记载，2006—2010年，"乡村医生的收入由两部分组成，即由卫生部门门诊业务收入和政府财政补助收入。卫生所乡村医生业务收入每月平均2000元。财政补助，仅对承担了公共卫生服务事业工作的村卫生所进行补助，每年对村卫生所补助1300元"。① 可见，政府针对承担公共卫生服务的乡村医生已经形成每月固定的补助制度。随着公共卫生服务均等化、基本药物制度进一步实施，乡村医生的收入结构发生了极大地改变，2015年，国务院办公厅颁布了《关于进一步加强乡村医生队伍建设的实施意见》，其规定："切实落实乡村医生多渠道补偿政策。各地要综合考虑乡村医生工作的实际情况、服务能力和服务成本，采取购买服务的方式，保障乡村医生合理的收入水平。对于乡村医生提供的公共卫生服务，通过政府购买的方式，将相应的基本公共卫生服务经费拨付给乡村医生。在2014年和2015年将农村地区新增的人均5元基本公共卫生服务补助资金全部用于乡村医生的基础上，未来新增的基本公共卫生服务补助资金继续重点向乡村医生倾斜，用于加强村级基本公共卫生服务工作，未开展乡村医生和农村居民签约服务的地方，对于乡村医生提供的基本医疗服务，要通过设立一般的诊疗费等措施，并由医保基金按规定支付。各地要将符合条件的村卫生室和个体诊所等纳入医保定点医疗机构管理。对于在实施基本药物制度的村卫生室执业的乡村医生，要综合考虑基本医疗和基本公共卫生服务补偿情况，给予定额补助。定额补助标准由各省（区、市）人民政府按照服务人口的数量或乡村医生人数核定。随着经济的发展，动态调整乡村医生各渠道补助，逐步提高乡村医生的待遇水平。"② 很明显这一实施意见，物质层面上给予乡村医生的待遇保障比2011年颁布的要具体细致许多，其内容涉及多项对于乡村医生的补助。

---

① 《全南年鉴2006—2010》，第534页。
② 《国务院关于进一步加强乡村医生队伍实施的意见》（国办发〔2015〕13号），2015年3月23日，全南县人民政府网，http://www.quannan.gov.cn。

根据采访调查，直至今天，村医的主要收入由医疗业务收入、公共卫生服务补助、基本医疗服务费用补助、基本药物零差率消费经费补助以及政府的其他补助。但现实问题是，由于地区的实际情况及乡村医生承担的服务不一样，这也导致了乡村医生收入差距大，"我们的公共卫生费按每个行政村每年发防疫费2100元，加上公共卫生服务费3500元，年满60周岁以上，每个月补300元"。① "按现在的补贴，做公卫的一年一万不到，加上防疫经费2100元，一年一万多，基药补贴没有，取暖费，网费，电费没有，现在很多乡村医生都搞副业，包工程、养殖、包山林，现在农村都没有几个人在，有时候一天就收个几块钱，现在每个月看病就收个几百块，上千块的样子。"② "民办老师转正退休后，都有退休工资，有钱拿。我们现在一个月才80块钱，江西卫生那边发的，要60岁以上，要20年工龄以上的，如果你不搞医疗站了，就300块钱每个月。现在农村人都走城镇化，我们这里都没有几个人在村上，搞新农合，大家都是会贪这点便宜，去有报销的地方看病。"③ "我们以前都没有什么补的，全部都靠自己，现在倒是有补的，从七八年前开始就有补了，如你要是参加了公共卫生的、防疫这一块的话，一个月的话应该有1000多块钱，前面也没有公共卫生搞，2100块钱的是每年疾控中心拨过来的，叫防疫经费，也是七八年前才有的，老的赤脚医生退休之后，如果他不搞了的话，现在每年都有3600块钱补，以前是2000多块。乡村医生主要还是以公共卫生的收入为主，不过也要看地方，人多的话，工作量比较多，公共经费主要还是看人口，我晓得的乡村医生，防疫费加上公卫加上自己的看病的收入，算起来也还好。"④ "现在乡村医生的收入嘛，我们大庄村，去年的公共卫生收入一万两千多块钱，前面都没有，加上防疫费，加上自身看病的收入，一个月算起来平均也有一两千，现在是乡下，都

---

① 访谈人：陈慧；访谈对象：曾清兰，女，45岁，1972年出生，现为龙源坝镇雅溪村乡村医生。

② 访谈人：陈慧；访谈对象：李勇平，男，40岁，1977年出生，现乌柏坝村乡村医生。

③ 访谈人：陈慧；访谈对象：陈其豪，男，68岁，1949年出生，原赤脚医生，现为龙源坝镇寨下村乡村医生。

④ 访谈人：陈慧；访谈对象：黄明，男，65岁，1952年出生，现为南迳镇竹下村乡村医生。

走光了，也没有多少人，村子再大也没有什么用，今年我都有56岁了，打算再干2年，就不打算干了，收入不够高，风险又大。"①

从访谈中得知，大多数村卫生室承担了公共卫生工作，从大部分医生提到公共卫生服务的补助中可知。另外，提及的防疫费，主要是指做传染病宣传、通知、预防等方面的费用，即乡村医生提供基本医疗服务的费用。公共卫生服务补助一般根据前面提到的《全南县农村基层医疗卫生机构综合绩效考核办法》《全南县农村基本公共卫生服务项目绩效考核工作方案》，按最终的绩效考核结果发放。通常来说根据服务人口的数量确定补助资金，如目前全南县的标准："2016年按服务人口每人每年45元的标准，安排基本公共卫生服务项目资金。我县按西部政策延伸补助标准，中央补助36元一人，省级补助6.2元一人，县级配套2.8元一人。基本公共卫生服务项目资金按照'先预拨，后结算'的原则，实行预拨、考核、结算制，结算资金拨付与项目任务完成情况挂钩。先按照基层医疗卫生机构的服务人口数和人均经费补助标准，将补助金额拨付至乡镇卫生院，再根据年度项目执行和考核结果结算补助资金。"② 而每个乡村医生所承担的公共卫生服务以及绩效考核结果都会有所不同，势必会造成乡村医生之间的收入差异。宏观上来讲，当前大部分乡村医生的收入主要是门诊业务收入、公共卫生服务补助、基本医疗服务补偿，以及年满60周岁乡村医生每月300元。可见，乡村医生从患者所得的医疗业务收入逐渐减少，而来自政府的公共卫生服务补助及其他补助已经逐渐成为其收入的主要组成部分。

另外，我们注意到目前多数乡村医生表示工作压力大，与此同时工资与工作内容不匹配，收入不可观。通过采访调查，10位医生中，2个医生的月收入在1000元以下，5个医生的月收入在1000—2000元，2个月的收入在2000—2999元，仅1个医生的收入大于3000元。医生群体间的收入差异，同样也会受到地理位置、人口密度、经济条件等因素的制

---

① 访谈人：陈慧；访谈对象：谭冲，男，56岁，1962年出生，现为南迳镇大庄村乡村医生。

② 《2016年度全南县基本公共卫生服务项目绩效考核方案》，2016年12月22日，全南县人民政府网，http://www.quannan.gov.cn。

约。调查显示，交通发达，通常靠近圩镇或县城，人口多、技术水平高的村卫生室病人比较多，医生收入也高，如龙源坝镇炉坑村和南迳镇竹山下村的医生，每月看病收入能达到 2000 元以上，而偏远地区的村卫生室门可罗雀，医生自然收入也比较低，如龙源坝镇寨下村的医生，每月看病收入仅为 500 元左右。即使与当前农村居民的收入相比，根据全南县 2016 年的财政报告，"农村居民人均可支配收入为 6839 元，比上年增长 14%。从主要收入结构来看，工资性收入 3724 元，增长 14.3%"。① 也就是说，乡村医生对比农村劳动居民的人均纯工资收入也是偏低的。总之，传统合作医疗时期的赤脚医生处于乡村社会的优势地位，而新农合下乡村医生的工资水平明显处于乡村社会的中下阶层。

在养老待遇上，国家一直都在努力改进乡村医生的养老政策，努力使乡村医生做到"老有所依"。但目前为止，多数地区对乡村医生的养老政策还处在探索阶段，老乡医们最突出的表现就是养老机制的不健全，甚至可以说是缺失。从国家的政策看，"完善乡村医生养老政策。各地要支持和引导符合条件的乡村医生按规定参加职工基本养老保险。不属于职工养老保险覆盖范围的乡村医生，可在户籍地参加城乡居民基本养老保险。对于年满 60 周岁的乡村医生，各地要结合实际，采取补助等多种形式，进一步提高乡村养老保险"。② 这一制度的颁布，主要是针对 20 世纪 50—70 年代培养的老乡医。这些乡村医生绝大多数是从赤脚医生转化过来的，年龄比较大，故养老是他们反映最强烈的问题，也是最迫切的要求。从国家当前的措施来看，国家只是规定了给予 60 周岁以上的乡村医生一些补助，以全南县而言，在 2012 年的时候，县内提出给予乡村医生补助，"为进一步加强乡村医生队伍建设，积极稳妥解决我县乡村医生的养老保障问题，我县新增预算安排 0.624 万元用于乡村医生养老生活补贴。规定自 2012 年起 1 月 1 日起始年满 60 且从医满 20 年以上，从其年

① 《全南县 2016 年国民经济和社会发展统计公报》，2017 年 6 月 8 日，全南县人民政府网，http://www.quannan.gov.cn。

② 《国务院办公厅关于进一步加强乡村医生队伍建设的实施意见》（国办发〔2015〕13 号），2015 年 3 月 23 日，全南县人民政府网，http://www.quannan.gov.cn。

满 60 周岁的下一月起，可享受每人每月 65 元养老生活补贴"。① 此后县内遵循江西省的政策，对于乡村医生的养老问题逐渐重视，到 2016 年补助金额增加提升到 300 元。"近日，江西省人民政府办公厅印发《进一步加强乡村医生队伍建设实施方案》（以下简称《方案》）……在加强乡村医生队伍建设方面，《方案》要求提高乡村医生待遇，对离职退出老年乡村医生生活补贴标准增加到每月 300 元。"② 这与前文采访调查的乡村医生中提到的，对于年满 60 周岁以上的乡村医生每月补助 300 元，基本符合。但大多数乡村医生不能做到像民办教师那样，退休之后有明确的保障，基本上能做到老有所依。2011 年国家颁布的《指导意见》时，张自宽先生就指出："民办教师的问题在上世纪末就已得到解决，而且是采取'民转公'的方式在'九五'期间每年由国家安排专项指标的办法解决的。而老乡村医生的问题至今未获解决，这次《指导意见》提出的解决办法是引导他们'参加新农保'，或由地方政府'采取补助等多种形式'。这究竟能落实和解决到何种程度就很难说，和民办教师相比，未免有欠公平、公正。其实，这些老乡村医生的数量并不比民办教师多，充其量全国不过几十万人，解决这些人的问题应该不会很难。对于这个历史遗留问题，应当引起国务院和政府有关方面的重视。"③ 由于与国家一直没有出台明确的政策表明乡村医生的身份有关系，所以当前的乡村医生还是处于农民的身份，多数乡村医生的养老问题是靠农村养老保险来解决的，只有少数乡村医生参加了城镇职工养老保险。根据调查，10 位乡村医生中，只有一位参加了城镇职工养老保险，剩下的是参加新农保。换言之，养老基本上是自力更生。有几位医生说得很深刻，"人医不如兽医，兽医有编制，有固定工资，有养老保险，而现在的乡村医生没有身份，没有养老保险，也没有固定工资"。④ "现在 60 多了，每天早八点起

---

① 《全南县财政积极稳妥解决乡村医生的养老保障问题》，2012 年 5 月 24 日，全南县人民政府网，http：//www. quannan. gov. cn。

② 《我省加强乡村医生队伍建设》，2016 年 1 月 20 日，全南县人民政府网，http：//www. quannan. gov. cn。

③ 张自宽：《认真贯彻〈指导意见〉，进一步加强乡村医生队伍建设》，《中国农村卫生事业管理》2011 年第 9 期。

④ 访谈人：陈慧；访谈对象：李勇平，男，40 岁，1977 年出生，现乌柏坝村乡村医生。

床到晚7点，中午一个半小时的吃饭休息时间，没有周末，工作强度很大，也没有任何的编制，没有任何福利政策，现在连养老也没有解决，只能靠自己，现在老了，就只能啃老本。"① 有一位医生家属也深刻反映："我奶奶做了将近50年的赤脚医生，工资每个月也就1000多，都快70岁还要去县城拿药品，老人家腿脚也不方便，很少下地干活，现在退休了，退休金也少得可怜，政府真的缺对赤脚医生的关爱与关注。"② 由此可见，这个问题如不能妥善地解决，必然会极大地影响到乡村医生队伍的稳定。

第四节　赤脚医生和乡村医生
所处医患关系比较

无论是赤脚医生还是乡村医生，这个农村最基层的医务人员群体其内部构建如何，作为一个乡村社会的职业群体，他们救死扶伤。但褪去医生这一重职业身份的外壳，回归到乡村社会，他们也是村庄家庭的一员，所以他们的医疗技术、平时表现、为人处世，必然受到乡村社会每个角色的影响，也会影响到乡村社会的每一种角色。而这种影响放到医疗理论上来说，就是医疗人际关系。即指人们在医疗活动过程中所结成的关系——医患关系。赤脚医生群体与乡村医生群体他们所处的医患关系，是有所不同的。整体来说，赤脚医生制度下的医患关系是呈现一种和谐融洽的状态，而乡村医生制度下虽然平等的医患关系继续发挥，但相伴随的是这种医患关系正在因受到人们的质疑而动摇。

一　从医生群体的视角看医患关系
首先，我们从医学团体的角度出发去探讨医患关系，当然，我们所说的医学团体主要是指农村基层的医疗人员，即赤脚医生群体和乡村医生群体。

---

① 访谈人：陈慧；访谈对象：曾庆胤，男，66岁，1951年出生，原赤脚医生，现为龙源坝镇寨下村乡村医生。

② 访谈人：陈慧；访谈对象：陈琳，女，26岁，1991年出生，龙源坝镇雅溪村赤脚医生家属。

（一）赤脚医生具备高度的使命感，医患之间平等和谐

笔者采访的大部分赤脚医生表示在传统合作医疗制度下，赤脚医生都怀揣高度的使命感、责任心，认真为患者服务，得到患者及家属的好感和尊敬。比如，其中几位医生谈道："74 年春天的样子，半夜被人叫醒出诊，当时那个小孩子大概 14 岁，经过我判断，应该是流脑，他的妈妈是个寡妇，就是隔壁村的那个，没钱没人帮忙，我什么话也没说，背着她的儿子步行走了四里地上医院，又自己回来夜里帮忙筹钱，大概 80 元的住院费。大概半个月的样子，他们母子拿着东西非要感谢我，我都实在不好意思。"[①]"搞得也蛮辛苦的，好不容易，三个小孩子，都没一个人愿意跟我搞，他们都看见我好久没休息，好辛苦，好多事。我在家看病唉，竹山来找我看病，龙源坝的也找我看病，枫树的来找我，一般来说农村人，好早就要出去做工，所以有病的人早上好早就来找我看病，一直看病，原则上看病一般都要看到 10—11 点，所以只有老老实实帮别人看完病，才有饭吃，没办法。晚上也有别人找我看病。我搞了 47 年都没有出现过医疗事故，从来都没有出现过医疗事故，就是可能出现过过敏反应的情况，我都及时地处理了，都没有出现太大的麻烦，好难像我这样的，我还是算比较稳的。后面合作医疗自费的时候，好多人看病生活条件差，好多人没钱看病，就赊账，但是也没办法，帮别人看病是最重要的，好多人都认识。"[②]"当时医生还是蛮受尊重的，毕竟我有手艺，那个时候大队都有几千人，好多人都来找我看病，责任心好强，但是如果搞不定的，就让转院，你要是继续拖延下去，你就要负责任的。"[③]"比如看病比较晚了，病人家人留宿，讲要留下来吃饭，下雨天有时间还有人讲要送伞给我，太阳比较毒的时候，有些人怕你晒着，把自己家新买的草帽戴到我头上，有什么比较好吃的，都会来喊一喊我，有什么新鲜的东西，有时间人家也会想着你来看看，那时候我觉得收获的感动还是蛮

①　访谈人：陈慧；访谈对象：廖成新，男，71 岁，1946 年出生，原陂头公社竹山大队赤脚医生。

②　访谈人：陈慧；访谈对象：郭诗全，男，65 岁，1952 年出生，原龙源坝公社炉坑大队赤脚医生。

③　访谈人：陈慧；访谈对象：陈其豪，男，68 岁，1949 年出生，原龙源坝公社寨下大队赤脚医生。

多的，心里还是感觉不错的，工作还是蛮充实的。"① "整体来看，当时还算可以的，大家都一样，比较喜欢这个工作，虽然时间比较长，但是为大家看病，还有身份还是可以的，蛮高兴的，苦是苦点，但看得病好，还是喜欢的，为人民服务嘛。"② 由此我们可以看出，赤脚医生有着非常高的责任心及自豪感。从医生的角度出发，他们普遍反映出医患之间是一种非常和谐融洽的状态。

（二）乡村医生的医疗风险增强，患者的信任度下降

由赤脚医生转化过来的老乡村医生们，继续发挥着原来的赤脚医生精神，这种高尚工作精神已经刻在他们的骨髓。比如，有些医生说："无论是村里村外，谁有个头疼脑热，大病、小病都要来找，从来不收贫困患者的钱，就算开的药方都十分的便宜，像感冒发热等普通病情的医药费基本都是几块钱。几十年来，都是这样的，我始终认为老百姓本身也是比较贫苦，能减免的尽量减免，因为农村老百姓收入都是比较低的。还有我们村上也有不少腿脚不便的老人，只要一个电话，我总是以最快的速度去，反正就是很负责的，病人远一点的地方就骑摩托车去看病，晚上一两点都有，喊了肯定也会去。像有几个老人，特别是孤寡老人之类的，他们一般，我诊疗费都不会收。1999 年的时候，县里说将补助 2 万块钱地皮费，就可以到县城开诊所，但是我没有去，如果我去了的话，诊所到县城去办，我们这个当地的老百姓，这个看病也困难，还要跑到全南来看。"③ 同时大多数乡村医生表示，当前医生更难当，或者说医患关系相对紧张。"现在乡村医生责任更大，因为现在的人法律意识更强，如果说万一出点事，就非常麻烦，所以说要非常注意。还有现在对医疗要求也更高了，所以现在每年都要继续学习。"④ "现在医疗事故还是比较多的，我们搞完今年，明年我就不想搞了，我得过中风，责任太重，我

① 访谈人：陈慧；访谈对象：欧瑞兴，女，72 岁，1945 年出生，原龙源坝公社雅溪大队赤脚医生。
② 访谈人：陈慧；访谈对象：谭洪群，男，86 岁，1932 年出生，原中寨公社大庄大队赤脚医生。
③ 访谈人：陈慧；访谈对象：石卫东，男，69 岁，1948 年出生，原赤脚医生，现为社迳镇水东村乡村医生。
④ 访谈人：陈慧；访谈对象：郭诗全，男，65 岁，1952 年出生，原赤脚医生，现为龙源坝镇炉坑村乡村医生。

都不让我们家的小孩子搞这些，你看龙源坝医院的叶飞，还是老医生，去年的时候得过病，到其他地方都看不好，就讲要找叶飞看病，结果吊针都没有打完，人都没了，现在他家的几十人都在弄事，好像赔了几十万元。"① 另外由于新农合制度以及基本药物制度的实施，乡村医生普遍认为当前从事医疗卫生行业风险高、压力大。"现在诊所、医院医疗事故多，倒是开大药房的没听过什么找茬的，我现在几乎都不打针，就是开点药吃，对输液说不，我都没胆了，越做越怕。"② 另外，新农合下，农村医疗资源供需矛盾的存在，也使得村医们的工作开展难度加大，间接也影响着医患关系，"近几年，村民们对卫生室都有意见，因为统一采购的药品种类不全，有些常用药品买不到，现在也实行基药政策，很多病人需要的药都不在基本药品目录里。虽然零差价降低了药品的价格，可以规范有些不合理用药的行为，但药品短缺，对那些来我这需要这种，那种药的，都没有，所以对村民还是有相当大的影响的"。③ 由此得知，当前的乡村医生医疗风险更大，医患互动性与赤脚医生比较起来，相对更弱。

二　从社会群体的视角看医患关系

要全面了解医患关系，不仅需要从医学团体的角度出发，同时也需要从社会群体的视角去发现问题。笔者针对农民群体，主要是通过发放问卷调查的方式，从农民群体的角度来反映赤脚医生和乡村医生的医疗行为及医患关系的情况。本次调查的时间是在 2017 年 7—12 月进行的，共计发放 200 份《全南县合作医疗实施情况调查表》，回收 187 份，有效率为 93.5%。问卷调查设计 20 多个问题，综合概括为三部分：第一部分样本基本情况介绍；第二部分对两次合作医疗制度的了解程度及总体评价（包括筹资情况、补偿比例及金额、报销程序等内容）；第三部分对两次合作医疗制度下的医生及医疗服务评价。问卷发放途径有两种，一种

---

① 访谈人：陈慧；访谈对象：陈其豪，男，68 岁，1949 年出生，原赤脚医生，现为龙源坝镇寨下村乡村医生。
② 访谈人：陈慧；访谈对象：李勇平，男，40 岁，1977 年出生，现为乌柏坝镇乡村医生。
③ 访谈人：陈慧；访谈对象：刘成富，男，66 岁，1951 年出生，原为赤脚医生，现为龙源坝镇寨下村乡村医生。

是网上发放，另一种是走访村庄发放，以最大程度上了解农民对于两次
合作医疗制度的真实感受。合计调查的结果是共计6个乡镇，涉及村庄
13个，另外要强调的是由于赤脚医生年代比较久远的原因，年轻的一代
并不是很了解，这种情况下可能导致各个年龄段的比例不是很协调，这
是此次调查问卷的局限。因此涉及新旧农合的比较更多地偏向采取后几
个年龄段的数据作为参考，更为有效、合理。

通过表6-1对样本的基本情况分析，总体来说，此次调查的村民
各个年龄段的比例不一，总体集中在第二和第三年龄段，也就是20—
60岁，通常来说，他们是家庭的核心成员，相对也更了解两次医疗制
度的变化。

表6-1   样本的基本情况介绍

项目	选项	人数（人）	比重（%）
性别	男	101	54.01
	女	86	45.99
年龄	20岁及以下	25	13.37
	21—45岁	78	41.71
	46—60岁	73	39.04
	61岁以上	12	6.42
教育程度	小学及以下	59	31.55
	初中及中专	88	47.06
	高中	22	11.76
	大学及以上	8	4.28
家庭年收入（元）	1万及以下	6	3.21
	1万—3万	87	46.52
	3万—5万	91	48.66
	5万及以上	4	2.14
家庭劳动力人口数	1人及以下	7	3.74
	2—4人	113	60.43
	5人及以上	67	35.83

续表

项目	选项	人数（人）	比重（%）
健康状况	良好	106	56.58
	一般	71	37.97
	较差	10	1.87
家庭中有无重病 或残疾	有	31	16.58
	无	156	83.42

　　通过表6-2分析，从农民的角度出发，对新农合的总体满意程度还是要高于旧农合。农民对新农合的实施效果和报销比例，都对此表示了赞同和认可，这也就意味着新农合在一定程度上解决了农民看病贵和看病难的问题。但同时也要注意到一点，农民对于新农合报销的便捷度评价相对偏低。总体上，从农民对于新型农村合作医疗的满意度上来看，"非常满意"和"较满意"两者的指标总数超过了60%以上，换言之，大众对于新型的农村合作医疗都表示了极高的认同和赞赏。当然对于旧农合的总体评价，也不排除此次调查问卷的受访农民很多对于旧农合并不了解，只能从自身儿时村上就诊经历的方便程度考虑，即使如此，旧农合的总体满意指标数也不是特别低。

表6-2　　　　　　　　对两次合作医疗的了解程度及总体评价

		旧农合（60—80年代）		新农合	
		人数（人）	比重（%）	人数（人）	比重（%）
对政策的了解情况	非常了解	8	4.28	32	17.11
	比较了解	21	11.23	107	57.22
	不太了解	111	59.36	43	22.99
	完全不清楚	47	25.13	5	2.67

		旧农合（60—80年代）		新农合	
		人数（人）	比重（%）	人数（人）	比重（%）
对筹资缴费的满意度	非常合理	5	2.67	54	28.88
	一般	15	8.02	67	35.83
	不太合理	4	2.14	41	21.93
	不好说	163	87.17	25	13.37
对补偿比例的满意度	非常合理	4	2.14	51	27.27
	一般	18	9.63	81	43.32
	不太合理	6	3.21	36	19.25
	不好说	159	85.03	19	10.16
报销程序的便捷度	很方便	19	10.16	33	17.65
	一般	6	3.21	39	20.86
	不方便	6	3.21	52	27.81
	不好说	156	83.42	63	33.69
对家庭的帮助程度	帮助很大	33	17.65	48	25.67
	一般	47	25.14	105	56.15
	帮助较小	2	1.60	24	12.84
	不好说	105	56.15	10	5.35
总体满意度	非常满意	21	11.23	26	13.90
	较满意	72	38.50	103	55.08
	一般	76	40.64	49	26.20
	不满意	18	9.63	9	4.81

根据表6-3，可以看出从农民自身角度出发对于两次合作医疗的评价存在着不同，总体上对新农合的满意程度优于旧农合。但针对新旧农合下医生及其医疗服务的评价这一方面存在着极大的差异。从表6-3数据的比重来看，很明显，两次合作医疗下农民对于医生的评价的结果是：旧农合下医生的总体满意度比重达到77.54%，高于新农合下医生的

50.27%。具体来说，对日常与村医的相处评价，就诊设施与医疗环境满意度、医患之间的交流评价这三个方面，新旧农合的数据比重基本上持平，但对医生的医疗技术水平评价、医生的服务态度评价、对患者健康看重的程度、对就诊费用的满意度、对医生正确诊断信心的程度这五个方面，倘若以第一项指标比较，旧农合下的医生分别以比重35.83%、42.78%、86.10%、32.09%、33.69%，明显超过新农合下的医生指标比重。

表6-3　　　　　　　对两次合作医疗下的村医及医疗服务评价

		旧农合（60—80年代）		新农合	
		人数（人）	比重（%）	人数（人）	比重（%）
经常就诊的地点	村卫生所（室）	162	86.63	112	59.89
	乡镇医院	22	11.76	53	28.34
	县及以上医院	3	1.60	47	25.13
日常与村医相处的评价	挺好	82	43.85	74	39.57
	一般	90	48.13	102	54.55
	不好	5	2.67	9	4.81
对就诊设施与环境的满意度	满意	12	6.42	14	7.49
	一般	126	67.38	137	73.26
	不满意	49	26.20	36	19.25

续表

		旧农合（60—80年代）		新农合	
		人数（人）	比重（%）	人数（人）	比重（%）
对医生技术水平的评价	非常好	67	35.83	17	9.09
	挺好	55	29.41	29	15.51
	一般	57	30.48	96	51.34
	很差	8	4.28	45	24.06
对医生服务态度的评价	非常好	80	42.78	23	12.30
	挺好	74	39.57	118	63.10
	一般	38	20.32	36	19.25
	很差	5	2.67	10	5.35
对医患之间的交流评价	很和谐	157	83.96	151	80.75
	一般	26	13.90	27	14.44
	不和谐	4	2.14	9	4.81
对患者健康看重的程度	更看重患者健康	161	86.10	76	40.64
	更看重自身利益	4	2.14	68	36.36
	自身利益和患者健康一样	13	6.95	25	13.37
	不好说	10	5.35	17	9.10
对就诊费用的满意度	很满意	60	32.09	19	10.16
	较满意	81	43.31	77	41.18
	一般	43	22.99	57	30.48
	不满意	4	2.14	34	18.18

续表

		旧农合（60—80年代）		新农合	
		人数（人）	比重（%）	人数（人）	比重（%）
对医生正确诊断信心的程度	非常信任	63	33.69	23	13.30
	比较信任	69	36.90	83	46.52
	一般	44	23.53	57	30.48
	不信任	11	13.90	24	12.83
总体满意度	满意	145	77.54	94	50.27
	一般	25	13.37	55	29.41
	不满意	17	9，10	38	20.32

（一）赤脚医生服务周到与农民认同

对赤脚医生制度下的医患关系方面，不仅有访谈材料，也有一定的档案资料记载了当时农民的心声，从侧面反映了当时的医患关系，"他们经常翻山越岭，采集草药，用一根针，一把草药，治好了许多以前认为难以医治的腰疼、腿疼、慢性腹泻、风湿性关节炎等病症，他们既是贫下中农的医生，又是兽医。生产队的猪、牛生了病也同样医治。他们不分酷暑寒冬，不论白天黑夜，不管在医疗站还是社员家里，经常废寝忘食，为贫下中农治病。去年，一个风雨交加的夜晚，地处偏僻山村的贫农女社员陈益娇小产，出血过多，全身发白，生命处于危急之中，赤脚医生郭诗全得知以后深夜十二点钟了，他立即从床上起来，身背药箱，打着雨伞，冒着雷雨，走着崎岖小路，翻山越岭赶到就诊地点，当时病人已经昏迷不省人事，仍然出血不止。在这种情况下，郭诗全不顾劳累，不管满身湿透的衣服，集中全部精力抢救病人，他点着马灯，冒雨上山找到了速效草药，使病人脱了险；他抑制自己的疲劳，坚持给病人打针服药，一直护理到天亮。在郭诗全的精心医治下，陈益娇很快恢复了健康。尔后，她逢人就说：毛主席、共产党给了我第二次生命，合作医疗是我的家，赤脚医生是贫下中农的贴心人"。① 可见传统合作医疗时期，农民给予了赤脚医生极大的尊重及荣誉。而且这种发自内心的尊重不是个例，在当时是非常普遍的，这体现在农民不仅从内心赋予赤脚医生极大的身份象征，还用自身的实际活动积极支持合作医疗和赤脚医生。如龙源坝公社和龙下公社的社员为合作医疗和赤脚医生添置设备、献方献药，"合作医疗初办时，没有用具。贫下中农看在眼里，急在心里，大家主动设法献料，很快解决了桌椅、药架等困难，广大贫下中农还主动献方献药给赤脚医生，据不完全统计，贫下中农共献处方五十多方，献药一百多种，采集草药二千五百余斤，大力发掘了祖国的医药宝库，充分发挥了一根针，一把草的无穷威力"。② "榕树下生产队队长宋家文，不仅积极宣传实行中草药的意义，还带头上山采药，并献出祖传三代的秘方，在干部的带动下，全公社群众办医办药的运动开展轰轰烈烈，又扎扎实实，三年来全公社收集验方、偏方、单方、秘方共二百多个，群众献药二万多斤。基本上解决了合作医疗站使用中草药问题，全社使用中草药治病百分之六上以上。龙下公社贫下中农高兴地说：合作医疗办得好，群众的利益照顾到，省钱方便保健康，革命生产齐飞跃。"③ 要知道，在那个缺医少药的年代，合作医疗站的药品种类也就一百余种，而其中群众贡献的药品就占了一半以上，可以说农民在合作医疗发挥的作用是极大的。虽然群众的热情不排除有政治的动员作用，但其中一部分也源于农民对于合作医疗及赤脚医生的信赖。另外，笔者在发放问卷调查的过程中，也有农民对于当时的赤脚医生看法进行了具体的反馈："赤脚医生，就是过去我们村上的医生，我这个脚还多亏当时我们村上的医生，当时因为一不小心烫伤了，当时烫的脚都快一半的皮都没了，本来这个脚就痛，那边地又不平。当时我家的儿子就去喊马医生过来看，因为我走不得，我们村上的马医生来看了之后，每天上午九点、下午四五点两

---

① 中共全南县委：《全南县农业学大寨会议的简报·典型发言的书面材料》，全南县档案馆档案，卷号：A001—1976Y—011—025。

② 中共全南县委：《全南县农业学大寨会议的简报·典型发言的书面材料》，全南县档案馆档案，卷号：A001—1976Y—011—025。

③ 中共全南县委：《关于全县一九七二年度先进集体事迹，先进生产队（工作）者代表大会的全部活动材料》，全南县档案馆档案，卷号：A001—1973Y—010。

次上门来看我的脚，帮我清洗伤口，就这样一搞就差不多两个月吧，我的脚就好了，我是非常感谢马医生的，现在我逢年过节都会去他那里拜个年。"① "我们村上一大半的小孩子都是老医生接生的，以前都是不方便的，没有车，也没有这么好的条件，现在生孩子都是上县城里面的医院，以前要是生小孩子，你过去喊一下，她马上就过来了，既放心，也方便，总之我觉得还是挺好的，也没见过她生什么气，半夜喊她来接生都是正常的。"② "我们村里有一个卫生院，村民小病几乎都去他那里，365 天无休，都 80 多岁了，还清醒着，现在还有人去找他看病，也不要钱，就是给你建议，热情着呢，以前谁家困难要是拿不出钱了，他也不催，时间久了就不要了，有一次他救过的一个精神病人还把他家房子烧了，他也没怎么样，现在依然过得好，好人一生平安！"③ 总之，对于农民来说，赤脚医生给村民的印象是方便、上门就诊、熟悉、共同的方言、态度好这些特点。

（二）乡村医生的医疗行为与农民质疑

而对于现在的乡村医生，也有一些村民吐露出自己的心声，"还是过去的医生好，就是想为咱们老百姓治病，把病治好。现在医生杂念太多，我们只是想着能少坑一点就行。我们现在基本上就是去村卫生室拿一下药就可以了，现在村上的医生几乎看不了什么病"。④ "现在的医生第一是看钱，以前的医生都是看病，以前的医生基本上看病都没有这么复杂，以前小孩子去看病，就像我们小时候去看病那样，都没有这么多药水去打，现在看病一栏栏的药水，多了去，我们大人看到都怕。"⑤ "现在小病都是村上看，大病都是县里面去看，轻微的病，村上还是可以治疗的，如感冒，发个烧什么的，严重的时候就去县里面，因为严重的还是村上看不了的，县里面如果还看不好的，有时间就回村里面再去看看，因为方便，村上服务态度还是过得去的。"⑥ "现在村上的医生还算挺好的，仪

---

① 访谈人：陈慧；访谈对象：袁彩英，女，77 岁，1940 年出生，大吉山镇马安村村民。
② 访谈人：陈慧；访谈对象：陈水泉，男，59 岁，1960 年出生，龙源坝镇雅溪村村民。
③ 访谈人：陈慧；访谈对象：谭月生，男，45 岁，1972 年出生，南迳镇大庄村村民。
④ 访谈人：陈慧；访谈对象：李长英，女，48 岁，1969 年出生，龙源坝镇雅溪村村民。
⑤ 访谈人：陈慧；访谈对象：王莉云，女，39 岁，1978 年出生，龙源坝镇大岭下村村民。
⑥ 访谈人：陈慧；访谈对象：陈祥娣，女，41 岁，1976 年出生，南迳镇大庄村村民。

器更先进，技术方面嘛，也过得去，马马虎虎，我们小时候生病比较少，有什么病自己就搞点土方子，这几年经常去镇上的医院看病，去镇上的医院，有医保报销嘛。"① "前几日去看望一个 80 多岁的老伯父，听说了关于乡村医生的一些怪事，有一个村医，因为出诊一个老头子，但是没有抢救成功，死了，导致大家都传他医术不精，治死了人，他的卫生所半年多的时间，来请他看病的没有几个人，收入大减，经过这件事后，乡村医生对老人还有比较小的小孩子的急诊，就不愿出诊或者接诊，有些病人病情十分紧急，需要立即去就治，但是三番五次地去请他，他都不愿意，就讲送医院去，更恐怖的是，这都形成相当一部分乡村医生的共识。"② "讲句实话，乡村医生见识的病情其实也很多，医术也还可以，有些医生医术甚至比大医院的医生还好点，只是有时候没有医疗设备，很无奈。"③ 综上所述，目前村医疗站的乡村医生身份已经变得十分尴尬，原先处于乡土社会中上游的地位受到动摇，和谐的医患关系受到动摇。

三　赤脚医生时期与乡村医生时期医患关系迥异的原因

经过上文的叙述，我们可以看出赤脚医生群体与乡村医生群体所表现出来的医患关系在村民的意识中还是有很大区别的。究其缘由，主要有以下几个方面。

第一，政治经济体制环境及道德约束机制发生变化。首先，传统合作医疗时期，其制度环境既包括人民公社体制下高度集中的政治色彩，也包括传统合作医疗制度下对赤脚医生的体制框架约束。对此杨念群曾指出："赤脚医生并不是纯粹的'道德圣人'，无处不在的'政治'和严厉的制度约束以及利益左右着赤脚医生的一举一动。"④ 而且，赤脚医生的报酬按工分计酬，医患之间不存在直接的经济利益关系。换言之，赤脚医生的收入不会和他所开的处方、药物的差别有任何关系。

另外从整体制度框架设计来说，赤脚医生的日常医疗活动主要受大

---

① 访谈人：陈慧；访谈对象：李福清，女，55 岁，1962 年出生，龙源坝镇雅溪村村民。
② 访谈人：陈慧；访谈对象：陈蕾，女，25 岁，1993 年出生，城厢镇上山村村民。
③ 访谈人：陈慧；访谈对象：李林妹，女，40 岁，1978 年出生，龙源坝镇老水尾村村民。
④ 杨念群：《再造"病人"——中西医冲突下的政治空间（1832—1985）》，中国人民大学出版社 2006 年版，第 384 页。

队干部或驻队干部、公社卫生院及合作医疗管理委员会或领导小组三方
监督，在全国合作医疗一片红的情况下，各级党组织把巩固和发展合作
医疗、赤脚医生都列入了党的议事日程，分管的副书记或副主任经常督
促检查，各级卫生部门经常主动地向党委请示报告。可以说正是因为
"文化大革命"时期的政治环境下，赤脚医生的体制监督能够起到很大的
作用。并且定期召开会议，实行民主管理，对赤脚医生的服务、技术等
进行评价，严格经济手续，账目日清月结，最重要的是定期公布，便于
群众监督。这一系列做法都表明赤脚医生日常医疗行为受到群众的密切
监督。正如杨念群先生所说的，"制度形成的优越地位和约束办法，当然
会给赤脚医生造成道德回报的压力"。[①] 除了制度上的约束，还有政治思
想的教育，都有力地保证了赤脚医生在日常治病时全心全意为人民服务。
这种思想教育不仅表现在最初的赤脚医生选拔上，同时还贯穿到整个培
训与工作中。

　　同时，赤脚医生的选拔有着严格的政治程序，由上到下，由下到上，
大会讨论，大队认真审查，公社批准，最重要的一点，是讲究严格的政
治成分——"根正苗红"，通过这样严格选拔出来的赤脚医生，往往具备
良好的政治觉悟。同时在培训工作中，各级党组织都十分重视赤脚医生
的思想政治教育，学习马列和毛主席的著作是身为一名赤脚医生必须具
备的内容。赤脚医生在学习培训中，"教育他们认真学习马列和毛主席著
作，开展革命大批判，坚持参加集体生产劳动，不断提高三个觉悟，树
立全心全意为人民服务的思想，各级公社卫生院要坚持每月一次的赤脚
医生学习制度，同时，采取请进来，派出去的办法，以传、帮、带等方
式，不断提高为人民服务的本领"。[②] 在医疗工作行为上，"合作医疗站的
赤脚医生牢记毛主席关于'救死扶伤，实行革命人道主义'的伟大教导，
以'毫不利己，专门利人'的国际共产主义的战士白求恩同志为榜样，
'完全、彻底'为人民服务的张思德同志的光辉形象严格要求自己，兢兢

　　① 杨念群：《再造"病人"——中西医冲突下的空间政治（1832—1985）》，中国人民大学
出版社 2006 年版，第 390 页。
　　② 全南县革命委员会：《关于学习、宣传、文艺、妇女、节日活动、上山下乡、文教、卫
生方面文件》，全南县档案馆档案，卷号：A001—1974Y—005—116。

业业，勤勤恳恳，任劳任怨为贫下中农服务"。① 一系列强有力的思想政治教育，能够坚定赤脚医生对于工作的信心，同时不断提高为人民服务的思想觉悟。针对赤脚医生的思想政治教育，除了医生群体的选拔、学习培训、工作中不断强调思想政治的教育外，还组织群众开忆苦思甜会，从群众的角度出发向赤脚医生述说自己的困难。这种双管齐下的方式，能够让赤脚医生密切联系群众，了解群众的心理以及需求，往往更能坚定赤脚医生对于为贫下中农服务的决心，"广大贫下中农还满腔热情地关心赤脚医生的成长，常给赤脚医生讲旧社会无医无药的苦，教育他们要牢记毛主席的教导，紧握着听筒（诊）器，牢固地占领农村医疗卫生阵地，为贫下中农服务一辈子"。② 另外，我们还可以看到赤脚医生理论上必须要参加集体生产劳动，具体来说视情况而定，根据前面的采访调查，大部分赤脚医生不需要参加生产劳动或者劳动强度小，可以说这样的一种政治地位优势，也使得赤脚医生更加珍惜他们的这一份工作。总之这一时期，强有力的政治体制约束以及思想政治教育的规范，都使得赤脚医生有着强烈良好的医德和医疗服务的精神。虽然这一时期带有较浓厚的意识形态和阶级斗争色彩，但也正因为如此，赤脚医生的觉悟非常之高，赤脚医生与患者之间形成了非常和谐的关系。

而乡村医生所处的环境，是人民公社体制的解体，且逐渐实行社会主义商品经济和市场经济，在这样的体制下，不同于依赖于集体经济的赤脚医生，乡村医生的工资来源是由一开始的自负盈亏，到如今的以公共卫生补助及政府的其他补助为主。具体来说，不管是自负盈亏还是以政府补助为主，其中关键的一点是医生与患者之间直接发生经济利益关联，前者是与医生日常医疗活动中的业务量、处方及药品直接挂钩，后者则是与乡村医生提供的服务量进行绩效考核有关。总之，基本上乡村医生的工资是不固定的，其生活来源自身或所处的工作环境，可以说医患之间是有着直接的经济利益联系。这样的环境下医患之间的连接点很

① 中共全南县委：《全南县农业学大寨群英会议的简报、典型发言的书面材料》，全南县档案馆档案，卷号：A001—1976Y—011—025。
② 中共全南县委：《全南县农业学大寨群英会议的简报、典型发言的书面材料》，全南县档案馆档案，卷号：A001—1976Y—011—025。

大一部分取决于医生的主体性，然而在市场运营体制下，并不能确保顾全所有农民的利益，也不可能完全保证能避免供方诱导需求的状况。另外，从制度设计框架上来说，医疗资源分配不均衡是其重要的原因。"农村基层公立医疗机构以药养医体制作为一种政策选择，与我国城乡二元结构及分税制财政体制密切相关。一方面，城乡二元结构下资源配置不均，政府对农村基层医疗机构的财政投入严重不足。在市场竞争环境下，城市对农村存在虹吸效应，导致农村基层医疗资源不断流向城市，削弱了乡村医疗机构的公益性服务能力。另一方面，由于分税制的实施和取消农业税，削弱了基层政府的财政能力，出于公立偏好，政府把卫生资源更多地投向公立医疗机构，对体制外生存的村卫生室和乡村医生则放任自流，其市场化生存就成为必然选择。"[1] 这也就意味着，县级医院人满为患，而乡镇医院及村卫生室却"吃不饱"。赤脚医生时期，由于受制度和条件的限制，在相当长的一段时间，农民就医并没有这么多选择性，农民患病基本上在乡村就医，少数选择乡镇，由于交通条件的不便，去县医院的更是少之又少，且在缺医少药的条件下，对医生医疗服务水平也不可能去挑剔。而当前经济生活水平的提高，农民的健康意识不断加强，相应地对医疗服务水平有了更高的要求。当前农民就医有更多的选择性，而与此同时，由于医疗资源分配的不均衡，农村医疗水平的有限，这样的情况下就产生了农民不断增长的健康需求与农村低水平医疗之间的矛盾。而这个矛盾的存在也使得新农合的实施开展遇到一定障碍，主要体现在新农合制度报销模式上，其规定定点医疗机构级别不同，而对应的补偿比例不一样。在此模式下，通常来说，乡镇医院报销比例最高，县医院次之，省市最少，重心是以保大病为主。这一制度初衷是希望解决农民看病难，实现"小病不出门，大病不出县"的目标。但事实上由于主要矛盾的存在，农民的就医意识发生极大变化，由原来被动、无选择性变为主动、有选择性，即更多地趋向于医疗实施更为完善、医疗技术人才集中的乡镇及以上医院去就医，或者说更加信任于规范化的医疗机构，这样就造成了村卫生所（室）资源的浪费。

---

① 邵德兴：《医疗卫生公益性嬗变析论——以改革开放以来农村基层医疗卫生政策变迁为例》，《浙江社会科学》2015 年第 8 期。

　　另外，基本药物制度和公共卫生服务均等化，在一定程度上更是加剧了这种趋势。基本药物制度目标是降低药物价格，解决看病贵的问题，但由于药品种类及数量的限制，以及乡村医生长期的用药习惯，这些因素使村卫生室难以满足患病的农民需求，在一定程度上导致到村卫生所看病的农民减少，进而医生医疗业务功能萎缩。针对这点，前面的采访调查有的医生也提到。公共卫生服务均等化的开展更是加深了村卫生所（室）医疗业务功能萎缩的现象。新农合以来，乡村医生的职责已经转化为公共卫生服务为主，当前公共卫生服务均等化已经成为乡村医生的主要工作之一，这一做法实际上是呼吁回归到医疗卫生公益性上。这也需要国家加大对农村基层医疗机构的财政投入，然而现实的情况却是各级政府虽然有一定的投入，但是当前乡村医生大多表示财政投入不足。这不仅表现在乡村医生对收入下降的问题上，还反映在乡村医生表示工作开展难上，即开展公共卫生服务所需的医疗设备落后和人员缺乏上。其本质原因，是"县级医药卫生行政部门与县级医疗机构之间存在着水乳交融的利益关系。这利益结构必然影响农村基层医药卫生政策的制定和资源的合理配置，在相关利益博弈中，处于利益条末端的乡村医疗机构和医务人员难以取得平等和公正的地位。而且，目前政府所称的农村基层医疗机构主要是指公办的乡镇卫生院、社区卫生服务中心和一体化管理的村卫生室，而那些公办的村卫生室则往往受到忽视。据统计，2013年，江西省产权公有的村卫生室不足10%，其余村卫生室产权基本为乡村医生个人所有。虽然政府也要求其实施国家基本药物制度，履行公共卫生职能和开展健康管理与服务等，并承诺给予财政补助，但由于补助不到位导致大多数乡村医生的收入水平下降。这必然会影响县乡村级医疗机构之间互利合作机制的建立……由于乡村医生服务能力普遍低下，政府对其服务管制较严，加上医患矛盾比较突出和对医疗纠纷处置的担心，导致村卫生室'网底'功能严重弱化，不少已经退化为基药'收发室'同样地，由于医患矛盾突出，医疗风险较大及推行新农合总额预付制等原因，导致乡镇卫生院有意无意地把患者推往县级医疗机构"。[①] 总

---

　　① 邵德兴：《医疗卫生公益性嬗变析论——以改革开放以来农村基层医疗卫生政策变迁为例》，《浙江社会科学》2015年第8期。

而言之，这些因素都使得乡村医生的医疗业务活动受到影响，反之也影响着农民患者，对患者来说，最基本的医患关系就是医生能看好病，而一旦医患之间并不能良好的完成医疗互动，进而使村民失去对村卫生室的信任，加剧了更多的农民趋向于乡镇级以上级别的医疗机构。

传统合作医疗时期极其重视对赤脚医生的思想政治教育，那么当前新农合下的乡村医生如何呢？一方面，乡村医生不论是学习还是培训，突出的特点是轻实践重理论，这也就意味着，当前年轻的乡村医生并不能像过去赤脚医生一样，走进农民患者心里和了解农民的利益需求，把密切联系群众的感情更好地运用到医疗活动中，这样一定程度造成医患之间形成一种等级关系，对患者来说，在心理上会认为医生居高临下和怠慢。现代医学教育采用生物医学教育的培养模式。对学生的医德教育往往不予重视，开设的德育课程也主要是以"两课"的形式出现，而且难以结合实践，在开设这样的课程中也有一种走过场之嫌，在实践中医德教育更是缺乏。学生在学校期间受的是纯自然式的科学医学教育。把临床医护工作变成纯自然的科学工作，出现了医生只看病不看人。"这种西医主导下的医患关系和医学模式，以语言文字叙述、图像描述等形式对医学科学进行一种有意简化的描述，它决定着人们对人的生命、生理、病理、预防、治疗等医学问题的基本观点。在这种医学观的支配下，往往只见病不见人，导致医患之间联系、信任的桥梁被阻隔了。"[①] 另一方面，由于当前乡村医生在乡村社会中身份地位的下降，也从侧面反映出农村居民对乡村医生的信任危机，在一定程度上也会造成乡村医生内心对职业认同感和荣誉感降低，这种的内心落差反映到工作上，就是工作积极热情的降低，势必也会影响着医患之间的医疗活动。

第二，乡村社会的人文环境发生变化。乡村社会的人文环境主要是指乡村社会中人际关系网络，对此有学者把费孝通先生对于乡村社会的诠释看作医患关系的重要原因，"费孝通认为中国农村的社会结构是一种

---

① 李德成：《合作医疗与赤脚医生研究（1955—1983）》，博士学位论文，浙江大学，2007年。

以'差序为格局'的社会，以血缘亲缘为核心，推己及人，就好像把一块石头丢在水面上，所产生的一圈圈推出去的波纹，每个人都是他社会影响所推出去的圈子的中心，差序格局根源于村落中隐蔽的秩序，对于医患信任关系有着深刻的影响"。① 传统农合下的赤脚医生基本上都是通过本村选拔出来，并通过"社来社去"的办法，最后赤脚医生又回到本村工作，这种情况下的医患关系是复杂的，医患之间不单单是机械的医生和患者的关系，他们还是乡亲关系、邻居关系、亲戚关系、熟人朋友关系。在这种关系网络里，一方面赤脚医生与患者都有着共同的村落环境、生活习俗、方言，彼此之间是亲戚关系，亦属于同一宗族，这样的纽带关系反映在医患之间来说，就是天然地形成了一种亲密关系，患者对于医生更多的是情感信任。郑也夫也曾阐述过这一点："血缘群体中有着天然的信任纽带，无须人为的强调和制造。"② 即使是不同宗族，由于中国农村传统的"安土重迁"思想，在同一地域越久，也会变得相熟相知，血缘界限慢慢淡化，形成熟人关系，亦是费孝通先生所说的："在稳定的社会中，地缘不过是血缘的投影，是不分离的。"③ 另一方面赤脚医生本身也是乡村家庭中的一员，更能了解本地的实际情况及能通俗易懂的理解病人的就诊需求。换言之，赤脚医生从群众中来，也更能理解群众的病因和医疗困难，加上所接受的思想政治教育，这些都使赤脚医生在日常医疗活动中洋溢着为人民服务的热情，除去医学上的治疗，农民更能感受到医生的"人文关怀"。其次由于互相之间也是熟人关系，从情感角度出发，农民看病更容易对医生产生信任，或者说安全感，尤其是在医疗没有选择性的年代，农民对医生的信任和敬畏非常之高，也很乐于接受赤脚医生的治疗，在一定程度上有利于医疗活动的开展。反之，这种毫无保留的信任感在乡村熟人社会中，也约束着赤脚医生不敢有丝毫的松懈。杨念群先生也做了一个很好的说明："中国乡村中传统的医患关系不仅表现为病人及其家属对治疗方式支配的自主性，还表现为更加

---

① 董屹、吕兆丰、王晓燕：《村落人际关系与"差序格局"中的医患信任——基于北京市 H 区的实地研究》，《中国医学伦理学》2014 年第 1 期。

② 郑也夫：《信任论》，中国广播电视出版社 2001 年版，第 93 页。

③ 费孝通：《乡土中国》，北京大学出版社 2012 年版，第 116 页。

看重治疗过程的'拟家庭化'程度，即整个诊疗过程是否在一种亲情网络中完成。"①

新农合下，老的乡村医生们几十年刻在骨子里的认真，服务乡里的精神基本上没有变，前文也有提到，只要乡村社会长期存在，这种同根同源的信任纽带关系必将长期伴随着农村医疗体系的发展。但随着经济水平及农民健康意识的提高，这种因地缘、血缘长期存在的信任关系也出现了变化。具体地讲，主要体现在农民就诊地点的变化、对乡村医生医疗技术水平的评价、对医生正确诊断的信心程度。根据调查数据比重的变化及访谈资料，呈现出当前农民就医更多倾向于乡镇及其以上级别的医院。换言之，农民不管大病还是小病，当前更多地信任于正规的医疗机构，向乡村医生需求帮助的人数正在下降。另外当前农民对于乡村医生的医疗技术水平和正确诊断的信心程度表示怀疑的状态，即对于乡村医生的技术层面的信任程度还是低的，也就意味着长期以来农村社会形成的"熟人"信任意识正在逐渐流失，这必将影响到长期乡土社会的医患关系，要知道患者追求的更多的是治疗效果，而当前村卫生室的医疗设备和医疗技术水平落后的实际情况，如果长期达不到患者的要求，必将影响到对乡村医生的信任，这种信任流失反过来也表现在农民就医路径选择的变化。长此以往，这种基于血缘、地缘的情感信任变弱，也就意味着乡土社会由"熟人"社会变为"杀熟"社会，对此，美国学者齐美尔用"陌生人的关系来描述现代社会中人与人之间的关系。由过去的'熟人社会'转变到今天的'陌生人世界'，个体以理性计算代替情感选择。医患关系也不例外。随着农民间信任正在流失，'熟人'变得不可信。'熟人社会'在面对一个充满风险的社会，而只有专家系统，如正规医院、专家门诊才能得到村民们的信赖。假如村医的药品、服务真的存在问题，那么至少在农村医疗这个领域，农村开始由'熟人社会'转变为'杀熟社会'。换言之，医患互信问题的存在不是患者具体对某家医

① 杨念群：《再造"病人"——中西医冲突下的空间政治（1832—1985）》，中国人民大学出版社 2006 年版，第 392 页。

院、某位医生的不信任，实际上是人际信任的广泛缺失"。① 当然问题的根源与整个大环境有非常大的关系，随着医疗行业日益放大的城乡医疗资源不均衡，农村医疗条件差的问题扩大化，这就导致了农民对于基层医疗组织，尤其是村卫生室及乡村医生的信任大幅下降。

赤脚医生已经成为过去，乡村医生还继续承担着农村基层社会的医疗卫生保健服务，且任重而道远，加强对这支医疗卫生队伍的建设是各级政府应该重视的问题。通过对全南县赤脚医生和乡村医生比较分析，可以看到，赤脚医生的培训方式值得学习和肯定。赤脚医生采取就地培训为主、交叉于省市培训，侧重实践，培训时长较短，内容上强调全科学习。而乡村医生省市培训机会少，侧重理论教学，内容上虽贴近农村实际，但不全面。医疗行为和管理上，赤脚医生以预防为主，接受生产大队和公社卫生院的双重管理，注重思想政治教育（医德教育）；而乡村医生以提供医疗服务为主，接受乡镇卫生院和县卫生局的并轨管理，思想政治教育（医德教育）较少。医患关系上，赤脚医生工作热情高，服务态度好，医患关系和谐；乡村医生医疗技术低、药品及设备不足，医患关系相对紧张。总的来说，赤脚医生与传统合作医疗曾经发挥过极大的作用，而乡村医生与新农合于当今时代的背景下还存在着许多问题。其担当起农村居民健康的守护者作用应该加强。

_____

① 姚琪：《新型农村合作医疗制度背景下医患关系研究》，硕士学位论文，中南大学，2011年，第81—82页。

结　语

　　赤脚医生群体随着社会变迁经历了生命中的辉煌与平淡。这一群体囊括了医生、医疗、公共卫生在内的中国农村医疗卫生体系的构建，同时通过各种途径传播医疗卫生知识，并通过改良卫生环境等措施力图增强农村居民的体质，为强种强国贡献了力量。但这一制度和赤脚医生，还是有很大的历史局限性。首先，在当时以阶级斗争为纲的政治氛围下，这一制度没有惠及每一个中国农村居民，在农村中的专政对象，"五类分子"他们难以完全享受这一国民待遇。其次，大多数赤脚医生所学医学知识有限，他们大多只能治疗一些小伤小病，大的疾病基本上是转往公社卫生院或县医院，但大多赤脚医生会作为随诊医生前往。赤脚医生的最大作用是加强了广阔农村的卫生防疫工作和地方病、传染病、流行病的上报工作。这为上级医疗卫生部门及时掌握疫情起了很好的作用。

　　回望这段历史，我们可以发现，赤脚医生的命运起伏与国家政策以及农民的医疗状况息息相关。在农村（特别是偏远地区），只有他们能为农民提供最为便利的医疗服务。如果国家重视、支持赤脚医生，加快农村医疗卫生事业发展，农民健康则能得到更好的保障。

　　赤脚医生群体的出现，是各种因素共同作用下的结果。最主要的是新中国中央政府选择了有异于西方的医疗发展模式，发展了具有中国特色的公共卫生体系。依靠经过很短时间培训出来的较低技能的医护人员，发展农村卫生工作，并强调预防和初级保健服务。所以，从20世纪50年代开始就着手有计划地培养农村基层卫生人员，赤脚医生就是这一卫生体系模式下的产物。

　　赤脚医生的培养工作有其独特的特点，打破了传统的西医主宰模式。

其特点为：对赤脚医生的培训重点放在农村常见病、多发病、传染病和地方病的预防和治疗上，并且极为重视思想政治教育（也可以说是医德教育）；在培训中，中医知识和治疗方法均受到重视和推广，特别是针灸被广泛传授给赤脚医生，并根据当地中草药资源情况，培训学员如何采、种、制中草药。对赤脚医生的管理是通过制度约束和"道德约束"来实现的。在对赤脚医生的管理中，既表现在制度方面，又表现在政治思想方面，这就使赤脚医生的医疗过程既受制度的约束，又因受政治教化而幻化出来的道德约束，使其成为一支"红专结合"的卫生队伍，在为农村居民的医疗服务当中能够竭尽所能、无私奉献。由于公社时代集体经济的分配模式是工分制，所以赤脚医生的报酬大多采用"工分计酬"形式。由于他们掌握了一门实用技术且能热情为农民服务，使这一群体普遍具有普通村民所不具备的较高的社会声望和地位。

赤脚医生群体的出现与社会主义国家制度权威的构建以及国家在基层的政治渗透有着十分紧密的联系。赤脚医生制度的推广，是当时社会经济落后状况下的明智选择，更是中共和毛泽东主张消灭"三大差别"，替农民摇旗呐喊，希望进一步巩固政权的合法性的重要举措。当然，与人民公社体制及"文化大革命"这个背景也是分不开的。中华人民共和国成立之后为了建立现代民族国家，中共中央对公民平等待遇、卫生现代性、缩小城乡差别等问题都较为重视。这些，都是赤脚医生群体出现的政治因素。

赤脚医生制度是在国家主导下以社会运动的形式推动和展开的，是一种国家医疗行为，也是建立现代公共卫生体系的需要，更是巩固新生的社会主义政权的需要。首先，在这种国家医疗行为中，国家进行了意识形态的引领，使国家的影响力通过医疗卫生延伸到了每一个医生和乡民个体身上。通过对赤脚医生反复地进行规训教育和思想改造，使得赤脚医生对新政权的认同感逐渐提高。进而以赤脚医生为媒介，让得到实惠的普通农村居民也更加拥护新政权，使新政权的控制力、执行力以及合法性基础极大地增强了，国家力量进一步壮大。其次，通过医疗卫生运动的开展，新的意识形态和国家主张渐渐为民众所熟悉并反复实践，同整个社会的集体化形势齐头并进，形成了组织网络、情感体会和符号宣誓等构建起来的一个有机整体。国家通过农村医疗卫生运动的开展，通过赤脚医生渐渐将新的意识形态和国家主张让民众所熟悉并反复实践。

　　新中国在努力追求现代化的同时，企图打破以往其他国家的类似过程中随之而来的社会阶层固定化，如打破专业化教育、知识不平等造成的社会分层固定化，追求社会公平。国家推动"赤脚医生"制度的发展，目的是既保障农民的健康权，又解决当时的社会公平问题。

　　但在改革开放后一段时期，由于人民公社解体，合作医疗站失去了集体经济的依托，赤脚医生由原来的"集体人"回归为"个体医生"，原有的公共卫生服务的很多责任不复存在，上级有防疫任务则被动去执行，没有防疫任务则回家行医坐诊，恢复为"自由人"身份，对原有的赤脚医生的重要工作：如卫生防疫、宣传卫生知识等没有了任何积极性和主动性，使原有的三级医疗卫生防疫网的网底出现了巨大的漏洞，农民的基本医疗卫生服务也失去了保障，以致造成农村居民小伤小病不去积极治疗，拖成大病，最后很多人出现因病致贫、因病返贫的现象。一些原本遏制了的传染病、流行病又死灰复燃。直到 21 世纪，这一现象引起了党和中央政府的高度重视，重新发展合作医疗，并加强对乡村医生的管理和培训，使这一现象才得到了控制。新型合作医疗出现后，强化了农村医生（乡村医生）的职业化地位，也保证了农村医疗和公共卫生服务的延续性。

　　通过对赤脚医生制度和这一群体的研究，给我们产生了如下启示：第一，赤脚医生的就地培训方式，使农村卫生人员能够扎根农村，培养出一支"不走的医疗卫生队伍"，安心在农村为农民服务，而且大大降低了培训成本；还使农村卫生人员与当地县、公社卫生机构的医务人员关系更为密切，容易使他们的业务素质得到提高。如果将农村医务工作者放到大城市去培训，他们很多人就会设法避免回到农村。而让城里的医疗工作者转向到农村去做医疗服务工作，因为他们的"根"不在这里，他们并不习惯于农村的生活，并对农村存在的问题不感兴趣，很快就会变得烦躁不安，不会安心工作。第二，赤脚医生制度使医疗卫生服务在城乡之间架起了一座桥梁，通过这座桥梁，把大城市已经广泛应用的现代医学传到农村来。赤脚医生通过接受上级卫生部门的培训，巡回医疗队到农村为农民诊治疾病和对农村赤脚医生的培训，使现代医学深入农村，为现代医学的发展提供了广阔的空间。改变了过去农村居民只有依靠中医来诊治疾病的局面。第三，赤脚医生对地方病、传染病的调查、登记以及向上级卫生部门的报告，对防治和消灭传染病有很大的帮助。当下，农村中新的地方病、传染病有的地方还很严重，应该组织乡村医生或在农村各社区机构（村委会）中征募当地的人员，并对他们进行继续教育，使他们能够很好地提高服务质量，以完成预防工作计划，并尽可能早期发现传染病人，使之能尽快地住进医院，以防止传染病的蔓延。第四，借鉴当年对赤脚医生的管理模式，加强对农村基层卫生人员（乡村医生）的管理工作，加强对他们的医德教育。在新型合作医疗的制度设计中，要尽量避免供方诱导需求，以保护农民的利益，并使新型合作医疗得到健康发展。

通过对赤脚医生和乡村医生的比较研究，提出几点参考建议。一是提高乡村医生总体素质，合理控制总量。这就需要做到加大乡村医生的正规培训力度，从政府的角度提供更多的机会全方面提升乡村医生的医疗技术水平，如加强乡村医生业务上中医药结合的能力及其医疗服务的多样性，适当也要发扬过去"传、带、帮"的方式，充分利用乡村医生家族传承方式的优势，推进和稳定乡村医生队伍的建设，同时国家应为加大对基层村卫生室的医疗投入和建设，包括医疗设备、房屋建设等方面给予一定的扶持，积极改善村卫生室就诊设施和环境。二是优化对村卫生室和乡村医生的管理，继续推进乡村一体化管理。乡镇卫生院不仅要加强对乡村医生业务指导，完善各项管理考核制度，实施鼓励政策，将符合条件的村卫生室纳入新农合报销范围，提高乡村医生的工作热情，另外在工作上也要明确乡镇卫生院和卫生室职责，建立起合作共赢的关系和分工协作的良性机制。三是提高乡村医生的待遇，合理保障乡村医生的收入，支持地方上将乡村医生纳入乡镇，均衡乡村医生与当地乡镇卫生院职工的工资水平，同时支持将村卫生室的乡村医生、新进入村卫生室的医学毕业生等纳入乡镇卫生院的编制，使其享受国家事业单位职工待遇，免其后顾之忧。四是继续发挥"赤脚医生"时代贴近农民群众的特点，注重乡村医生思想政治教育，杜绝思想教育的严重缺失，使新时代下的乡村医生能更好地提供公共卫生服务，有助于缓解当前医患关系的紧张，更能体现出乡村医生的角色定位。

参考文献

一　档案、资料

《有关农村合作医疗制度的文章选辑之二》，人民卫生出版社 1971 年版。

陈荣华主编：《新余市卫生志》，江西科学技术出版社 1989 年版。

《赣州市医药卫生志》，1997 年印。

《广东省志·卫生志》，广东人民出版社 2003 年版。

《吉水县志》，新华出版社 1989 年版。

江西省档案馆档案。

江西省全南县档案馆档案。

《江西统计年鉴》，1983 年印。

《合作医疗经验汇编》，江西人民出版社 1973 年版。

《平湖县卫生志》，1990 年版。

《全南县志（1989—2000）》，方志出版社 2011 年版。

《全南年鉴》（2006—2010、2012、2013、2016）。

《全南县医药卫生志》，1988 年版。

《山东省卫生志》，山东人民出版社 1992 年版。

《嵊县卫生志》，1987 年版。

《巡回医疗队简报》，1965 年版。

《农村卫生文件汇编（1951—2000）》，2001 年印。

《中国卫生年鉴》（1989—2000 年），人民卫生出版社 1990—2000 年版。

《中国卫生年鉴》（1983—1984 年），人民卫生出版社 1984—1985 年版。

《无锡县卫生志》，江苏人民出版社 2001 年版。

《富阳县卫生志》，中国医药科技出版社 1991 年版。

《永康县卫生志》，1987 年版。

张开宁等主编：《从赤脚医生到乡村医生》，云南人民出版社 2002 年版。
　（此书主要是张开宁先生等人对几十位赤脚医生的访谈材料，所以将其
　作为资料）

浙江省档案馆档案。

《全南县卫生事业发展一百年》，2012 年版。

《江西省卫生志》，黄山书社出版社 1997 年版。

二　中文著作

北京中医学院主编：《中国医学史》，上海科学技术出版社 1978 年版。

贝警华：《新生活论丛》，青年出版社 1934 年版。

毕汝刚、郭祖超：《公共卫生》，商务印书馆 1954 年版。

蔡景峰等编：《中国医学通史》（现代卷），人民卫生出版社 2000 年版。

常建华：《社会生活的历史：中国社会史研究新探》，北京师范大学出版
　社 2004 年版。

陈海峰：《中国医药卫生科技史》，中国科学技术出版社 1999 年版。

陈海锋编：《中国卫生保健史》，上海科学技术出版社 1993 年版。

陈吉元等：《中国农村社会经济变迁（1949—1989）》，山西经济出版社
　1993 年版。

陈志潜：《中国农村的医学——我的回忆》，四川人民出版社 1998 年版。

程国顺：《当代中国农村政治发展研究》，天津人民出版社 2000 年版。

当代中国丛书编辑部编：《当代中国的卫生事业》（上、下），中国社会科
　学出版社 1986 年版。

丁名宝等：《毛泽东卫生思想研究》，湖北科学技术出版社 1993 年版。

费孝通：《乡土中国 生育制度》，北京大学出版社 2005 年版。

费振钟：《中国人的身体与政治——医学的修辞及叙事》，上海书店出版
　社 2009 年版。

傅雨田主编：《当代中国的江西》（上、下），当代中国出版社 1991 年版。

高化民：《农业合作化运动始末》，中国青年出版社 1999 年版。

顾杏元、龚幼龙：《社会医学》，上海医科大学出版社 1990 年版。

何登极主编：《医学伦理学》，成都科技大学出版社 1994 年版。

胡潇主编：《世纪之交的乡土中国》，湖南人民出版社 1991 年版。

黄金麟：《历史、身体、国家：近代中国的身体形成（1895—1937）》，台北联经出版事业公司 2001 年版。

黄永昌主编：《中国卫生国情》，上海医科大学出版社 1994 年版。

蒋崇伟：《中国农村社会主义改造与改革 40 年》，湖南师范大学出版社 1993 年版。

金观涛、刘青锋：《开放中的变迁——再论中国社会超稳定结构》，香港中文大学出版社 1993 年版。

李强：《当代中国社会分层：测量与分析》，北京师范大学出版社 2010 年版。

李银河：《生育与村落文化》，中国社会科学出版社 1994 年版。

梁浩材主编：《社会医学》，湖南科学技术出版社 1988 年版。

梁柱等编：《历史智慧的启迪：中华人民共和国若干历史经验研究》，北京大学出版社 1999 年版。

刘全喜：《医德与卫生法学基础》，河南医科大学出版社 1995 年版。

陆益龙：《户籍制度——控制与社会差别》，商务印书馆 2004 年版。

吕兆丰、钱福华、王晓燕主编：《碧流琼沙——赤脚医生时期口述史》，燕山出版社 2010 年版。

彭希哲等编：《中国农村社会生育文化》，华东师范大学出版社 1996 年版。

钱信忠：《中国卫生事业发展与决策》，中国医药科技出版社 1992 年版。

人民卫生出版社编：《怎样办好合作医疗》（第 1 辑），人民卫生出版社 1974 年版。

世界银行：《1993 年世界发展报告：投资于健康》，中国财政经济出版社 1993 年版。

世界银行：《中国：卫生模式转变中的长远问题与对策》，中国财政经济出版社 1994 年版。

世界银行：《中国卫生部门报告》，人民卫生出版社 1985 年版。

宋连生：《总路线、大跃进、人民公社化运动始末》，云南人民出版社 2002 年版。

孙晓莉：《中国现代化进程中的国家与社会》，中国社会科学出版社 2001

年版。

汪民安、陈永国编:《后身体:文化、权力和生命政治学》,吉林人民出版社2011年版。

卫生部统计信息中心编:《卫生改革专题调查研究》,中国协和医科大学出版社2004年版。

温铁军:《中国农村基本经济制度研究》,中国经济出版社2000年版。

吴中云:《中医文化谈》,北京广播学院出版社2002年版。

萧克、李锐、龚育之:《我亲历过的政治运动》,中央编译出版社1998年版。

熊铁基:《传统文化与中国社会》,华中师范大学出版社1993年版。

杨念群:《再造"病人"——中西医冲突下的空间政治(1832—1985)》,中国人民大学出版社2006年版。

袁亚愚:《乡村社会学》,四川大学出版社1990年版。

张大庆:《中国近代疾病社会史》(1912—1937),山东教育出版社2006年版。

张开宁等编:《多学科视野中的健康科学》,中国社会科学出版社2000年版。

张佩国:《近代江南乡村地权的历史人类学研究》,上海人民出版社2002年版。

张文儒:《毛泽东与中国现代化》,当代中国出版社1993年版。

张怡民主编;《中国卫生五十年历程》,中医古籍出版社1999年版。

张自宽:《论合作医疗》,山西人民出版社1993年版。

甄志亚:《中国医学史》,江西科学技术出版社1987年版。

中央电视台《见证·亲历》栏目组编:《见证亲历(第3辑)——燃情岁月》,中国书店出版社2008年版。

周祥新主编:《赤脚医生》,湖南人民出版社2010年版。

朱阳、郭永钧:《毛泽东的社会主义观》,人民出版社1994年版。

三 外文翻译著作

[澳] Cordia Chu Rod Simpson:《生态大众健康——公共卫生从理想到实践》,北京医科大学、中国协和医科大学联合出版社1997年版。

［德］沃尔夫冈·查普夫：《现代化与社会转型》，社会科学文献出版社 1998 年版。

［法］米歇尔·福柯：《规训与惩罚》，刘北成、杨远婴译，生活·读书·新知三联书店 2009 年版。

［法］米歇尔·福柯：《临床医学的诞生》，译林出版社 2001 年版。

［法］谢和耐：《中国社会文化史》，湖南教育出版社 1994 年版。

［美］F. D. 沃林斯基：《健康社会学》，孙牧虹等译，社会科学文献出版社 1999 年版。

［美］R. 麦克法夸尔、费正清主编：《剑桥中华人民共和国史 1949—1965》，中国社会科学出版社 1990 年版。

［美］W. 理查德·斯科特：《制度与组织》，姚伟、王黎房译，中国人民大学出版社 2010 年版。

［美］丹尼尔·贝尔：《资本主义文化矛盾》，赵一凡等译，生活·读书·新知三联书店 1989 年版。

［美］杜赞奇：《文化、权力与国家：1900—1942 年的华北农村》，王福明译，江苏人民出版社 2004 年版。

［美］吉尔伯特·罗曼兹主编：《中国的现代化》，江苏人民出版社 1998 年版。

［美］列文森：《儒教及其现代命运》，郑大华、任菁译，中国社会科学出版社 2000 年版。

［美］罗芙芸：《卫生的现代性——中国通商口岸卫生与疾病的含义》，向磊译，江苏人民出版社 2007 年版。

［美］斯图尔特·R. 施拉姆：《毛泽东的思想》，田松年等译，中国人民大学出版社 2005 年版。

［美］苏珊·桑塔格：《疾病的隐喻》，上海译文出版社 2003 年版。

［美］威廉·科克汉姆：《医学社会学》，杨辉等译，华夏出版社 2001 年版。

［美］魏斐德：《历史与意志：毛泽东思想的哲学透视》，李君如译，中国人民大学出版社 2005 年版。

［美］约翰·罗尔斯：《正义论》，何怀宏等译，中国社会科学出版社 1998 年版。

［美］詹姆斯·R. 汤森等：《中国政治》，顾速、董方译，江苏人民出版社 2003 年版。

［日］竹内实：《毛泽东传记三种》，中国文联出版社 2002 年版。

［意］卡斯蒂廖尼：《医学史》，程之范译，广西师范大学出版社 2003 年版。

［印度］阿玛蒂亚·森、让·德雷兹：《印度：经济发展与社会机会》，黄飞军译，社会科学文献出版社 2006 年版。

《合作医疗好——介绍合作医疗、赤脚医生的典型》，山东人民出版社 1972 年版。

四　论文

顾昕、方黎明：《自愿性与强制性之间——中国农村合作医疗的制度嵌入性与可持续性发展分析》，《社会学研究》2004 年第 5 期。

［英］洪若诗：《我在新中国十五年》，《参考消息》1974 年 11 月 18 日。

C. 布罗姆、汤胜蓝：《中国政府在农村合作医疗保健制度中的角色与作用》，《中国卫生经济》2002 年第 3 期。

《从"赤脚医生"的成长看医学教育革命的方向——上海市的调查报告》，《红旗》1968 年第 3 期。

阿玛蒂亚·森：《人类发展与健康》，《二十一世纪》（香港）2006 年 12 月号总第 98 期。

陈美霞：《大逆转：中华人民共和国的医疗卫生体制改革》，世纪中国网 http：//www. cc. org. cn。

陈圣祺：《解析中国当代医患关系紧张的缘由》，《中华现代医院管理杂志》2005 年第 10 期。

陈晏清、王新生：《政治哲学的当代复兴及其意义》，《哲学研究》2005 年第 6 期。

董屹、吕兆丰、王晓燕：《村落人际关系与"差序格局"中的医患信任——基于北京市 H 区的实地研究》，《中国医学伦理学》2014 年第 1 期。

方小平：《赤脚医生与合作医疗制度——浙江省富阳县个案研究》，《二十一世纪》（香港）2003 年第 10 期第 79 卷。

傅华:《新公共卫生与21世纪人群健康策略》,《上海预防医学》2001年第1期。

顾杏元:《从人口状况的改变看我国卫生事业的发展》,《医学与哲学》1982年第3期。

候杰、姜海龙:《身体史研究当议》,《文史哲》2005年第2期。

胡小川:《从赤脚医生的产生、发展的历史看乡村医生的培训》,《西北医学教育》1997年第4期。

胡宜:《疾病、政治与国家建设》,博士学位论文,华中师范大学,2007年。

黄莹:《乡村医生的演变与基层农村医疗卫生服务的研究》,硕士学位论文,昆明医学院,2003年。

金宝善:《民国以来卫生事业发展简史》,《医史杂志》1948年第1、2合期。

李长印:《对毛泽东反官僚主义思想的再认识》,《河南师范大学学报》2003年第5期。

李卫东:《乡村医生队伍建设研究——以烟台市牟平区为例》,硕士学位论文,山东大学,2014年。

梁立智、吕兆丰、工晓燕等:《赤脚医生时期北京村落维系医患关系的道德规范体系研究》,《中国医学伦理学》2012年第1期。

梁立智等:《赤脚医生时期北京村落医患关系内容及特点调查研究》,《中国医学伦理学》2012年第1期。

林坚、马彦丽:《我国农民的社会分层结构和特征——一个基于全国1185份调查问卷的分析》,《湘潭大学学报》(哲学社会科学版)2006年第1期。

刘民权、王曲:《中国的健康问题:现实与挑战》,《二十一世纪》(香港)2006年12月号总第98期。

刘炫麟、韩君滢、戚淼杰:《乡村医生的培训现状、问题与对策研究》,《卫生软科学》2015年第4期。

刘影:《"文化大革命"时期的福建赤脚医生研究》,硕士学位论文,福建师范大学,2007年。

毛泽东:《对卫生工作的指示》,《红旗》1954年第11期。

庞新华:《山东省农村合作医疗制度的历史考察》,硕士学位论文,山东
　　大学,2005 年。

贫农社员白云山:《送医送药上门是社会主义的医疗作风——批判"医不
　　叩门"》,《赤脚医生杂志》总第 303 期。

阙学贵:《新中国公共卫生监督体系的建立和完善》,《中华预防医学杂
　　志》1999 年 11 月第 33 卷第 6 期。

任映红:《村落文化与当前农村的政治发展》,《江汉论坛》2005 年第
　　5 期。

邵德兴:《医疗卫生公益性嬗变析论——以改革开放以来农村基层医疗卫
　　生政策变迁为例》,《浙江社会科学》2015 年第 8 期。

石俊仕等:《我国农村个体性质开业医的历史、现状及发展趋势》,《中国
　　农村卫生事业管理》1999 年第 4 期。

宋士云:《1949—1978 年中国农村社会保障制度透视》,《中国经济史研
　　究》2003 年第 3 期。

孙立平:《"关系"、社会关系与社会结构》,《社会学研究》1996 年第
　　5 期。

陶勇:《二元经济结构下的中国农民社会保障制度透视》,《财经研究》
　　2002 年第 11 期。

田疆、张光鹏、任苒等:《中国乡村医生的队伍现状与发展》,《中国卫生
　　事业管理》2012 年第 2 期。

汪晖:《当代中国的思想状况与现代性问题》,《天涯》1997 年第 5 期。

王绍光:《学习机制与适应能力:中国农村合作医疗体制变迁的启示》,
　　《中国社会科学》2008 年第 6 期。

王绍光:《中国公共卫生的危机与转机》,《比较》2003 年第 7 期。

王胜:《赤脚医生群体的社会认同及原因分析——以河北省深泽县为个
　　案》,《中共党史研究》2011 年第 1 期。

王胜:《集体化时期农村医疗卫生制度研究——以河北省深泽县为个案》,
　　博士学位论文,首都师范大学,2009 年。

王胜:《乡村口述史的理论与实践——以笔者在农村的访谈为例》,《当代
　　中国史研究》2008 年第 5 期。

温益群:《赤脚医生产生和存在的社会文化因素》,《云南民族大学学报》

（哲学社会科学版）2005 年第 2 期。

夏杏珍：《中国农村合作医疗保障制度的历史考察》，《当代中国史研究》2003 年第 5 期。

杨敷海：《近数年来国内卫生行政之观察暨以后施政方针》，《中国卫生杂志》1931 年第 17 期。

杨念群：《防疫行为与空间政治》，《读书》2003 年第 7 期。

杨念群：《如何从医疗史的视角理解现代政治》，《中国社会历史评论》2007 年第 8 卷。

姚琪：《新型农村合作医疗制度背景下医患关系研究》，硕士学位论文，中南大学，2011 年。

应秀娣：《医学伦理学—— 医患关系道德》，《诊断学理论与实践》2006 年第 3 期。

余新忠：《另类的医疗史书写——评杨念群著〈再造"病人"〉》，《中国近代史》2008 年第 2 期。

袁菁华：《卫生公平——全面小康社会的公共政策选择》，《卫生经济研究》2004 年第 6 期。

翟学伟：《中国人际关系的特质——本土的概念及其模式》，《社会学研究》1993 年第 4 期。

张满：《我国农村"赤脚医生"制度研究——以江苏省为例》，硕士学位论文，南京大学，2014 年。

张娜娜：《医学与政治：计划经济时期的赤脚医生制度研究》，硕士学位论文，南京大学，2013 年。

张小军：《理解中国乡村内卷化的机制》，《二十一世纪》（香港）1998 年第 2 期。

张自宽：《积极推行集体保健医疗制度》，《健康报》1960 年 5 月 18 日。

张自宽：《农村基层卫生人员的前进方向——纪念邓小平同志关于赤脚医生谈话 30 周年》，《中国农村卫生事业管理》2005 年第 7 期。

张自宽：《如何巩固和办好合作医疗——黄岗地区合作医疗座谈会纪要》，《卫生部湖北农村卫生工作队简报》1966 年第 12 期。

张自宽：《学习毛泽东同志的大卫生观》，《中国初级卫生保健》1994 年第 8 卷第 1 期。

周其仁:《中国农村改革:国家和所有权关系的变化——一个经济变迁史的问题》,《中国社会科学(季刊)》(香港)1994年夏季卷。

周洋、陶晶晶、陈珺等:《医改背景下乡村医生队伍建设的成效、困境及出路》,《卫生事业管理》2016年第9期。

朱玲:《政府与农村基本医疗保健保障制度选择》,《中国社会科学》2000年第4期。

祝勇等:《疾病在革命中的命运:赤脚医生的圣徒式描述》,《书屋》2006年第6期。

邹雄、李连凤、周东华等:《四种综合评价方法在广西某三级甲等医院科研绩效评价中的应用》,《医学与社会》2012年第11期。

左银凤:《农村赤脚医生研究(1968—1983)——以安徽省枞阳县为个案》,硕士学位论文,安徽大学,2013年。

后 记

赤脚医生是新中国医疗卫生领域的创新之举，符合中国国情发展需求，他们承载着中国农村最基础的医疗工作。赤脚医生的显著特点是"养得起、用得顺、信得过、留得住"的不穿白大褂的医生群体。当时有一首流行广泛的歌曲："赤脚医生向阳花，贫下中农人人夸，一根银针治百病，一颗红心暖万家。出诊愿翻千层岭，采药敢登万丈崖，迎着斗争风和雨，革命路上铺彩霞。赤脚医生向阳花，广阔天地把根扎，千朵万朵红似火，贫下中农人人夸。"它生动地概括了当时作为农村最基层医务人员"赤脚医生"的工作状况和社会影响。

赤脚医生是农民，一边劳作一边治病救人，放下药箱种地，背起药箱出诊，靠生产队的工分生活。赤脚医生就生活在村民中间，可以随叫随到，不分时间地点天气状况，加上邻里乡亲的关系，因而用得顺、信得过。赤脚医生没有受过系统的医学教育，大病治不了，但是能解决村民常出现的一些头痛脑热，擦损外伤等基本的医疗卫生保健，所以赤脚医生的存在大大地方便了群众。不管深夜还是风雨交加的日子，只要有病人叫到，他们就会赴诊，就会认真地为病人看病打针服药。自己治得了的，就一心一意尽力去治。自己治不了的，就建议送医院治，有时还亲自陪着送去。赤脚医生大多是本地农民，居住在乡村里，他们的户口在村里，家眷在村里，社会关系在村里，是留得住的医生。

赤脚医生是真正为穷人服务的天使，他们常常两脚泥巴，一身粗布衣裳，但却有最真最纯最热的为人民服务之心。而朴素实用的治疗模式，满足了当时农村大多数群众的初级医疗保健的需要，他们长期以来肩负着我国农村卫生三级服务网的网底重任，他们用简单、实用、廉价的治疗技术解除了广大农民的病痛，构筑起我国农村卫生事业的基础性防线。"赤脚医生"虽然已成为历史，但是，那个背着深棕色药箱，戴着草帽，奔忙于田间炕头为农民看病的身影，已成为人们对那个年代的一段美好记忆……

当然，在当时泛政治化的年代，由于合作医疗和赤脚医生制度是通过运动的形式，以政治任务的名义推行，所以，赤脚医生既是医生，还是国家政治任务的执行者，其镌刻着政治角色的烙印。

本书是国家作为社科基金项目"社会变迁中的赤脚医生群体研究"的研究成果，在本书写作过程中，得到很多师友的悉心指导；特别得到卫生部医政司前司长张自宽老先生的大力帮助和指导，也得到评审专家的悉心指教，他们对文中的错漏及不足的地方进行了深刻的指正，非常感谢他们！

文中引用的大量参考文献的作者们给本书提供了丰富的素材，在此也表示深深的谢意。文稿虽然完成，但我感到对赤脚医生群体的研究还很不够，加上主持人患有严重眼疾，住院数次，看书和电脑吃力，对很多资料的梳理也不够，请各位专家批评指正。

2020 年 12 月 17 日